内镜诊断与鉴别诊断图谱

下消化道 第2版

主编
（日）多田　正大　多田消化系统疾病诊所所长
（日）大川　清孝　大阪市立综合医疗中心消化内科部长
（日）三户冈英树　芦屋三户冈诊所所长
（日）清水　诚治　大阪铁路医院消化内科副部长

主译　王轶淳　孙明军　张依宁

图书在版编目（CIP）数据

内镜诊断与鉴别诊断图谱. 下消化道・第2版 /
（日）多田正大等主编；王轶淳，孙明军，张依宁主译.
—沈阳：辽宁科学技术出版社，2015.12（2025.3重印）
ISBN 978-7-5381-9303-9

Ⅰ. ①内… Ⅱ.①多… ②王… ③孙… ④张…
Ⅲ.①消化系统疾病—内窥镜检—图谱 Ⅳ.①R570.4-64

中国版本图书馆CIP数据核字（2015）第148971号

出版发行：辽宁科学技术出版社
　　　　　（地址：沈阳市和平区十一纬路29号　邮编：110003）
印　刷　者：沈阳丰泽彩色包装印刷有限公司
经　销　者：各地新华书店
幅面尺寸：185 mm×260 mm
印　　张：21.5
插　　页：4
字　　数：420千字
出版时间：2015年12月第1版
印刷时间：2025年3月第5次印刷
责任编辑：郭敬斌
封面设计：袁　舒
版式设计：袁　舒
责任校对：冯凌霄　于　绯

书　　号：ISBN 978-7-5381-9303-9
定　　价：258.00元

编辑电话：024-23284363　13840404767
E-mail:guojingbin@126.com
邮购热线：024-23284502
http://www.lnkj.com.cn

病例提供者一览 （五十音顺序）

青木　哲哉（住吉市民病院内科）

井上　健（大阪市立综合医疗中心病理部）

植田　智惠（神户海星医院内科）

上田　涉（大阪市立综合医疗中心消化内科）

江头由太郎（大阪医科大学第一病理科）

追矢　秀人（追矢诊所）

大垣　和久（京都警察病院）

太田　智之（札幌东德州会医院消化中心）

冈野　裕行（神户海星医院内科）

冈本　规博（新城市民病院大肠肛门外科）

柏木　亮一（田畑胃肠医院）

川口　胜德（神户海星医院外科）

河端　秀明（京都第二红十字医院消化科）

黑田　浩平（神户红十字医院消化内科）

黑田　大介（神户大学研究生院医学研究科外科学食管胃肠外科）

久保　勇记（大阪市立综合医院中心病理科）

佐野　弘治（大阪市立综合医疗中心消化内科）

坂下　正典（坂下内科消化科）

白坂　大辅（神户红十字医院消化内科）

菅田　信之（菅田医院）

富冈　秀夫（大阪铁路医院消化内科）

长岛　雅子（坂崎诊所）

仲濑　裕志（京都大学医学部消化内科学・内镜科）

中村　志郎（兵库医科大学内科学下消化道科）

西下　正和（西下胃肠医院）

藤井　正俊（神户红十字医院消化内科）

藤盛　孝博（独协医科大学人体分子病理科）

本庶　元（大阪铁路医院消化内科）

三上　荣（神户市立医疗中心西市民病院消化内科）

安田健治郎（京都第二红十字病院消化科）

薮内以和夫（神户海星医院外科）

山本　修司（京都大学医学部消化内科）

第2版 序

对于下消化道疾病的诊断和治疗而言，没有正确的诊断就无法做到成功治疗。因此，不得不说内镜在其中发挥了重要的作用。出版本书的目的之一，就是了解内镜所见下消化道病变的基本改变、发现这些病变的方法，以及如何灵活运用这些方法。实际上，在临床上为了灵活运用内镜，首先要从正确地将内镜插到病变部位，获得高质量的、信息量比较大的图像开始。其次为了能够正确地解读获得的图像，必须培养良好、敏锐的洞察力。为了做出正确的诊断，理论上与该疾病相似的病变的鉴别诊断也是非常重要的，通过内镜检查比较客观、忠实地解读图像。为了达到这些目的，有必要多看一些具有典型表现的图像。执笔本书的目的之一，就是为了更多地提供典型的内镜图像，以便让读者印象更加深刻地记忆一些关于下消化道疾病的内镜图像。为了达到可以作为训练如何解读内镜图像的教材的目的，对同一病例的内镜图像解说与相关的事项放在两页进行记载。但是实际上仅仅想通过多看病例还不够，为了达到找出内镜所见背后隐藏的病变，理论课的学习也是非常重要的。

这本书第1版曾经被翻译成中文和韩语，获得了多数内镜医生的好评。对于笔者而言，这也是非常高兴的事情，同时也表示非常地感激。但是本书从第1次发行开始历经了7年的岁月，在此期间，小肠内镜的巨大进步、《结肠癌诊疗规范》的修订、炎症性肠病相关结肠癌（colitic cancer）的增加、新的肿瘤病理诊断都有了很大提高。同时因为我们这些人看过的病例内容这几年也得到了充实，最初本书编辑的基本精神就是随着时代的进步而发展，所以及时地对本书的内容进行了改编。与出版新的书籍相比，对书进行改编更加费力费时。既要遵循之前出版的书的宗旨，又要充实进新的内容，其辛苦是无法比较的。执笔者们为了达到目的，无论如何也要使内容更加充实，勇敢地选择这条困难重重的道路，完成这本书的出版。

就目前的情况看，依赖于内镜检查的倾向越来越严重。实际上，应该不仅仅根据内镜图像诊断疾病，而是更要做到结合患者的症状、背景因素、血液检查结果以及X线检查等，学会综合进行诊断，这是本书非常想要强调的内容。

本书的修订得到医学书院书籍编辑部阿野慎吾氏先生的大力支持，在此深表谢意。

多田　正大

大川　清孝

三户冈英树

清水　诚治

2009年1月

5

第1版　序

如果说到"大肠疾病研究会"，听起来好像是日本任何地方都可以有的研究会。但是大阪的"大肠疾病研究会"始于1973年，历经28年，已连续召开过140届例会。研究会创始的时候，是早期胃癌诊断学繁盛的时期，几乎是如果发现早期大肠癌的话，就可以在学会上发表文章的时代。当时能够熟练地操作纤维大肠镜的人很少，诊断大肠疾病的主要方法仍然是灌肠X线检查。像《胃和肠》这样的杂志，肠的部分内容所占的比例很小的时代，川井启市先生与小林绚三先生等人就提出"大肠是今后消化系统疾病学发展的主要方向"，于是他们带头创立了以年轻的临床医生为中心的研究会。

在研究会上，辛勤工作在临床一线的医生们，把各自带来的病例集中在一起进行详细讨论：为什么会出现这样的图像？肠管为什么会发生这样的变形？以解决这些疑问、汲取经验和教训为出发点，以真诚讨论为宗旨，这一精神至今仍在延续，作为与东京的早期胃癌研究会完全不同的学术会议而保留下来。我也是偶然遇到关于大肠疾病诊断方面的问题而参加了研究会，从那以后，每次研究会上所提出来的病例全部都留在了我的记忆里，努力形成自己的一整套诊断方法。

消化系统疾病的诊断方法没有捷径可循，最基本的就是不断地经历更多的病例，并应用在其他病例的诊断上。但是因为每个医生自己诊疗过的病例数量有限，所以更多地了解别人诊疗过的病例是提高诊断水平的秘诀。大肠内镜诊断学也是一样。以"大肠疾病研究会"所研究过的病例为基础，形成了我自己的一套大肠内镜诊断方法，本书即是由收集来的病例整理而成的，以此推荐给年轻的后辈们。

对于同种疾病的图片，尽可能优先采用新的电子内镜图片，有的疾病我们这里没有图片，就努力从周围的各位同仁那里搜集了尽可能多的病例。

本书是有关内镜诊断的书籍，但笔者特别想强调的是，大肠的疾病不能仅仅依靠内镜来进行诊断，临床症状以及对患者病史的分析也是非常重要的，如果没有与X线检查结果进行综合分析，那么一定会走很多的弯路。很重要的一点，内镜检查是诊断的一种手段，怎样把它有目的地灵活应用，其中的奥妙才是学透大肠诊断学的精髓。因此，如果本书对内镜医生的工作能够有帮助的话，也就实现了我们编者的愿望。

虽然通过认真编写，完成了这本自认为很满意的有关内镜诊断学的书籍，但是如果没有医学书院书籍编辑部的荻原足穗和制作部的高桥浩子夜以继日地协助本书制作，并且不断地鼓励我，本书恐怕很难出版发行，在此对他们深表谢意。

笔者代表

多田　正大

2002年春

目 录

内镜所见及鉴别诊断

第 5 章　炎症性疾病的内镜所见及鉴别诊断 —————— 191

内镜所见及鉴别诊断

下消化道内镜检查的
注意事项

第 **1** 章

通过内镜来尝试观察消化道的历史很古老。尤其是肛镜、直肠镜检查的历史，可以追溯到公元前的印度、埃及、罗马文明时代，这种方法在古代就被用于诊断。在源远流长的人类历史之中，还是最近才可以观察到下消化道大肠、小肠。从此以后消化道内镜的发展就有着惊人的进步，在今天，内镜不仅应用在消化道疾病的诊断上，在治疗方面也有着广泛的应用。可以说没有内镜就没有消化科内镜治疗的成立。

但是，伴随着内镜检查和治疗的增加，并发症的发生次数也逐渐增加，医患纠纷，尤其是涉及结肠内镜的检查和治疗方面的医患纠纷也显著增加。严重的并发症比如肠穿孔、腹膜炎、出血等比较多，就算没有引起事故，内镜医生遇到这些让人触目惊心的事情也不少见。安全地插入、操作内镜是准确观察病变的前提条件，并且可以准确地鉴别肠道疾病。笔者在这本书的开篇介绍了安全的内镜操作基础和内镜医生的心得以及危险的处理方法。

1 消化内镜教育法的基本概念

多数内镜医生加入的日本消化内镜学会里有《消化内镜教育法》。这里面讲述了对内镜医生课程教育的规定，内镜医生不得不学会的基本技能，并且要对诊断学非常熟悉，教育法的宗旨是："内镜诊断和治疗是当今消化科疾病诊治不可缺少的部分，它广泛应用在临床当中。但是，另一方面，我们很难说它是绝对安全的技能，患者也会承担痛苦，有时还会有严重的并发症产生。对于从事内镜治疗的医生们而言，他们不仅要有熟练的消化内镜技能，而且要有专业的知识，还要理解消化道以及消化道相关脏器的病理生理，遇到并发症时也要冷静地对待。同时，还要有作为医生的人道主义"。

日本消化内镜学会是从 1981 年开始成立的专业医学制度。伴随着学习教育法中的知识和技能基础作为条件，根据技能认定为专业医生或指导医生。《消化内镜教育法》对于内镜医生和医院而言就好比宪法一样，本书中讲述了总论和下消化道有关的事项。

在这个教育法的总论里，对于教育的概念是指"消化内镜医生要具备渊博的知识和熟练的技能，要根据教育法要求的基准，由专业医师制度审查委员会认定为专业医生或指导医生，这样不断提高医疗水平，向消化内镜全部领域进军"。基础教育和各个脏器、技能的教育课程如下文所示。

◈◈ 基础教育

作为基础教育，应该学习以下课程。

1) 医学伦理及知情同意

用内镜进行形态学诊断、机能诊断、治疗等，医学伦理不可欠缺。实施内镜的病例，尤其是适应证和操作的选择，都要符合伦理的要求。参考日本医师会规定的《医学伦理》，医生和内镜医生不得不学习伦理学。

施行内镜操作前，要向患者和患者家属用简单易懂的方式进行说明，在患者意志清醒的时候取得患者的知情同意，信息告知的方法因各种设施状况的不同而千差万别，可以一边参考毕业后教育委员会编辑的《消化内镜指南》，一边寻求具体的告知方法。即使是关于检查和治疗之后的说明，也要正确地、通俗易懂地向患者说明，说明的具体方法也要学习。

为了确保内镜医生和患者、患者家属之间保持良好的关系，要关心患者，这也是医生要学习的。

医生要努力地防止与内镜有关的并发症的发生，要对这方面进行教育并学会如何得到患者的认可。

2) 基础课程

①学习电子力学、光学、物理化学、计算机等基础和应用知识

②关于全身管理的知识和经验

- 心功能，肺功能，水、电解质，酸碱基调节，血气，纤溶凝血系统

- 血管保护，输液，输血（包括成分输血）

- 休克的病理生理和急救法

- 小外科手术，气管插管，气管切开

- 麻醉学

③消化道的基础

- 消化道、肝、胆、胰、腹膜等的局部解剖和病理生理，相关脏器

- 内科学，外科学

- 其他的消化道脏器影像学诊断（超声，CT，MRI，RI，PET 等）

- 病理组织学（活检及手术标本）

④消化内镜的基础

- 处置，麻醉以及药理

- 内镜机器的构造，处理方法，保养以及检查

- 内镜附属机器的结构，处理方法

- 内镜影像记录法以及诊疗记录的书写与保存方法

- 内镜机器以及附件的消毒法

- 与内镜检查、诊断、治疗相关的视听觉教育

3）基础技能课程

从事消化内镜治疗的内镜医生要求拥有一定的临床经验，掌握消化道的基础知识。必修消化道内科学以及消化道外科学的课程，以及消化道疾病病理生理、诊断、治疗等相关的知识。放射医学、病理学在内镜工作中占有重要地位，关于它的知识也要掌握。

基础技能的教育需要一定的实习时间。在这期间，要熟悉内镜室的所有工作程序和内镜的操作程序，通过实习帮助专业医生和指导医生操作内镜。最初用消化道模型进行训练，通过学习与诊断和治疗相关的基础教育进入到技能教育，尤其是上消化道的内镜基础教育和操作教育，学习其他部位的内镜学也是必需的。在此基础上，还应注意以下事项：

①把握患者的临床背景资料

- 把握临床所见和临床检查结果
- 处理感染症患者
- 处理有出血倾向且使用抗凝药的患者和指导服药

②X 线检查、影像诊断和内镜

- 各种诊断方法的特征
- 内镜检查的适应证和禁忌证

③内镜和病理组织诊断

- 形态学诊断必需的病理诊断学
- 微观和宏观的相关性

④实施内镜前后的用药知识和使用禁忌

⑤急救药品、器材的使用方法

小肠镜

小肠镜有许多技巧，患者的负担也不小。不但要理解每种技巧的特征和局限性，还要考虑如何减轻患者的痛苦。经口与经肛门插入内镜，前者和上消化道内镜一样，后者使用结肠镜手法进行操作。胶囊内镜普及的可能性也有，其适应证后面会提到。

1）基础教育

①十二指肠，空肠，回肠，与消化道相关的局部解剖

②根据小肠部的差异，了解疾病发生率的不同

③有一定的上消化道内镜和结肠镜的经验

④其他消化内镜的处置前准备，给药以及麻醉的知识

⑤各种小肠镜的特征

⑥并发症的对策

2）操作教育

①各种内镜的操作方法

②术后管理、处置

3）必修的具体项目

①检查法

- 经口插镜的技能

- 经肛门插镜的技能

- 在小肠内的内镜操作和观察

②小肠病变

- 正常小肠黏膜所见

- 小肠恶性肿瘤、良性肿瘤

- 消化道多部位小肠病变

- 克罗恩病

- 肠结核

- NSAIDs 肠炎

- 淋巴管扩张，蛋白漏出性胃肠病

- 寄生虫疾病

- 小肠的血管性疾病

- 小肠憩室等

结肠镜

因为大肠是消化道里发病最多的空腔脏器，所以使用结肠镜的机会增多。但是，因为它的解剖学的特征性，发生并发症的危险很高，所以不得不慎重地施行内镜手术。

1）基础教育

①大肠的局部解剖，尤其要理解肠系膜的可移动性和无肠系膜的固定部位

②肛门部的局部解剖

③一定的上消化道内镜经验

④肠道准备前的处置

⑤清醒的状态下给与镇静药

⑥并发症的对策

2）操作教育

①操作前处置（甘油灌肠，肠道清洁液等）

②直肠指诊

③内镜插入

- 用模型、VTR 进行预习

- 用电子内镜学习插镜技巧（在 X 线透视下或者并用可以观察到内镜插入形态的设备）

- 插入辅助工具的使用方法

④观察

- 固定的位置下对所见目标的理解

- 直肠内翻转观察
- 通过肛门镜观察肛门部和直肠下部

⑤术后管理、处置

3) 必修的具体项目

①插入和观察法

- 插入和观察
- 直肠内翻转观察
- 色素内镜

②大肠病变

- 正常大肠黏膜、肛门部黏膜所见
- 早期结肠癌，进展期结肠癌
- 大肠息肉，多发息肉
- 其他的大肠肿瘤，非肿瘤性隆起病变
- 溃疡性结肠炎
- 克罗恩病
- 肠结核
- 阿米巴痢疾，感染性肠炎
- 药物性肠炎
- 放射性肠炎
- 缺血性肠炎
- 大肠憩室
- 巨结肠
- 黏膜脱垂综合征
- 大肠黑皮病等

2 消化内镜指南

　　在医疗世界里，指南的概念很广泛。为了强调诊疗上一些重要的事项，有一定的规则就比较便利。并发症发生时，如果没有按照指南来做，就会追究医疗人员的责任。但是，即使按照指南来做也会出现并发症，责任也不能回避。

　　日本消化内镜学会、结肠癌研究会等总结了各种指南，它不是为了解决医疗纠纷，而是为了更大的目标而编写的，尤其是为了进行高质量的内镜诊断和治疗，是医生必备的基本技能。

　　日本消化内镜学会的消毒委员会总结了《消化内镜机器洗涤、消毒指南》，并发症对策委员会总结了《与消化内镜相关的并发症的全国调查报告》，还有关于并发症高发的《防止逆行胰胆管造影检查（ERCP）并发症指南》《防止结肠内镜检查并发症指南》。同时针对内镜实施时循环系统可能出现的问题，研究委员会也提出：在插镜前给予一些处

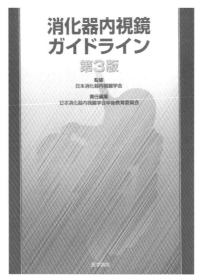

图 1-1 日本消化道内镜学会毕业
后教育委员会（编）《消化
内镜指南（第 3 版）》
（医学书院，2006 年）

置和用药可以防止并发症的发生。

毕业后教育委员会概括了许多指南，作为书籍在《消化内镜指南》（医学书院）上刊
登（图 1-1），学会过去汇编的各种指南，熟读这本书就可以学到标准的理念和目标。这
个指南是适宜的、通过修订的，有最先进的内镜技能解说，是作为从事内镜诊疗者的必
读书籍，无论哪个内镜医生都必须好好地学习这个指南里的内容。关于大肠、小肠内镜
一些基本的事项也可以参考本书。

3 消化内镜的风险管理

2003 年，日本成立了风险处理委员会。可见这个委员会向世界范围扩大，风险管理
的概念也引入到消化内镜中，结合日本的医疗状况写成了《消化内镜风险管理》。作为内
镜医生以及医院全体人员，应该遵循操作规程、药品管理，以及如何防止并发症的发生，
这些在风险管理上都非常重要。

知情同意

在进行检查、治疗之时要让患者知情同意，它的本质是在精神层面上尊重患者自己
的决定权。具体内容根据各个医院实际情况制订而成。实际操作是通过口头、书面、录
像等完成的，必须要患者本人签名或者盖章，说明必须详细，获得患者的理解，并详细
记录下来。

表 1-1 几种检查的次数和并发症的概率

种类	检查次数（次）	并发症次数（次）	%
膀胱镜	8 263 813	997	0.012
大肠镜	2 945 518	2 038	0.069
侧视十二指肠镜	255 886	560	0.219
胆道镜	9 272	8	0.086
超声波镜	169 383	40	0.024

日本消化内镜学会并发症对策委员会（1998—2002）

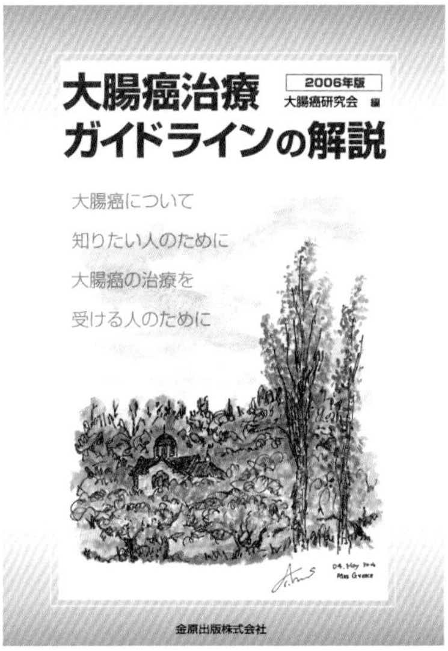

图 1-2 结肠癌研究会（编）《结肠癌治疗指南解说》

对患者应该说明的内容包括：患者的病情，实施检查、治疗的具体内容，医生这样处理的理由，预期的效果，可能的危险，可以代替的其他方法，如果不接受检查、治疗的预后等。关于风险性也就是并发症的发生概率，按照一些学会统计的概率来介绍，也可以介绍自己以及本医院并发症的发病率（**表 1-1**）。

对于一些患者，无论他们的医学知识多么匮乏，都应该用通俗易懂的文章、内容和用语向他们介绍。结肠癌研究会面向患者出版了《结肠癌治疗指南解说》，这本书受到广泛的好评（**图 1-2**）。

适应证和禁忌证

内镜检查、治疗的适应证很广泛，对内镜医生的技术和医院的实力都有一定的限制。禁忌证包括：①全身状态明显恶变；②合并明显的呼吸、循环系统疾病；③有明显的出血倾向；④检查会使疾病恶化，如急腹症；⑤服用了影响检查的各种药剂等。疾病的程度和禁忌证之间没有一定的界限。判断每一个病例的时候，有利的概率大的话就施行检查。应制做一个关于每种疾病的适应证和禁忌证的告知书。

术前准备

内镜检查前必须了解的一些事项：①呼吸、循环状态；②出血、凝血情况；③药物过敏和禁忌证等。准确了解这些信息可以尽力防止并发症的发生。

术前准备不仅包括清洗消化道，还有抑制胃肠蠕动，避免观察的时候肠道蠕动，以及通过局部麻醉或者镇静药来减轻患者的痛苦，这些对于顺利地进行检查很重要。在术前准备的时候如果发生并发症，要有迅速处理的急救措施。准备肠道的时候也会发生肠梗阻、肠穿孔，所以事前问诊及查体不可缺少。为了抑制肠道蠕动，必须使用副交感神经阻断药，这会加重白内障、前列腺肥大，甚至出现血压下降、心律不齐、冠状动脉血流下降等副作用。高龄患者用药时需要特别注意。

在进行清醒镇静的时候，不能忽视对呼吸、循环系统的影响。给予镇静药时呼吸、循环状态的监测不可缺少，同时也要考虑到如何应对副作用。

并发症发生时采取的对策

必须预想到所有的并发症，并且要迅速确定对应措施。针对每种检查及治疗手法都要有针对性地预防和处理手段，而且要不断更新，使之更加完备。不仅内镜医生，还包括护理人员，都要对可能发生的并发症的处理进行训练，努力减少对患者的伤害和后遗症。

■ 参考文献

[1] 丹羽寛文：歴史と現況. 内海胖, 丹羽寛文(編)：消化管内視鏡診断学大系(第10巻大腸). pp1‑20, 医学書院, 東京, 1974.
[2] 竹本忠良：大腸内視鏡診断のコツ. 大腸肛門誌 30：545‑51, 1977.
[3] 多賀須幸男：内視鏡検査の歴史. Gastroenterol Endosc 20：319‑29, 1978.
[4] 渡辺晃：大腸内視鏡検査(歴史と通常挿入法). 竹本忠良, 他(編)：消化器内視鏡検査のトピックス. pp391‑9, 医学図書出版, 東京, 1978.
[5] Dagradi AE：History. Gastrointestinal endoscopy. pp4‑11, Igaku-Shoin, New York, 1983.
[6] 土屋周二：Proctologyの歴史. 宇都宮譲二, 他(編)：実地医家に役立つ肛門疾患の知識. pp1‑12, 永井書店, 大阪, 1995.
[7] 丹羽寛文：消化管内視鏡の歴史. 日本メディカルセンター, 東京, 1997.
[8] 長廻紘：消化管内視鏡を育てた人々. 金原出版, 東京, 2001.
[9] 丹羽寛文：消化管内視鏡の発展を辿る─内視鏡への夢想と原型の誕生. ミクロスコピア 18：132‑8, 2001.
[10] 金子榮藏, 原田英雄, 春日井達造, 他：消化器内視鏡関連の偶発症に関する第4回全国調査報告─1998年より2002年までの5年間. Gastroenterol Endosc 46：54‑61, 2004.
[11] 日山亨, 日山恵美, 吉原正治, 他：判例に学ぶ消化器医療のリスクマネジメント. 日本メディカルセンター, 東京, 2005.
[12] 寺野彰：医療事故の取り扱い. 消化器病学会(監)：消化器病診療(良きインフォームド・コンセントに向けて). pp384‑6, 医学書院, 東京, 2004.
[13] 三輪剛, 多田正大, 幕内博康, 他：消化器内視鏡教育法. Gastroenterol Endosc 47：373‑9, 2005.
[14] 小越和栄, 赤松泰次, 飯石浩康, 他：消化器内視鏡機器洗浄・消毒法ガイドライン. Gastroenterol Endosc 40：2022‑34, 1998.
[15] 小越和栄：消化器内視鏡機器洗浄・消毒法ガイドラインと世界学会Minimal Standardsについて. Gastroenterol Endosc 41：220‑2, 1999.
[16] 金子榮藏, 小越和栄, 明石隆吉, 他：内視鏡的逆行性膵胆管造影検査(ERCP)の偶発症防止のための指針. Gastroenterol Endosc 42：2294‑301, 2000.
[17] 金子榮藏, 棟方昭博, 岩男泰, 他：大腸内視鏡検査の偶発症防止のための指針. Gastroenterol Endosc 45：1939‑45, 2003.
[18] 中沢三郎, 浅香正博, 小越和栄, 他：内視鏡実施時の循環動態研究委員会報告. Gastroenterol Endosc 39：1644‑9, 1997.
[19] 日本消化器内視鏡学会卒後教育委員会(編)：消化器内視鏡ガイドライン(第3版). 医学書院, 東京, 2006.
[20] 大腸癌研究会(編)：大腸癌治療ガイドライン(医師用). 金原出版, 東京, 2005.
[21] 大腸癌研究会(編)：大腸癌治療ガイドラインの解説. 金原出版, 東京, 2006.
[22] ASGE：Risk management for the GI endoscopist. May 2001.
[23] 小越和栄, 多田正大, 熊井浩一郎, 他：消化器内視鏡リスクマネージメント. Gastronetrol Endosc 46：2600‑9, 2004.
[24] 浅井篤：インフォームド・コンセントと真実告知. 福井次矢, 他(編)：臨床倫理学入門. pp33‑49, 医学書院, 東京, 2003.

[25]小越和栄，金子榮藏，多田正大，他：治療内視鏡に関するリスクマネージメント．Gastronetrol Endosc **47**：2681‐90，2005.

[26]ASGE：Guideline on the management of anticoagulation and antiplatelet therapy for endoscopic procedure．Gastrointest Endosc **55**：775‐9，2002.

[27]井戸健一，富樫一智，山本博徳，他：内視鏡治療を行う場合の抗血小板・抗凝固薬の取り扱い．Gastroenterol Endosc **46**：2074‐85，2004.

[28]小越和栄，金子榮藏，多田正大，他：内視鏡治療時の抗凝固・抗血小板療法に関する指針．Gastroenterol Endosc **47**：2691‐5，2005.

[29]Arrowsmith JB, Gerstman BB, Fleischer DE, et al：Results from the American Society for Gastrointestinal Endoscopy（U.S. Food and drug administration collaborative study on complication rates and drug use during gastrointestinal endoscopy. Gastrointest Endosc **37**：421‐7，1991.

[30]竹本忠良：消化器疾患の診断手技に伴う偶発症と対策．Gastroenterol Endosc **18**：183‐8，1976.

[31]峯徹哉：Conscious Sedation．消化器内視鏡 **12**：664‐5，2000.

[32]荒川廣志，佐々木厳，川村統勇，他：意識下鎮静法と術中モニタリング．消化器内視鏡 **12**：668‐9，2000.

[33]峯徹哉：Conscious Sedation の偶発症とその対策．消化器内視鏡 **15**：1310，2003.

[34]小西敏郎，他(編)：医師とクリニカルパス．医学書院，東京，2000.

[35]鈴木荘太郎：消化器内視鏡とクリニカルパス．Endoscopic Forum for Digestive Endoscopy **18**：126‐31，2002.

下消化道内镜检查必要的局部解剖及正常内镜像

第 **2** 章

进行内镜检查时，掌握小肠、大肠及相关邻近脏器的解剖学知识是非常重要的。以前出版的书籍中已经详细介绍过，这里仅就要点进行讲述。

1 小肠（空肠、回肠）的局部解剖及正常内镜像

基本的局部解剖

解剖学所指的小肠是起于十二指肠空肠曲，止于回盲瓣（Bauhin 瓣）的一段肠管。长约 7m，直径 2～3cm。根据检查手段的不同，通常把空肠、回肠称为小肠，而不包括十二指肠，本书也是这样定义的。空肠和回肠之间没有明显的界线，粗略地讲，空肠位于左上腹部，为口侧 2/5 的小肠；回肠位于右下腹及下腹部，为肛侧 3/5 的小肠。回肠与空肠相比，管腔较大，肠壁较厚。管腔内可见环形皱襞（Kerckring），空肠比回肠密集。

末端回肠多指回肠肛侧约 30cm 的部分。年轻人的淋巴滤泡呈小息肉样，淋巴滤泡随着年龄的增长而退化缩小，但如有炎症发生则会增大，该部位系膜缘对侧的 20～30 个淋巴滤泡聚集而成的淋巴集结（Peyer's patches）的增殖也很明显（图 2-1）。

各部位的正常内镜像

空肠与回肠的正常内镜像虽然类似，但回肠的环形皱襞（Kerckring）略少（图 2-2）。末端回肠的淋巴集结（Peyer's patches）因人而异，呈息肉状聚集的形态（图 2-3）。

小肠黏膜上的绒毛分布密集呈天鹅绒毛状。绒毛形态多种多样，有的呈指状，但在远端回肠呈叶状、舌状或者尾根状（图 2-4）。与大肠黏膜不同，小肠几乎看不到黏膜下血管网。

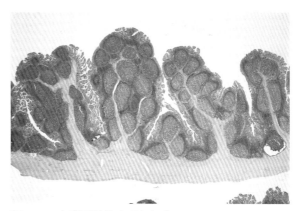

图 2-1　末端回肠的病理组织像
可见黏膜下层淋巴滤泡的集簇（淋巴集结）。

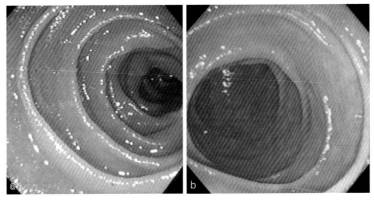

图 2-2　正常小肠内镜像
空肠（a）和回肠（b）的分界在内镜下无法严格区分，空肠的环形皱襞比回肠密
集。

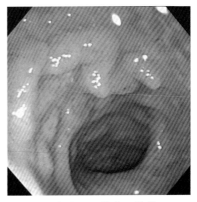

图 2-3　末端回肠的淋巴集结
能观察到聚集成簇的淋巴滤泡似隆起样
病变，其形态个人差异很大。

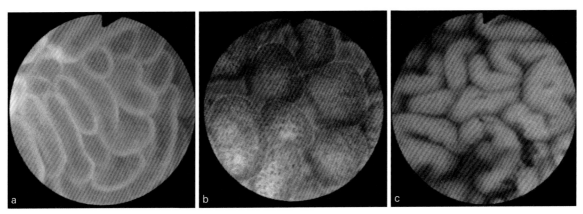

图 2-4　小肠绒毛的各种形态
a：指状绒毛；b：叶状（舌状）绒毛；c：尾根状绒毛。

2 大肠的局部解剖及正常内镜像

基本的局部解剖

　　大肠是从回盲瓣（Bauhin 瓣）到直肠、肛管的管腔脏器，长 1 ~ 1.5m，内径 5 ~ 8cm。
各个部位的名称如**图 2-5**所见。盲肠充盈的时候内径为 6 ~ 8cm，是最粗的部分，越向肛
侧越细，在降结肠的下部最细。因结肠肝曲（结肠右曲）、结肠脾曲（结肠左曲）、乙状结
肠和降结肠交界处、直肠和乙状结肠交界处弯曲明显，有时内镜插入时因看不到方向而
导致插入困难。

　　结肠肝曲、脾曲和直肠固定于腹壁。结肠肝曲通过韧带与右肾、胆囊、十二指肠相
连而位置较为固定，结肠脾曲固定于膈肌，直肠位于盆腔内，活动度差。大肠的其他部
位则有一定的活动度。因此，插入内镜时，利用肠管的活动度可以很容易地向深部插入。
此时一旦肠管被过分伸展、短缩，被检查者会感到不舒服和腹痛。

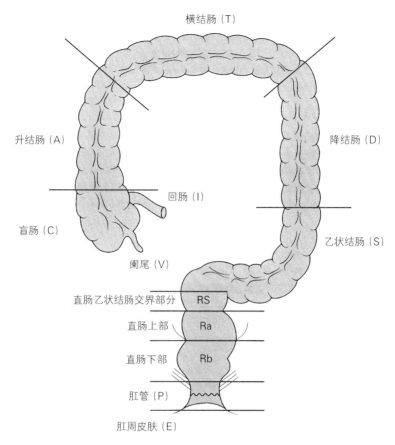

图 2-5　大肠各个部位的名称

　　大肠有 3 条纵形肌形成的结肠带（taeniae coli），它们的收缩可使结肠膨起形成结肠袋（haustra）。内镜下所见为结肠半月襞（图 2-6），半月襞背侧易成为内镜观察的盲区。直肠没有半月襞，但有横襞。距肛门 8～10cm 处的横襞称为 Kohlrausch 襞或 Houston 瓣（图 2-7）。

　　因为结肠带能够收缩，因此在插入内镜时可以利用肠管能够折叠的特点而防止成袢。此时，由于大肠具有活动度，有时内镜在操作过程中钩拉后突然退出，以致无法充分插入和观察。

　　大肠黏膜由单层柱状上皮组成，内镜观察时可见光滑富有光泽的黏膜。除了盲肠和结肠肝曲、直肠等处外，其他部位的内镜图像差别不大，大肠黏膜的基本图像是以黄橙色黏膜为背景，可透见树枝状红色的毛细血管，在病理状态下（如果存在炎症）或刚刚灌肠后，因水肿和糜烂导致血管不清晰。

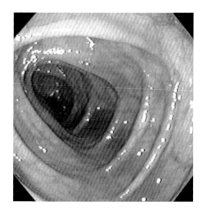

图 2-6　正常大肠的半月襞

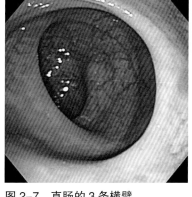

图 2-7　直肠的 3 条横襞
称为 Kohlrausch 襞或 Houston 瓣。

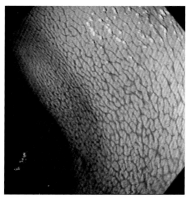

图 2-8　大肠的小区像
靛蓝胭脂红染色。

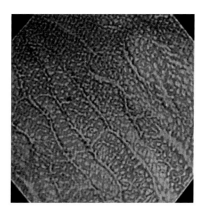

图 2-9　肠腺开口处（pit）的形状
甲基蓝染色。

　　如果喷洒靛蓝胭脂红等色素，常蓄积于形成大肠黏膜小区的小沟（无沟）内，小区像就明显地呈现出一种网格图案（network patten）（图 2-8）。小区内无数的肠腺开口（即所谓的小凹）排列规整，用普通的内镜观察无区别。如果用放大内镜观察，会看到小凹的凹陷里蓄积的色素。

　　如果应用易被肠上皮吸收的甲基蓝和甲苯胺蓝，数分钟之后，大肠黏膜就会被染色。因凹陷内的肠腺开口和无名沟处无吸收上皮，所以未被染色，呈白色。这与应用靛蓝胭脂红的着色反应的阳性和阴性正相反（图 2-9）。

各部位的正常内镜像

1）肛管和直肠

　　肛管是指从肛缘开始到肛门齿状线和肛提肌上缘附近之间的狭小部位，其长度因人而异（图 2-10，图 2-11）。由肛门上皮覆盖，为白色黏膜。由于此处狭窄，镜头和黏膜形成紧密接触的状态，易成为内镜观察的盲区。

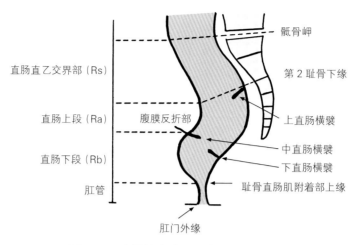

图 2-10　内镜检查时必要的肛门部、直肠解剖

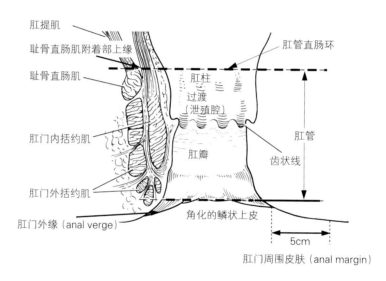

图 2-11　直肠肛门部的解剖

　　内镜经过肛管进入直肠后，视野明显扩大。综前所述，正常黏膜可见树枝状血管透见，但直肠下段很难见到血管网。病变处黏膜（如存在炎症）或者刚刚灌肠结束后，因水肿使血管像不清晰。

　　如果给气量少，肠管伸展不充分时，直肠下段也可见蓝色怒张的血管（直肠内、外静脉丛）。给气量多时肠管伸展开，这些表现就不明显了。

　　在直肠内翻转观察，能看到在通常内镜检查中易成为盲区的从直肠下段到肛门部的图像，齿状线处的扁平上皮和移行上皮，还有延续的圆柱上皮都可以识别。

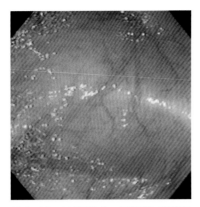

图 2-12 结肠肝曲：可透见肝脏和胆囊

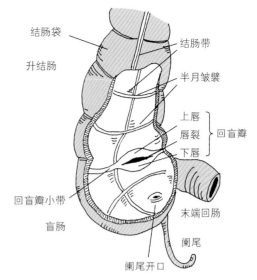

图 2-13 内镜检查必要的回盲部解剖

2）乙状结肠和降结肠

从乙状结肠到降结肠、结肠脾曲，观察不到有特征的管腔，因此很难定位。因检查中大量的给气使肠腔过度伸展，结肠带附着部就变得不明显。

3）横结肠

横结肠可以观察到半月襞和由它形成的结肠袋的基本结构。结肠带附着处由于被肠系膜牵拉而使肠腔呈三角形。

4）结肠肝曲部

结肠肝曲部透见的肝脏和胆囊为蓝色（图 2-12），可以作为内镜检查时的位置标志。

5）升结肠

内镜越过结肠肝曲到达升结肠后，可观察到从升结肠到盲肠呈粗的圆筒状。如果观察到远处的回盲瓣，便可以确认内镜已经到达升结肠。升结肠处结肠带的位置，可以作为确认憩室发生部位、炎症性肠病的溃疡位置的重要标志。

6）盲肠和阑尾开口部

盲肠和直肠一样，内腔宽阔，给气后内径可达 7 ~ 8cm（图 2-13），盲肠内阑尾开口的位置虽然因人而异，但大部分都在盲肠的盲端。因此内镜观察时，大致在正前方就可以看到。通常看上去是很低的皱襞或呈憩室样。阑尾的形态虽然不像回盲瓣那样明显，但是也可以随着内压和蠕动而改变。阑尾的内腔狭窄，无法观察。

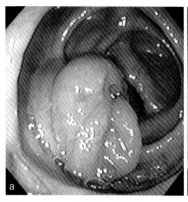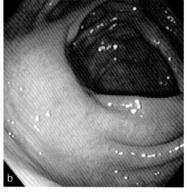

图 2-14　回盲瓣的形态变化

a：回肠的内压增高、出现蠕动时，可以观察到突出的息肉样隆起。
b：结肠内压增高、蠕动停止时，呈平坦的形状。

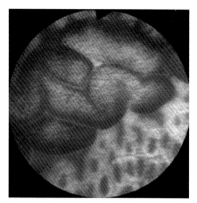

图 2-15　回盲瓣上的尾根状绒毛与结肠的腺管开口的交界部

　　如果炎症波及阑尾或者存在肿瘤的话，阑尾开口处会出现发红、糜烂，呈黏膜下肿瘤样隆起。隆起质硬，几乎不随肠蠕动而变形。

7）回盲瓣

　　小肠和大肠交界处的回盲瓣（ileocecal valve，也就是所谓的 Bauhin 瓣），是盲肠和升结肠交界的标志。回盲瓣是末端回肠向大肠内腔突出形成的，由于它的黏膜下脂肪较多，通常观察到的是呈肥厚的息肉样。回盲瓣由上唇（上瓣）和下唇（下瓣）构成。上唇和下唇之间为回盲瓣开口，肠内容物就从此通过，回肠的环形肌走行至上唇和下唇内，依靠它的收缩而起到括约肌的作用。

　　被检查者取仰卧位，将内镜插入回盲瓣时，在视野的左侧可以观察到回盲瓣。如果内镜不是很直地通过结肠肝曲时，则在左侧观察不到回盲瓣。通过观察回盲瓣的位置，可以推断横结肠处产生了袢。

　　回盲瓣随着盲肠伸展度（内压）和肠管的蠕动而变化（**图 2-14**）。大肠内气体多时，回盲瓣收缩，开口闭合，能够防止空气和肠内容物逆流入回肠。如果继续给气，盲肠内压上升，回盲瓣就会向回肠侧脱出，因此开口张开，可见回肠末段。肠蠕动时回盲瓣就会变大，向大肠侧突出。回盲瓣很柔软，而且具有可动性。

　　从解剖学上来说，回盲瓣上的小肠黏膜和大肠黏膜明确地以一线为界。但是两者的色调几乎没有差别，所以内镜下两者的界限无法识别。喷洒色素或者在放大内镜下观察，则能区别出交界处的小肠绒毛和大肠小凹（**图 2-15**）。

■ 参考文献

[1]三浦誠司，小平進，三重野寛治，他：肛門部・直腸の解剖学的，病理学的特徴と機能異常．臨牀消化器内科 8：2069-75，1993．

[2]多田正大，清水誠治，磯彰格，他：回盲部の内視鏡読影の基礎．臨牀消化器内科 9：483-92，1994．

[3]安達実樹：解剖．武藤徹一郎(編)：大腸肛門疾患の診療．pp1-8，中外医学社，東京，1994．

[4]斉藤裕輔，高後裕：十二指腸・小腸の解剖用語．胃と腸 32(増刊号)：273-6，1996．

[5]牛尾恭輔：大腸の解剖用語．胃と腸 32(増刊号)：277-9，1996．

[6]大腸癌研究会(編)：大腸癌取扱い規約(改訂第7版)．金原出版，東京，2006．

[7]三嶋秀行，西庄勇，吉川宣輝：検査に必要な解剖学．丹羽寛文(編)：大腸内視鏡検査ハンドブック．pp27-32，日本メディカルセンター，東京，1999．

[8]多田正大，草場元樹，沖映希：回盲部病変と虫垂疾患の鑑別．臨牀消化器内科 14：1473-81，1999．

[9]高橋孝：大腸手術のための局所解剖．安富正幸，他(編)：大腸外科．pp1-24，医学書院，東京，1999．

[10]棟方博昭，宇野良治：内視鏡からみた局所解剖．大腸内視鏡の診かた．pp2-8，杏林書院，東京，2000．

[11]河野透：肛門部診療の要点．清水誠治，他(編)：腸疾患診療―プロセスとノウハウ．p77-96，医学書院，東京，2007．

[12]清水誠治，富岡秀夫，多田正大，他：直腸肛門部の内視鏡・EUS診断．胃と腸 38：1245-63，2003．

[13]多田正大，清水誠治：小腸拡大内視鏡の手技と臨床的意義．消化器内視鏡 10：874-7，1998．

下消化道内镜检查的应用及诊断步骤

第 **3** 章

临床上，下消化道（大肠和小肠）内镜检查应该如何正确应用呢？小肠疾病和大肠疾病、肿瘤性疾病和炎症性疾病从诊断到治疗的过程并不是千篇一律的。因此，内镜检查的应用也是不同的。

1 小肠疾病的内镜检查

诊断步骤

小肠距口腔和肛门均有一定的距离，且肠管走行错综复杂，检查的技法要求很高，而且像癌和息肉等适合内镜检查的疾病发生率很低，对于因各种消化道症状而来就诊的患者，大多数是首先检查上消化道和大肠，确认没有异常之后再检查小肠。也有的病例是为了诊断克罗恩病这样的病变而检查小肠。

总之，很少有在初诊时就考虑小肠的病变，而从检查小肠开始的。

小肠疾病的检查方法有单纯腹部 X 线检查、血液生化检查、X 线造影检查、内镜检查、腹部超声波检查、CT、MRI、同位素检查等多种检查方法，可以大致区分为诊断为器质性病变的检查方法和诊断为功能性异常的诊断手段两种。针对后者，必须在排除存在器质性病变的基础上，不论考虑是什么样的小肠疾患，都不可避免地要进行 X 线或者内镜检查。

内镜检查和 X 线检查的优劣

不仅仅局限于小肠，内镜在各种管腔类脏器的检查中，都能够通过观察色调的变化来捕捉炎症，对于小的病变和轻度炎症的诊断很有优势。但是小肠的内镜检查对于技法要求很高，而且对于炎症性肠病的鉴别诊断来说，弄清炎症的范围和深度是很重要的，在这方面内镜检查要比 X 线检查逊色。X 线检查在了解病变的范围、溃疡的深度以及病变与其他脏器位置关系等方面有一定的优势。X 线检查有各种各样的方法（表 3–1），最简便的方法是经口造影法。喝入的钡剂比胃 X 线检查时用到的造影剂浓度要低，可以观察钡剂在小肠内通过的状态。方法很简单，但是造影剂的通过状态因人而异。总的检查时间不能确定是一大缺点，不利于炎症性疾病的细小的黏膜凹凸的诊断。插管的小肠造影是经鼻将插管插入十二指肠，并从此处注入造影剂或者空气的一种方法。将插管从胃插入十二指肠有一定的难度也是一大缺点，但是如果能插入的话，就有龛影像、充盈像、压迫像，可以获得双重造影的高质量的图像。

小肠内镜检查的优点和其他脏器一样，如果成功插入内镜的话，就可以发挥诊断微小病变的威力。但是，检查手法的难度是瓶颈。并不像上消化道和大肠内镜检查那样容易进行。因此，在临床实际工作中，当对小肠疾病进行诊断和治疗时，在配合使用造影 X 线检查和内镜检查的同时，还必须综合临床症状和检查结果，并结合其他的影像诊断方法进行判断。

表 3-1　小肠 X 线检查法

1. 经口造影法

    a. 造影剂的一次给予法

      · 胃 X 线检查之后立即进行

      · 少量给予法

      · 大量给予法

    b. 造影剂的分次给予法

2. 经导管造影法

3. 逆行性造影法

在小肠的炎症性疾病中，急性炎症一般不适合进行内镜检查。这是因为在对上消化道和大肠进行检查后，当进行小肠内镜检查时，急性炎症一般都发生了变化（已经修复或转化为慢性炎症）。因此，对炎症性肠病进行小肠内镜检查的主要目的，一般都是为了观察慢性炎症，特别是难治性炎症。此时应综合了解早期、活动期、愈合期的疾病所见，因为反复进行检查比较困难，所以尽量一次性完成检查。

怀疑小肠肿瘤时，在内镜检查的同时要进行活检，如果事先通过 X 线检查、血管造影、CT、MRI 等确定病变的部位，这样小肠内镜就很容易进行，因为在比较长的小肠里进行内镜检查需要很高超的技术，如果明确了病变的部位就很容易选择正确的插入法。如果是小的肿瘤，用内镜以外的影像学诊断方法很难检查出来，进行内镜检查时，如果能够成功插入的话，则很容易诊断。与上消化道和大肠的肿瘤一样，可以在内镜检查的同时进行组织学诊断和治疗，但是由于小肠壁薄，一定要慎重地选择适应证。

小肠镜的特点和应用分类

小肠镜检查法有推进式、循管插镜式和探条式 3 种插入法。其中循管插镜式是利用肠带插入内镜的操作，当肠带从肛门排出时可以迅速地将内镜插入，是非常有用的操作。但是由于肠带不能制造生产了，现在基本上不使用这种方法了。

最近，胶囊内镜、双气囊法、单气囊法等备受瞩目，再次提高了小肠镜的关注度。

1) 推进式插入法

推进式插入法的小肠镜，就好像是把用于上消化道检查的直视镜变长的一种器械，检查方法也与上消化道的内镜检查相似。检查前要禁食约 12 小时，咽部进行局部麻醉，肌注解痉剂等。通常有神经症状的患者还要应用镇静剂。

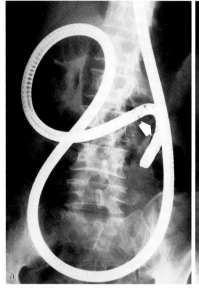
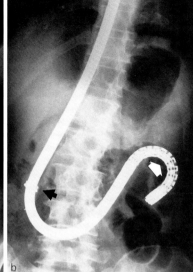
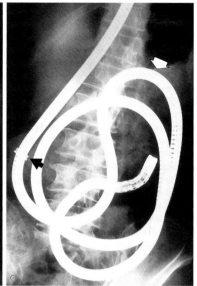

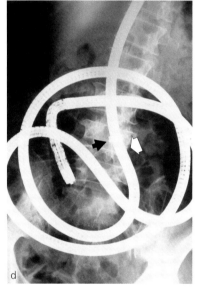

图 3-1　使用滑动管的推进式小肠镜插入手法

a：将内镜插到十二指肠空肠曲（白箭头），调整角度将内镜的前端部固定于肠管。

b：将内镜拔出，使胃内的弯曲变直。然后将滑动管插入到十二指肠降部，防止胃形成弯曲。

c：将肠镜充分插入。

d：再次将肠镜拔出，使十二指肠和空肠的弯曲直线化，同时将滑动管插入到空肠中间部。反复进行这个操作的话就能将肠镜插入到空肠中部。

　　在距十二指肠空肠曲 100～150cm 的近端空肠进行内镜观察，可以在 10～20 分钟内完成。虽然在进镜和退镜时都要进行观察，但是因为给气后肠管的过度伸展会使内镜的插入变得很困难，因此主要在退镜时进行观察。

　　活用滑动管的插入手法，可以在缩短小肠的同时进行插入，很容易就能观察到空肠中部（**图 3-1**）。但是即便如此，通过推进式插入法能观察到的范围仅限于空肠，可以观察到近端空肠内的病变，还可以对淀粉样变性、嗜酸粒细胞性胃肠炎、蛋白丧失性胃肠病等弥漫性病变进行活检。

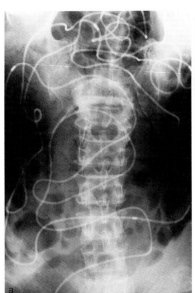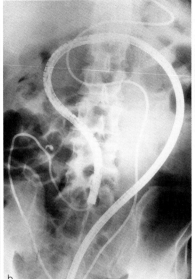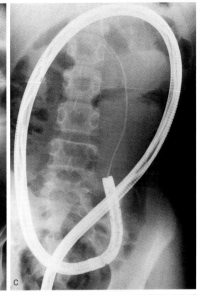

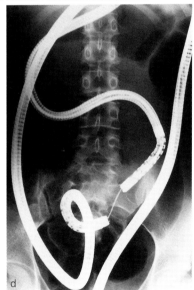

图 3-2 循管插镜式小肠镜插入手法

a：使肠带通过消化道。

b：使肠带通过内镜的钳道、将肠带向口侧牵拉的同时，通过肛门将内镜诱导至大肠内。

c：内镜前端很容易插入空肠侧。

d：必要时，可以将同一个肠带插入别的内镜内，也可以经口进行插入。

2) 循管插镜式插入法

内镜检查之前，使肠带经鼻进入消化道，等待其从肛门排出。通常 12 ~ 48 小时即可全部通过消化道。从肛门排出后，插入内镜的钳道（**图 3-2**）。内镜既可以从口侧也可以从肛门侧插入，必要时可以从两个方向插入。牵拉肠带以诱导内镜插入小肠。

因为需要使小肠出现非生理性的短缩以便插入内镜，所以被检查者需要承受很大的痛苦，因此在检查过程中需要进行全身麻醉。而且因为过度牵拉肠带，可能会出现断裂，导致黏膜损伤和穿孔，因此要熟练掌握。在退镜观察的时候要给气以便使肠管充分扩张。

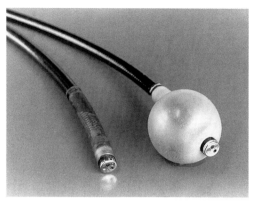

图 3-3　探条式小肠镜的前端部
首先准备好水囊，经鼻插入的时候使之变狭窄，在内镜到达十二指肠的时候，向水囊里注水或者水溶性造影剂使之膨胀。

循管插镜式可以进行全小肠的检查、活检和息肉切除，肠管有明显的狭窄和粘连时，肠带和内镜不能通过，无法进行此种检查方法。如同之前所说的那样，由于肠带现在已经不再生产了，非常遗憾地已经变成了过时的检查方法，因此，我们非常期待肠带的重新生产。

3) 探条式插入法

探条式内镜的插入技巧以十二指肠镜的插入法为基础。初期的探条式内镜是经口插入的，之后由于经鼻插入内镜的开发，导致插入率飞跃性地上升。

鼻腔用塞罗卡因进行麻醉后，被检查者保持坐位的姿势，经鼻将外径为 5mm 的细径内镜插入鼻中。在内镜的前端装上水囊，使之能够自由伸展，经鼻插入的时候使水囊变窄，在进入小肠后使之充水膨胀（**图 3-3**）。内镜的前端到达咽部时嘱患者做吞咽动作，将内镜插入食道内。内镜到达胃内后改为右侧卧位，等待内镜进入十二指肠。之后，在内镜前端的水囊里注入水或者水溶性造影剂使之膨胀，通过重力作用使之容易通过小肠。

内镜在肠管的蠕动下自然地向肛门侧移动。在此期间，为了加快蠕动，给予肌注新斯的明或者甲氧氯普胺，通常 8 ~ 24 小时可以通过小肠（**图 3-4**）。

原则上观察是在退镜时进行的。为了抑制肠管的痉挛，观察前肌注解痉剂（丁基溴东莨菪碱）。之后，一边缓缓给气使肠管扩张，一边进行观察。因为器械本身没有螺旋，所以要通过不断变换被检查者的体位或者用手按压腹部以便改变视轴。

虽然探条式检查法的检查时间非常长，但是其特点是被检查者的痛苦非常小，对重症患者和小儿也可以进行检查，而且还适用于无法进行循管插镜式检查的患者，推进式无法到达的深部小肠发生的狭窄、粘连的患者以及小肠克罗恩病的病程观察等。

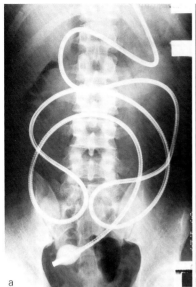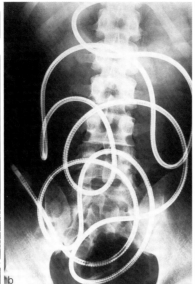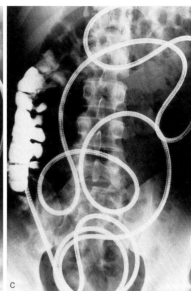

图 3-4 探条式小肠内镜插入技巧

a：自检查开始，大约 4 小时后到达回肠。

b：约 8 小时后能够插入升结肠。

c：注入水溶性造影剂之后，确认内镜位置。

4）双气囊法和单气囊法

之前叙述的 3 种方法既有其优点也有其不足之处，并不一定能够在临床应用上普及。双气囊小肠内镜通过改良这些不足的地方，能够在较短的时间内比推进式插入法观察到更广的范围。

这个系统的特征是，在专用内镜的前端和滑动管的前端装上气囊。当内镜插入到一定程度之后，使内镜侧的气囊扩张，可以同时防止内镜的滑脱和使弯曲的内镜镜身伸直。在这之后，将滑动管插入到内镜前端附近，使管侧的气囊扩张防止滑脱。接下来使内镜的气囊收缩，再次将内镜向前推进。通过反复进行这个操作，能够使肠管缩短插入深部的小肠。在气囊扩张和收缩的时候，为了防止肠管不被损伤而有一个专门的泵对内压进行调整是这个方法的关键所在。此方法可以经口也可以经肛门两个方法插入（**图 3-5**）。由于也可以进行活检、息肉切除、扩张术、止血术等操作，在小肠疾病的诊断和治疗的应用范围上非常广泛。

单气囊法与双气囊法根据相同的原理插入，单气囊只在滑动管的前端装有气囊，而在内镜的前端没有气囊（**图 3-6**）。

5）胶囊内镜

胶囊内镜是通过口服像内服药一样的小型胶囊，其在通过消化道时对消化道进行拍摄，并把影像通过电波传到体外进行诊断的一种方法。胶囊内镜是由胶囊型的内镜、接受由内镜传来的影像数据并记录的记录仪，以及进行影像处理的工作站组成（**图 3-7**）。

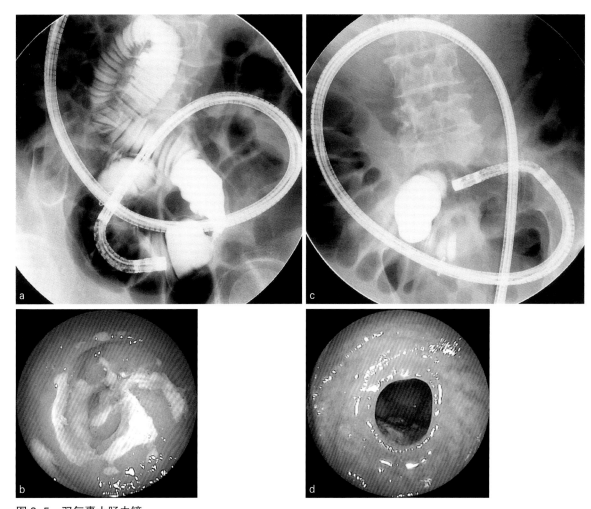

图 3-5　双气囊小肠内镜
通过经口插入内镜能够观察到空肠上 T 细胞恶性淋巴瘤造成的狭窄和不规则的溃疡（a，b），并且在同一病例中通过从肛门插入内镜能够观察到回肠的 Meckel 憩室（c，d）。

最初的胶囊内镜于 2004 年制作出来，被称为 wireless capsule endoscopy。最开始的胶囊内镜非常大，造成患者吞咽非常困难。在这之后，随着胶囊内镜向着小型不断地进行改良，加上记录装置和影像处理系统的改良，终于到了能够进行实用的阶段了。欧洲于 2001 年 5 月，美国于 2001 年 8 月，胶囊内镜作为原因不明的下消化道出血的辅助诊断方法被提前认可了，在日本也于 2008 年 4 月被纳入健康保险的范围。

胶囊内镜的本体内藏有一个电池，用来对消化道内部照明以及传送消化道内的影像，但是电池容量的限制决定了检查时间也是有限制的，并且像胃和大肠这样的空腔很大的部位照明非常不充分。由于这些管腔脏器中普通内镜得到的影像反倒比较清楚，所以这些部位的病变很难成为胶囊内镜的适应证。所以说胶囊内镜比较适合对普通内镜观察比较困难的小肠进行检查。

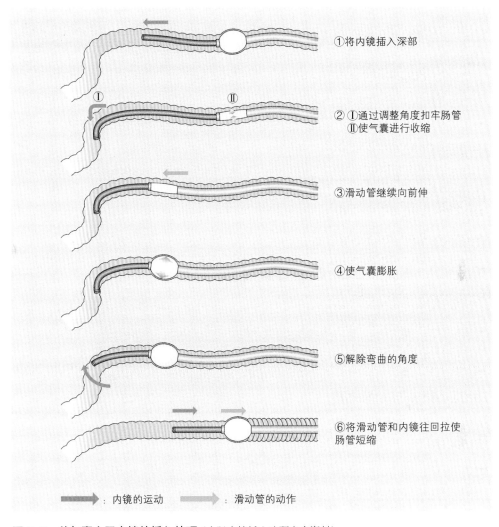

①将内镜插入深部

②Ⅰ通过调整角度扣牢肠管
Ⅱ使气囊进行收缩

③滑动管继续向前伸

④使气囊膨胀

⑤解除弯曲的角度

⑥将滑动管和内镜往回拉使
肠管短缩

➡ ：内镜的运动　　➡ ：滑动管的动作

图3-6　单气囊小肠内镜的插入技巧（小肠内镜插入法研究会资料）

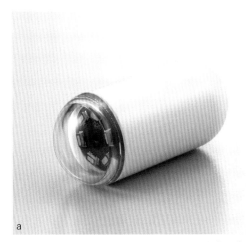

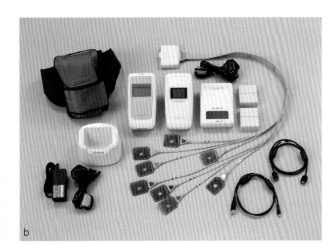

图3-7　胶囊内镜的胶囊本体（a）和其他设备（b）

小肠检查中对被检查者的行动限制很少，能够进行日常活动，同时不给患者带来痛苦是这种方法的优点。

因此，原因不明的消化道出血的诊断和筛选等是其适应证。

在克罗恩病和肠结核等小肠狭窄的情况下，由于胶囊无法通过，所以不适合进行胶囊内镜检查。

虽然并不能将其称为最完善的检查方法，但是随着 IT 技术的进步和快速发展，胶囊内镜具有颠覆内镜检查操作技巧的可能性，将来具有很大的发展潜力。

2 大肠肿瘤性疾病的内镜检查

大肠疾病的种类多种多样，大致可以分为肿瘤性疾病、炎症性疾病、导致肠管出现憩室等形态异常的疾病、以过敏性肠疾患综合征为代表的功能异常、淀粉样病变等代谢性疾病、寄生虫病以及先天性畸形等。

根据问诊和临床症状不同，诊断方法不同，需要进行内镜检查的部位也不同。首先讲述一下大肠肿瘤诊断中内镜检查的应用。

诊断步骤

作为结肠癌、息肉的诊断步骤，从问诊、腹部触诊、直肠指诊及便潜血检查等开始，灵活应用可以明确诊断的肠 X 线检查、内镜检查（直肠镜检查、乙状结肠镜检查、全结肠镜检查）。为了明确诊断浸润的深度，还可以进行超声内镜检查；肠外的浸润以及转移灶的检查要依赖 CT、MRI、体外的腹部超声检查。近年来，模拟结肠镜也在试用中，但还处于研究阶段。血清学的肿瘤标记物可用于肿瘤治疗后的疗效和预后的判定。

在结肠癌、息肉的诊断治疗过程中，首先要确定有无病变，然后对病变的性质进行诊断（上皮性肿瘤与非上皮性肿瘤的鉴别诊断，良恶性的诊断，如果是恶性的要考虑浸润深度的诊断），明确是否适合内镜治疗，还要确定其可行性，然后进行适当的治疗。相比之下，炎症性疾病的处理步骤就简单多了。

在此过程中，X 线检查和内镜检查等影像学检查是不可缺少的。只凭印象诊断和性状诊断等方法是不能确定诊断的。色素内镜、放大内镜和活检可以用来进行良恶性的诊断。超声内镜除了可以判断浸润深度外，还可以用于活检比较困难的黏膜下肿物，了解肿瘤的病例组织像和向管外的生长发育情况。

因此，如果根据图像诊断可以明确的话，即使不了解患者的病史和临床检查结果，也能诊断结肠癌或息肉。这一点与炎症性疾病的处理方式不同。

内镜检查和 X 线检查的优劣

X 线检查及内镜检查在结肠癌及息肉的诊断中的优劣对比见**表 3-2**。对于诊断价值来说，虽然假阳率和假阴性率很重要，但是还受到每位医师的诊断水平的影响，所以不

表 3-2　X 线检查和内镜检查诊断结肠肿瘤的优劣对比

	X 线检查	内镜检查
了解肿瘤全貌	可以 还可以了解与周围脏器的位置关系	只能观察狭窄性病变以及大的肿物的局部
小的病变的诊断	很难与粪便、气泡、憩室等相鉴别	容易
活检 息肉切除	不可能	既可以进行组织学诊断，也可以进行治疗

能以偏概全，这里只进行了两种检查方法的优劣对比。在发现小的病变方面，内镜检查比 X 线检查更有优势。相反，大的病变可能导致狭窄，也可能占据一部分肠腔，因为无法了解病变口侧的情况和病变的全貌，所以 X 线检查更有优势。而另一方面，内镜检查的同时能够进行活检（病理诊断）和息肉切除术及 EMR（病理诊断和治疗），在这一点上，内镜明显占有优势。

结肠镜插入技巧

1）结肠镜插入技巧的进步

使用硬式镜的肛镜、直肠镜检查的历史要追溯到一个世纪之前，现在临床也在使用。与之长远的历史相比，软式镜的纤维内镜、电子内镜的开发也是最近才有的。1969 年日本产的乙状结肠镜（CF-SB）开始在市场上销售，到了 1970 年能够插入深部大肠的大肠纤维内镜（CF-LB）也研制出来了。前辈们使用着当时落后的内镜，一边刻苦开发研究插入技巧，一边研究诊断法，其困难程度可想而知。

现在，结肠内镜的插入时间已经可以达到 3 分钟了。虽然操作非常熟练的人 3 分钟就能够插入到回盲部，但是另一方面结肠内镜检查"非常痛苦"等来自被检查者的恶评也并不少见。无论是在怎样的情况下，都能够自在地操作内镜的医师并不多。结肠内镜检查的黎明期就更不用说了，即使内镜的性能提高了，很多内镜医师为了防止碰到大肠壁上还是下了很多功夫。

结肠内镜检查中，被检查者痛苦的原因有：①由于肠管内有多余的空气进入，导致肠管过度伸展的膨胀感；②由于内镜造成肠管形成不规则的弯曲。为了缓解被检查者的痛苦而使用镇静剂的医院也非常多，应该努力学习如何提高插入内镜的技巧以减少患者的痛苦，而不是依赖于药物。

对于内镜的插入来说，最困难的地方就是通过乙状结肠到降结肠之间的弯曲部。前人们开创了通过这个部位的独特的操作技巧。田岛开发了反"の"形的插入法。这个操作技巧是当内镜将要通过乙状结肠时，在 X 线透视下使乙状结肠成反"の"字的形状（α袢）。

表 3-3　结肠内镜插入的关键

①通过适量的空气使管腔伸展，一边仔细观察肠管腔和黏膜面的状态一边插入肠内镜

②为了便于观察放入空气，必然会形成一些弯曲。但为了防止小肠过度伸展，应该将弯曲控制在最小的程度

③在合适的情况下，解除肠弯曲使内镜直线化，之后继续前进

之后，随着内镜调节角度功能的提高、视角的扩大等，内镜的硬件方面在不断地改善，自然地形成 α 袢并能够通过的情况就增加了。

Nagasako 确立了 pull-the-scope method，这个概念提倡一边缩小在肠管上产生的弯曲一边前进的技巧。Shinya、冈本也开发了 right-turn shortening 法、hooking the fold 法等卓越的技术。工藤作为轴短缩法的代表，报道了在不形成袢的情况下一边缩短肠管一边插入的操作技巧。这是一种将肠的皱褶往回拉使肠管缩短，同时又防止肠袢形成的技术，插入时肠管内的气体非常少，所以观察主要在拔除内镜时进行。

多田所提出的插入法（表 3-3）是一种在插入过程中不可避免地形成肠弯曲的技巧，被人们称为"弯曲插入法"。在观察确认肠腔的同时，沿着管腔插入是这个操作的基本，并且强调这个技巧是初学者也能非常容易理解的技巧。其特点是在插入时也进行观察，尽量减少观察上的盲点。

无论是哪一种方法，结肠内镜插入操作技巧之间都存在不同之处，并没有一个统一的操作。必须在参考已经报道的插入技巧的同时，再确立自己的操作风格。

2）插入手法基本的注意事项

由于把各个操作技巧注意事项全部列出是非常困难的，所以这里只列出一般插入方法的注意事项。

①操作前的处理和用药

为了使肠道清洁干净，操作前的处理也是非常有必要的。由于与之伴随的并发症时有发生，所以应当引起注意。为了抑制肠管的蠕动，能够更好地进行内镜观察，副交感神经阻断剂（抗胆碱药）是不可缺少的。并且作为镇痛策略的一部分，是否需要使用镇静药，医生有各种各样的意见。

②通过乙状降结肠

患者的体位保持左侧卧位，内镜医生站立于患者的背后。这个体位可以使患者减少羞耻心，内镜的进出也比较容易。内镜插入时，空气的进入量应该尽可能地少，防止肠管的过度伸展是内镜插入的技巧。如果空气进入比较多的话，肠管弯曲部位的角度就会变得非常大，对管腔的彻底观察就会非常困难，并且被检查者的腹部膨胀感会非常明显。但是如果进气量少的话，肠管的伸展性就变得不够好，容易漏看病变。通过最低程度地使肠管伸展，并且迅速通过乙状降结肠移行部，空气的进入量应该保持在何种程度，这个平衡在没有充足的经验积累的情况下是无法理解的。

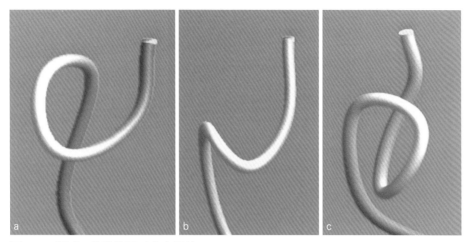

图 3-8　通过乙状降结肠时产生的袢
a：α 袢；b：N 袢；c：γ 袢。

表 3-4　使用滑动管（ST）的优点

①乙状降结肠的直线固定化

在通过乙状降结肠移行部使肠管的弯曲直线化后，使内镜向深部进一步前进的时候，最好使同一个部位保持直线的状态。在这种情况下其作为辅助工具而被使用

②排气的目的

将过度伸展的肠管内的空气和肠管清洗液排出体外

③多发性息肉切除后的回收

将多发性息肉的深部大肠上的息肉切除时，将ST管预先留置于肠管内，在切除息肉并将其回收后，将内镜通过 ST 管插入，一个一个地切除息肉并回收

最困难的是在通过乙状降结肠的时候，像之前叙述的那样有多种多样的手法。虽然理想的是能够直线地通过乙状降结肠，但是在大多数情况下会在形成 α 袢、N 袢、γ 袢的同时进行插入（**图 3-8**）。熟练的医师能够预测乙状结肠上形成的弯曲的形状，初学者使用 X 线观测装置或者插入形状观测装置比较安全。

如果不使这些弯曲直线化的话，横结肠以后的深部大肠的插入会变得困难。在到达降结肠或者结肠脾曲附近之后，可使乙状结肠的弯曲解除并且直线化。为了解除肠管弯曲，大多数情况下不得不使内镜扭转，所以使用插入形状观测装置就可以明确观察到。

③滑动管（ST）的应用

接下来插入滑动管，使直线化。使用 ST 管的优点列于**表 3-4**。先在 ST 管的内侧涂抹润滑油使之保持滑动。并在 ST 管回转的同时，慢慢地插入降结肠中部。在即使只有一点阻碍的情况下，也应将 ST 管拔出，在确认了肠管保持直线的情况下再尝试着插入。特别是对于接受过下腹部手术的人和乙状结肠憩室密度高的人来说，由于有肠管粘连的可能，不能粗暴地插入。

ST 的插入如果不完全的话，乙状结肠就有可能再次形成弯曲，使深部插入变得困难。必须确实可靠地插入到降结肠。

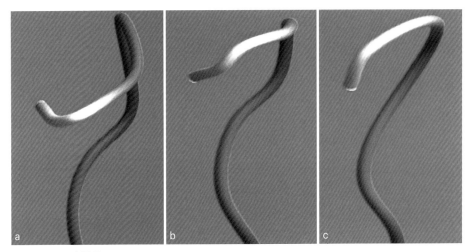

图 3-9　通过横结肠

当内镜通过横结肠中部的时候，拔出内镜的话可以使先端靠近结肠肝曲。

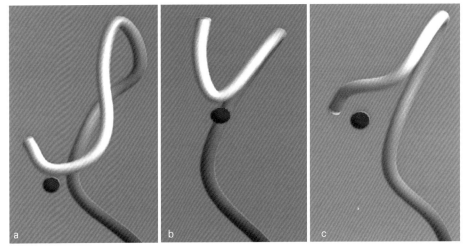

图 3-10　用手压迫防止横结肠下垂

当横结肠 V 袢非常大的情况下，用手压迫下垂的内镜下方，防止弯曲的形成。

　　由于硬度可变式内镜的开发，必要的时候通过改变内镜软性部的硬度，即使不使用 ST 管也可以防止袢的形成。

　　④通过横结肠

　　在通过横结肠的时候，被检查者可以保持仰卧位，左侧卧位也可以。当内镜超过横结肠中部（Cannon 点）的时候，在同一部位形成下垂的 V 袢的情况下，将内镜慢慢地往回拉，前端反而慢慢地向结肠肝曲部靠近（钓竿现象，**图 3-9**）。当拔出内镜的时候，由于吸气使肠管收缩反倒使操作变得简单。

　　即使使用这样的手法，也无法防止横结肠产生 V 袢的情况下，助手应该通过腹壁用单手按压横结肠，防止肠管向下方下垂（用手压迫，**图 3-10**）。

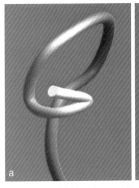 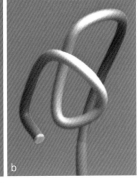

图 3-11　横结肠的 α 袢

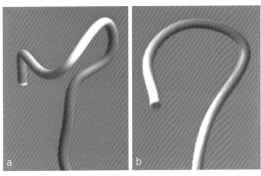

图 3-12　通过肝曲部的方法

由于横结肠 V 袢导致推动内镜的力量传导不到前端部位，将前端部位搭到肝曲部，回拉内镜，使袢解开，利用其反作用力就可以使内镜插入到升结肠。

如果使被检查者变换体位的话，使横结肠内的空气移动也会使插入内镜变得容易。

当横结肠形成 α 袢的情况下，解除这个袢很难。退镜至结肠脾曲之后再次插入，一般情况下还会形成一个相同的袢。在不解开 α 袢的情况下，通过同一部位时，由于结肠肝曲部位的弯曲角变大，使升结肠的插入也变得很容易，所以也可以不解除袢，就这样一直插到深部（**图 3-11**）。

⑤插入升结肠到回盲部

由于结肠肝曲部能够透见胆囊和肝脏，所以可以很容易就知道内镜的位置。由于肝曲部固定于腹壁上，前进的方向也是一定的，所以将内镜向左方推进的话就能够看到升结肠宽广的肠腔。将内镜进一步向前推进的话就能够到达盲肠。

虽然能够从远处看到回盲瓣，但是即使推压内镜也无法靠近盲肠的情况，是由于横结肠形成了 V 袢，向前推内镜的力无法传导到前端。将内镜的前端部搭在肝曲上向回拉内镜的话，由于横结肠袢解除的反作用使前端部滑动进入升结肠（**图 3-12**）。当这个操作不起作用时，可以按前述的方法用手压迫预防横结肠的下垂。

3 结肠炎症性疾病的内镜检查

肠管的炎症性疾病不像肿瘤那么简单，疾病种类繁多，而很多病变又有相似的临床症状，仅仅根据图像检查无法进行鉴别以明确诊断。有时治疗后，疾病迁延不愈且易复发，即使进行手术治疗，也很容易复发，所以不是简单的治疗就能完成的。

💮 诊断步骤

内镜检查可以判定炎症的轻重、病变范围等，但不能检测细菌的有无和种类。因此对于炎症性肠病的鉴别诊断，应首先做粪便的细菌学检查。

临床检查结果的分析很重要，排除诊断以及鉴别诊断的检查（粪便细菌学检查）和辅助检查（便潜血检查，血液，血清学检查）都很重要。接下来的步骤是腹部单纯 X 线检查，可以了解肠管内气体的情况、有无膈下游离气体（free air）、有无腹水等。如果需要与肠结核进行鉴别时，要参考胸部 X 线检查和结核菌素试验。

1）流行病学意义

在进行肠管的炎症性疾病的鉴别诊断时，很重要的一点是要了解近年来发病率增加和减少的疾病。近年来，在日本明显减少的炎症性肠病是以结核、细菌性痢疾和阿米巴痢疾为代表的一部分感染性肠炎。然而，阿米巴痢疾作为 STD（sexually-transmitted disease）受到关注。在新发现的肠炎中，MRSA 肠炎值得引起注意，它的发生与环境因素、医疗条件关系紧密，细菌、病毒培养技术的进步也给发现新的疾病带来很大的希望。

溃疡性结肠炎和克罗恩病有逐渐增多的倾向，这与结肠癌和息肉的增多趋势一致，考虑可能是因为日本人的饮食习惯和生活环境发生了变化。

虽然缺血性肠病也有增加的趋势，但不能说与日本走向高龄化社会有关。因为本症不仅限于老人，青壮年的发病率也很高。对于来诊的急腹症患者，以前检查时并未查明原因，症状虽然自然缓解了，也应积极进行急诊内镜检查而确诊。

抗生素性肠炎的发生率正在下降，可能是因为能够引起本病的抗生素已经基本明确，所以已经尽量避免应用。

2）背景因素和临床症状

针对炎症性疾病，进行内镜检查之前应该了解很多情况。首先要分析患者的临床症状，了解既往史、家族史、诱因等情况。查体之后，在参考临床检查结果的同时，结合影像学方面的检查进行鉴别诊断（**表 3-5**）。

肠管有炎症性疾患时，常伴有大便异常（腹泻、血便、黏液血便、黏液便等）、腹痛、肠蠕动异常等腹部症状，以及发热、厌食、体重下降等全身症状。还可能伴有口腔内口疮、肛门病变等相关症状，或者合并有眼部症状、关节痛、皮肤症状等肠外病变。根据炎症的病期、严重程度、病变范围等的不同，症状也不同。

查明发病的诱因很重要。例如进食生的食物后的急性发作，或者集体发病（感染性肠炎），或者是应用抗生素或特殊药物引起的（药物性肠炎，抗生素性肠炎）以及有无放射治疗史（放射性肠炎）、严重便秘（宿便性溃疡）、动脉硬化或者循环障碍（缺血性肠炎）等，如果明确了诱因，就可以排除若干疾病。

另外，好发年龄、地域差异等也可以作为鉴别诊断的参考。

表 3-5　内镜检查前应了解的背景因素和临床症状

- **临床症状和环境因素的问诊**
    排便情况，血便，腹痛，恶心、呕吐，肠蠕动异常等腹部症状
    发热，厌食，体重下降等全身症状
    有无诱因
    好发年龄，地域差异
    有无集体发病
- **注意体征**
    腹部触诊，肠鸣音
    有无肠外并发症
    有无肛门病变
- **分析临床检查结果**
    粪便的细菌学检查，便潜血检查，血液·血清学检查
    腹部单纯 X 线检查，胸部 X 线检查，结核菌素试验等

表 3-6　炎症性肠病的鉴别诊断（根据发病过程的不同）

- **急性发病**
    感染性肠炎（细菌性痢疾，肠伤寒，耶尔森菌肠炎，弯曲菌肠炎），寄生虫感染（异尖线虫病），药物性肠炎（急性出血性结肠炎，KCL 溃疡），宿便性溃疡，缺血性肠炎等
- **慢性发病**
    感染性肠炎（肠结核，阿米巴痢疾），药物性肠炎（伪膜性肠炎），肠型贝赫切特病，一部分缺血性肠炎，非特异性多发性小肠溃疡等

在对炎症性肠病的诊疗过程中，除了问诊以外，还要进行腹部触诊、肠鸣音的听诊，并检查有无口腔内口疮、阴部溃疡、肛门病变等肠管内外的并发症。特别是肛门病变的有无是鉴别诊断炎症性肠病的重要指标。口腔内口疮可以合并于多种炎症性肠病，其中贝赫切特病的口疮样病变具有难治性、有痛性等特点，而且容易复发。阴部溃疡也是贝赫切特病的常见症状，在克罗恩病偶尔也可以见到。溃疡性结肠炎、克罗恩病、贝赫切特病等偶尔合并结节性红斑、坏疽性脓皮症等，针刺反应是贝赫切特病的特征性表现。

3）发病过程

根据是突然（急性）发病还是缓慢起病，可以分为急性肠炎和慢性肠炎（**表 3-6**）。

前者有短期内急性症状改善以至消失和持续存在的情况，疾病名称相当繁杂。对于一过性、急性炎症，由于炎症发展很快，发病后如果不立即进行内镜检查，就无法观察到炎症的特征性改变。即使不进行检查前处理，也要试着在早期进行检查，了解急性期的改变和镜下所见。

后者很多病例只凭一次检查无法确诊，需要观察病程的进展，最后才能诊断。例如血便患者的直肠里只能观察到轻微的口疮样糜烂时，就要考虑到多种炎症性肠病。但仅

靠一次检查很难诊断是感染性肠炎、溃疡性结肠炎的初期病变还是克罗恩病的直肠病变。即使进行活检也未必一定能找到特征性改变。因此经过短时间的观察，或者根据情况进行试验性治疗的同时，再度检查时要观察是否出现特征性炎症改变；或者正好相反，治疗有效，炎症消退，这些都是诊断手段。

◈ 内镜检查和 X 线检查的优劣

对于炎症性肠病的诊断，在综合分析上述问诊的内容、掌握临床检查结果之后，根据 X 线检查和内镜检查分析炎症的情况。此时，重点不能仅仅放在病变局部的炎症上，还要了解病变的范围、炎症的连续性等。内镜检查可以捕捉到炎症的局部的一"点"，在诊断小的病变以及颜色的变化上很有优势，适用于细微病变的诊断，但是不适合了解它的连续性。X 线检查则可以观察肠管与周围脏器的关系，在了解病变全貌的连续性、广泛的"面"上，尤其在作为炎症性肠病的鉴别诊断要点的"肠管变形"的诊断上很有优势。

根据图像诊断为急性或是慢性迁延性的，其下一步选择的处理及检查方法是不同的。例如以细菌引起的感染性肠炎为代表的急性肠炎，必须在粪便细菌学检查结果出来后再进行治疗，所以鉴别是不是溃疡性结肠炎非常重要。在这种情况下，经过简单的检查前处置后进行内镜检查，其结果在制定治疗方案上非常重要，而且急性感染性肠炎的炎症进展很迅速，如果不能快速地捕捉图像就无法观察到特征性的改变，因此，尽早进行内镜检查非常重要。

对于慢性肠炎，内镜检查应该是进行鉴别诊断、制定治疗方案和判定治疗效果等的重要手段。与 X 线检查相比，哪项检查应该优先进行呢？如果时间充裕，可以根据每一个患者的情况逐一考虑。不论哪项检查都有优缺点，实际工作中进行鉴别诊断时，必须了解两种检查方法各自的特点来灵活应用（**表** 3-7）。同时进行两种检查，可以更加准确地了解炎症的表现，很容易进行鉴别诊断。

在根据图像进行诊断的时候，炎症是急性炎症还是慢性炎症，其对应的处理方法和检查方法的选择都有若干的不同。

表 3-7　灌肠 X 线检查和内镜检查在炎症性肠病的诊断中的优劣对比

	灌肠 X 线检查	内镜检查
检查前处理	必要	不必要
了解炎症的范围	能了解病变的整体	能观察到病变的局部
了解炎症的深度	能观察到瘘，狭窄，假憩室等	困难
了解局限的小病变	困难	容易 可以观察颜色的变化
活检病理诊断	不能	可能

例如由于细菌引起的感染性肠炎为代表的急性肠炎，由于炎症的经过非常迅速，如果不能进行相应的快速获取图像的检查，其特征性的影像就会很快消失。在腹泻的情况下，经过简单的前处置就可以进行内镜检查，总之应该尽快地进行内镜检查。

■ 参考文献
[1] 蜂須賀喜多男，中野哲：小腸疾患の診断と治療. 医学図書出版，東京，1980.
[2] 八尾恒良，他（編）：小腸疾患の臨床. 医学書院，東京，2004.
[3] 平塚秀雄：小腸内視鏡検査の現況とその臨床的応用. 日医大誌 46：227-33，1979.
[4] Tada M, Kawai K：Small-bowel endoscopy. Scand J Gastroenterol 19(suppl 102)：39-52，1984.
[5] 多田正大，清水誠治，岡田博子，他：小腸内視鏡検査法の進歩—諸方法とその適応. 胃と腸 20：723-31，1985.
[6] Lewis BS, Waye JD：Small bowel enteroscopy in 1988. Am J Gastroenterol 83：799-802, 1988.
[7] Morris AJ, et al, ed：Enteroscopy（Gastrointestinal Endoscopy, Clinics of North America）. WB Saunders, Philadelphia, 1999.
[8] 多田正大，清水誠治，川井啓市：小腸内視鏡検査の歴史. 胃と腸 40：1463-73，2005.
[9] 中村裕一，谷啓輔，中村劲，他：経ゾンデ法による小腸X線検査. 胃と腸 9：1461-9，1974.
[10] 小林茂雄，西沢護，小野幸一，他. 小腸のレントゲン検査法. 臨放 19：619-25，1974.
[11] 政信太郎，西俣寿人，有沢速雄：小腸X線検査法の変革と現況. 胃と腸 17：837-47，1982.
[12] Sellink JL, Miller RE：Radiology of the small intestine. Martinus Nijhoff Pub. Hague，1982.
[13] Chen MYM, Zagoria RJ, Ott DJ, et al：Radiology of the small intestine. Igaku-Shoin, New York, 1992.
[14] 八尾恒良：小腸X線検査法. 多田正大，他（編）：胃と腸ハンドブック. pp186-94，医学書院，東京，1992.
[15] 平塚秀雄，長谷川光輝，後町浩二，他：小腸内視鏡診断. 胃と腸 7：1679-85，1972.
[16] Deyhle P, Jenny S, Fumagalli J, et al：Endoscopy of the whole small intestine. Endosc 4：155-7，1972.
[17] 川上富邦，白川和夫，中山隆，他：小腸疾患の内視鏡診断. 胃と腸 11：167-74，1875.
[18] 上野恒太郎，和田潤一，坪井正夫，他：Sliding tube による小腸ファイバースコープの新挿入法. Gastroenterol Endosc 22：47-56，1980.
[19] Shimizu S, Tada M, Kawai K：Development of a new insertion technique in push-type enteroscopy. Am J Gastroenterol 82：844-7，1987.
[20] 三田正紀：小腸（空・回腸）の内視鏡検査. Gastroenterol Endosc 14：177-8，1972.
[21] 多田正大，加藤三郎，竹田彬一，他：小腸fiberscope の開発に関する試み—ゾンデ式小腸fiberscope の臨床評価. 胃と腸 9：1313-8，1974.
[22] 多田正大，鹿嶽研，川井啓市，他：Sonde 式小腸fiberscope（SSIF）による小腸内視鏡検査法. Gastroenterol Endosc 21：836-51，1979.
[23] Tada M, Shimizu S, Kawai K：A new transnasal sonde type fiberscope（SSIF type Ⅶ）as a pan-endoscope. Endoscopy 18：121-4，1986.
[24] 多田正大，清水誠治，磯彰格，他：小腸クローン病の内視鏡的経過観察. Gastroenterol Endosc 31：83-9，1989.
[25] 多田正大，清水誠治，大塚弘友，他：炎症性小腸疾患の内視鏡的鑑別診断. 胃と腸 25：546-56，1990.
[26] Yamamoto H, Sekine Y, Satoh Y, et al：total enteroscopy with a nonsurgical steerable double-balloon method. Gastrointest Endosc 53：216-20，2001.
[27] 山本博徳，喜多宏一，砂田圭二郎，他：小腸内視鏡検査法. 日内誌 93：1189-200，2004.
[28] 山本博徳，喜多宏一，砂田圭二郎，他：ダブルバルーン内視鏡を用いた小腸内視鏡検査の有用性. 日消誌 101：976-82，2004.
[29] 眞部紀明，田中信治，福本晃，他：ダブルバルーン内視鏡を用いた小腸腫瘍性疾患の診断と治療. 胃と腸 41：1619-28，2006.
[30] 砂田圭二郎，山本博徳，矢野智則，他：ダブルバルーン内視鏡. 早期大腸癌 11：197-203，2007.
[31] Iddan G, Meron G, Glukhovsky A, et al：Wireless capsule endoscopy. Nature 405：417，2000.
[32] 中村哲也，白川勝朗，中野道子，他：カプセル内視鏡の現況と展望. 日消誌 101：970-5，2004.
[33] 白川勝朗，中村哲也，山岸秀嗣，他：カプセル内視鏡による小腸病変の診断. 胃と腸 40：1483-90，2005.
[34] 榊信廣，他（編）：カプセル内視鏡. 南江堂，東京，2006.
[35] 長廻紘，長谷川かおり，飯塚文瑛，他：大腸腺腫・早期癌診断における内視鏡の立場. 胃と腸 21：259-69，1986.

[36]小西文雄：大腸癌診療マニュアル．医学書院，東京，1998．

[37]Mitooka H, Fujimori T, Ohno S, et al：Chromoscopy of the colon using indigocarmine dye with elec-trolyte lavage solution. Gastrointest Endosc **39**：373-4，1992．

[38]小西文雄：大腸腺腫に関する知見．武藤徹一郎，他（編）：大腸疾患の X 線・内視鏡診断と臨床病理．pp88-98，医学書院，東京，1999．

[39]武藤徹一郎：大腸ポリープ・ポリポーシス．医学書院，東京，1993．

[40]工藤進英：早期大腸癌（平坦・陥凹型へのアプローチ）．pp90-92，医学書院，東京，1993．

[41]三戸岡英樹：高性能コロノスコープ．長廻紘，他（編）：大腸癌．pp102-7，医薬ジャーナル社，東京，1997．

[42]Nagasako K, Fujimori T, Hoshihara Y, et al：Atlas of Gastroenterologic Endoscopy by High-Resolu-tion Video-Endoscopy. Igaku-Shoin, Tokyo, 1998．

[43]丹羽寛文，他（編）：色素・拡大内視鏡の最前線．日本メディカルセンター，東京，1998．

[44]五十嵐正広：早期大腸癌の診断．西元寺克禮（編）：消化器癌の診断と内視鏡治療．pp118-31，医学書院，東京，1998．

[45]工藤進英（編）：大腸 pit pattern 診断．医学書院，東京，2005．

[46]国立がんセンター内視鏡部（編）：国立がんセンター大腸内視鏡診断アトラス．医学書院，東京，2004．

[47]山野泰穂，工藤進英：表面型早期大腸癌の診断．飯田三雄（編）：大腸癌，大腸ポリープ．p58-77．メジカルビュー社，東京，2001．

[48]田尻久雄，他（編）：消化管拡大内視鏡診断の実際．金原出版，東京，2004．

[49]清水誠治：EUS による早期大腸癌の深達度診断．Gastroenterol Endosc **45**：1017-23，2003．

[50]清水誠治，富岡秀夫，多田正大，他：下部消化管超音波内視鏡の手技と読影の要点．Gastroen-terol Endosc **48**：2664-73，2006．

[51]清水誠治，福田亘，三原美香，他：非上皮性腫瘍の臨床診断と治療の進め方．早期大腸癌 **12**：19-24，2008．

[52]丹羽寛文：腸疾患の X 線診断．中外医学社，東京，1973．

[53]伊原孝志，江平俊雄，土器屋貴：これだけは知っておきたい注腸法の予備知識．注腸検査法マニュアル，pp1-28，医学書院，東京，1999．

[54]牛尾恭輔：大腸疾患診断の実際．医学書院，東京，1989．

[55]多田正大：やさしい注腸 X 線検査．日本メディカルセンター，東京，2002．

[56]Provenzale L：Original method for guided intubation of the colon. Gastrointest Endosc **16**：11，1969．

[57]平塚英雄：腸紐誘導式結腸ファイバースコープの挿入法ととくに回盲部観察成績について．日消誌 **67**：686-96，1970．

[58]丹羽寛文：大腸ファイバースコープの臨床．Gastroenterol Endosc **12**：202-7，1970．

[59]田島強，戸田聖一：Colonofiberscope を中心とする大腸粘膜の撮り方．胃と腸 **5**：1429-35，1970．

[60]Nagasako K, Takemoto T：Fibercolonoscopy without the help of fluoroscopy. Endoscopy **4**：209-12，1972．

[61]牧石英樹，北野厚生，小林絢三：スライディングチューブを用いた新しい大腸ファイバースコープ挿入法の考案．Gastroenterol Endosc **14**：95-101，1972．

[62]Deyhle P：A plastic tube for the maintenance of the straightening of sigmoid colon during colonoscopy. Endoscopy **4**：224-6，1972．

[63]Sakai Y：Practical fiberoptic colonoscopy. Igaku-Shoin, Tokyo, 1981．

[64]Shinya H：Colonoscopy（Diagnosis and treatment of colonic diseases）. Igaku-Shoin, Tokyo, 1982．

[65]岡本平次：プラクティカルコロノスコピー（第 2 版）．医学書院，東京，2002．

[66]工藤進英：大腸内視鏡挿入法．医学書院，東京，1997．

[67]多田正大：コロナビを用いた新大腸内視鏡テクニック．医学書院，東京，2000．

[68]伊原治，倉本秋，黒坂判造，他：大腸内視鏡検査（挿入手技から診断，治療まで）．ベクトルコア，東京，1990．

[69]光島徹：スコープの挿入法（一人法）．多田正大，他（編）：胃と腸ハンドブック．pp231-8，医学書院，東京，1992．

[70]中西弘幸：大腸内視鏡挿入法．永井書店，大阪，2002．

[71]五十嵐正広，他（編）：大腸内視鏡挿入トレーニング．日本メディカルセンター，東京，2007．

[72]神保勝一（編）：大腸内視鏡の前処置と挿入．中山書店，東京，2003．

[73]吉村平：現場で役立つ大腸検査の前処置．永井書店，大阪，2004．

[74]Nagasako K：Contraindication, complication and hazards. Colonoscopic Interpretation. pp6-7, Igaku-Shoin, Tokyo, 1998．

[75]Herman FN：Avoidance of sedation during total colonoscopy. Dis Colon Rectum **33**：70-2，1990．

[76]佐竹儀治：大腸内視鏡における鎮静剤使用の可否．鈴木博昭（編）：消化器内視鏡のコツと落し穴・下部消化管．p12，中山書店，東京，1997．

[77]佐々木巌，岡崎幸一郎，猪又義光，他：大腸内視鏡時の意識下鎮静法（Conscious sedation）の検討．Gastroenterol Endosc **39**：33-41，1997．

[78]多田正大，草場元樹：挿入観測装置の開発．丹羽寛文（編）：大腸内視鏡検査ハンドブック．pp107-

8，日本メディカルセンター，東京，1999．

[79] 多田正大，陶山芳一，田中義憲，他：大腸 fiberscope の硬さに関する検討（第2報　硬度可変式大腸 fiberscope（CF-VS）の臨床評価）．Gastroenterol Endosc 25：413-20，1983．

[80] 武藤徹一郎：炎症性大腸疾患のスペクトル．医学書院，東京，1986．

[81] 多田正大：炎症性腸疾患の分類と鑑別診断．Medical Practice 11：1696-1707，1995．

[82] 長廻紘：大腸炎の内視鏡診断総論．内視鏡的大腸病学．pp169-85，医学書院，東京，1999．

[83] 武藤徹一郎，他（編）：炎症性腸疾患．医学書院，東京，1999．

[84] 朝倉均，他（編）：炎症性腸疾患の臨床（改訂第2版）．日本メディカルセンター，東京，2001．

[85] 清水誠治，他（編）：腸疾患診療—プロセスとノウハウ．医学書院，東京，2007．

[86] 川崎厚，飯田三雄，平川雅彦，他：アフタ様潰瘍のみで発症し，典型例に進展した Crohn 病の2例．Gastroenterol Endosc 33：607-13，1991．

[87] 八尾恒良：Crohn 病—診断基準と診断の進め方．胃と腸 32（増刊号）：317-26，1997．

[88] 清水誠治：潰瘍性大腸炎か Crohn 病か腸結核か？ 武藤徹一郎，他（編）：大腸疾患の X 線・内視鏡診断と臨床病理．pp175-81，医学書院，東京，1999．

[89] 西沢護，狩谷淳：大腸 X 線診断．文光堂，東京，1974．

肿瘤性疾病的内镜所见及鉴别诊断

第 **4** 章

　　肠管的疾病大致可分为肿瘤和炎症两类，但实际上在内镜下有时候很难判断究竟是肿瘤还是炎症。例如属于代谢性疾病的淀粉样变性的 AL 型，因为可以有肿瘤和炎症两方面表现，所以诊断十分困难。很少见的软化斑和 cap polyposis 的内镜下所见，亦无法判定是炎症还是肿瘤。还有些肿瘤患者，偶尔也合并炎症性疾病。在下消化道疾病的鉴别诊断中，首先必须从鉴别是肿瘤还是炎症这一步开始，但是在实际的临床工作中，在这一步就很难鉴别的病例并不少见。类似上述的情况应该如何处理呢？很遗憾，没有很好的解决办法。活检是不可缺少的，虽然有时可以辅助诊断，但是有些情况下也不能发挥作用，最重要的是，要尽可能多地记住典型的肿瘤或炎症的图像，把观察到的病变与记忆中的典型图像对比，看它们是否一致，如果不符合，要弄清楚究竟是哪里不符合，这是鉴别诊断的关键所在。

　　大多数的肿瘤是以隆起性病变而被发现的。在小肠、结肠发现隆起性病变时，首先要鉴别是上皮性还是非上皮性肿瘤。其次，在全面掌握肿瘤全貌的同时，还要了解表面性状（包括腺管开口）及病变隆起的形状（边缘的情况）等。本章和下一章将介绍很多的典型图像以及与典型图像略微有一些差别的图像的病例，希望读者能够很好地记住这些病变。如果能够积累很多的典型病例，在消化道的影像诊断上的能力就会有所提高。

1　小肠肿瘤的种类和分类

　　内镜下诊断小肠肿瘤时，了解其种类是非常重要的。其组织学分类与大肠肿瘤基本一致，不同之处在于发生率不同，非上皮性肿瘤多于上皮性肿瘤是小肠肿瘤的特点。

　　在消化道发生的非上皮性肿瘤的间叶性肿瘤中，存在 KIT 受体的病变被称为 GIST（gastrointestinal stromal tumor）。GIST 呈现黏膜下肿瘤的形态，较大的病变在顶部形成溃疡的情况比较多。组织学上，大多数情况下能看到纺锤形细胞型的细胞，但是在罕见的情况下也能看到类似上皮细胞的肿瘤和含有上述两种混合型的细胞成分的肿瘤。从 GIST 的发生部位来看，其胃的发生率较高（50% ~ 60%），其次好发于小肠（20% ~ 30%）。GIST 预后不良的情况比较多，影响其预后的因素有肿瘤的大小和细胞分裂数。针对 HE 染色诊断为平滑肌瘤、平滑肌肉瘤、神经鞘瘤等的肿瘤，应该追加 KIT 受体免疫染色和 CD34 染色重新观察。在此基础上，有必要对其发病率等进行探讨。

2　小肠肿瘤内镜所见及鉴别诊断的要点

根据形态进行的鉴别诊断

　　进行小肠肿瘤的鉴别诊断时，最基本的是在了解病变形态的同时，还要明确病变的环周程度（大小）。

大小 (cm)	Ⅰ型	Ⅱ型	Ⅲ型 Ⅲa型 非环周型	Ⅲ型 Ⅲb型 环周型
~ 1.9	⊘ ⊘ ◎ △	○ ◎ ▨ ▨		
2.0 ~ 3.9	◉	○ ○ ◎ △ △ □ ▨	□ □ □ ●	● ● ● ● ◉
4.0 ~ 9.9		○ ◉ ◉	◉ ■ □	● ● ● ■ ■
10.0 ~	▲		□ □ □	◉ ◪

● 癌（n=8）　◎ 恶性淋巴瘤（n=6）　■ 平滑肌肉瘤（n=3）　▲ 血管外皮细胞瘤（n=1）
◪ 恶性绒毛上皮肿瘤（n=1）　□ 平滑肌瘤（n=10）　▨ 神经纤维瘤（n=3）　⊘ 脂肪瘤（n=2）
○ Peutz-Jeghers 综合征（n=4）　◉ 腺瘤（n=3）　△ 炎症性纤维性息肉（n=3）

图 4-1　内镜下小肠肿瘤的形态学分类

判断肿瘤是向壁外生长还是向管腔内生长，也是鉴别诊断的要点。但在内镜检查时想获得这些信息也并非易事，因为为数不少的小肠肿瘤向壁外生长而在管腔内仅有一小部分露出，有如冰川一角。因此，有必要综合超声波检查、CT、MRI、血管造影等其他影像学检查方法进行诊断。

小肠肿瘤按照内镜所见可以分为Ⅰ～Ⅲ型（图 4-1）。Ⅰ型为广基的隆起，Ⅱ型为颈部有缩窄或者有蒂的隆起，Ⅲ型为中央有溃疡形成的病变。Ⅲ型还可以进一步细分为Ⅲa型（浸润不超过 1/2 周）、Ⅲb型（亚全周性至全周性浸润）。

如果对主要的小肠肿瘤的形态分类与大小和病理组织学所见进行比较就会发现，作为上皮性肿瘤的癌皆为Ⅲb型，因呈全周性生长导致管腔狭窄，大多数的小肠癌发现时都已经很晚，大都是在进展期被发现的。极少数情况下，文献报道的早期小肠癌呈局限性的浅表隆起型肿瘤，故考虑小肠肿瘤从根本上呈与结肠肿瘤相同的生长发育方式。Peutz-Jeghers 综合征的息肉大都属于Ⅱ型，表现为伴有桥形皱襞的黏膜下肿瘤形态（Ⅰ型）的是脂肪瘤，以及恶性淋巴瘤和平滑肌肉瘤等恶性肿瘤的多发性病灶中的小的病变。在平滑肌瘤中，小的病变表现为Ⅱ型；大的病变由于表面形成溃疡，大多数表现为Ⅲa型，但是呈非环周性生长，未见环周型（Ⅲb型）者。平滑肌肉瘤呈Ⅲa型者，与平滑肌瘤的鉴别诊断很困难，但是如果表现为Ⅲb型，则可以判定为恶性肿瘤。

表 4-1　根据小肠肿瘤个数的鉴别诊断

1. 单发至数个

　　腺瘤、平滑肌瘤、淋巴管瘤、血管瘤、神经系统肿瘤、异位胰腺、异位胃黏膜、炎性纤维性息肉、淋巴滤泡性息肉、原发性小肠癌、平滑肌肉瘤、GIST、类癌、脂肪瘤、恶性淋巴瘤

2. 多发

　　大肠腺瘤病、Peutz-Jeghers 综合征、幼年性息肉病、Cronkhite-Canada 综合征、Cowden 病、转移性小肠癌、恶性淋巴瘤（MLP）、ATL（成人 T 淋巴细胞性白血病）

　　由于恶性淋巴瘤进展迅速，所以形态多种多样为其特征，可以表现为从Ⅱ型到Ⅲ型。但是，即使表现为Ⅲb 型，也不像癌那样出现明显的狭窄，而且病变沿着小肠的长轴方向生长扩展，与正常的黏膜界限不清，这是恶性淋巴瘤与癌的鉴别要点。表现为Ⅱ型的恶性淋巴瘤多发生于回盲部，引起肠套叠的也不少见。这种形态分类是在 GIST 的概念引入临床病理之前的分类方法，从根本上没有太大的差别。

◈ 根据发生个数的鉴别诊断

　　了解肿瘤是单发还是多发的，也是鉴别诊断的要点（**表 4-1**）。但是由于有些肿瘤介于二者之间，也有些恶性肿瘤因为进展的不同时期以及壁内转移导致出现各种多发性的表现，因此，有时仅仅从个数上很难鉴别。重要的是，在了解发生个数的基础上还应该注意其他因素，例如好发部位，多发性病变中每个病变的形状（外形、颜色、硬度、基底部隆起的形状、活动度等），这些也是鉴别诊断的要点。当然，也有例外的情况存在，因此，综合判断才是鉴别的关键所在。

3　结肠肿瘤的种类和分类

　　与小肠肿瘤一样，在诊断结肠肿瘤时，最基本的是要了解其种类。根据《结肠癌诊疗规范》（第 7 版），结肠肿瘤在组织学上的分类如**表 4-2**。

　　另外，Morson、武藤根据结肠息肉的组织学来源、发生个数以及是否具有遗传性等，对结肠息肉进行了分类，这种分类在实际的鉴别诊断中比较实用（**表 4-3**）。

4　结肠肿瘤内镜所见及鉴别诊断的要点

　　现在已经基本明确了内镜下治疗结肠肿瘤的方法，但是为了更加合理地实施，在进行性状诊断（是肿瘤还是非肿瘤，如果是肿瘤的话，是良性的腺瘤还是恶性的癌）的同时，如果是癌，还要对其浸润深度做出正确的诊断，以决定下一步的治疗方法。

表 4-2　结肠肿瘤的病理组织学分类

1. 良性上皮性肿瘤

1）腺瘤 adenoma

　　管状腺瘤 tubular adenoma

　　绒毛管状腺瘤 tubulovillous adenoma

　　绒毛状腺瘤 villous adenoma

　　锯齿状腺瘤 serrated adenoma

2）家族性大肠腺瘤病 familial adenomatous polyposis coli

2. 恶性上皮性肿瘤

1）腺癌 adenocarcinoma

　　乳头腺癌 papillary adenocarcinoma（pap）

　　管状腺癌 tubular adenocarcinoma（tub）

　　　　高分化 well differentiated type（tub1）

　　　　低分化 moderately differentiated type（tub2）

　　低分化腺癌 poorly differentiated adenocarcinoma
　　（por1，por2）

　　黏液癌 mucinous adenocarcinoma（muc）

　　印戒细胞癌 signet-ring cell carcinoma（sig）

2）内分泌细胞癌 endocrine cell carcinoma

3）腺鳞癌 adensquamous carcinoma

4）鳞癌 squamous cell carcinoma

5）其他

3. 类癌 carcinoid tumor

4. 非上皮性肿瘤

1）平滑肌性瘤 myogenic tumor

2）神经性肿瘤 neurogenic tumor

3）GIST（gastrointestinal stromal tumor）

4）脂肪瘤以及脂肪瘤病 lipoma and lipomatosis

5）脉管性肿瘤 vascular tumor

6）其他

5. 淋巴瘤 lymphoma

1）B 细胞淋巴瘤 B-cell lymphoma

　　MALT 淋巴瘤 MALT lymphoma

　　滤泡性淋巴瘤 follicular lymphoma

　　毛细胞淋巴瘤 mantle cell lymphoma

　　弥漫性大细胞型 B 细胞性淋巴瘤 diffuse large
　　　　B-cell lymphoma

　　Burkitt 淋巴瘤 Burkitt lymphoma

　　其他的淋巴瘤 others

2）T 细胞性淋巴瘤 T-cell lymphoma

3）Hodgkin 淋巴瘤 Hodgkin lymphoma

6. 不能分类的肿瘤

7. 转移性肿瘤

8. 肿瘤样病变

1）增生性（化生性）息肉 hyperplastic（metaplastic）polyp

2）增生性结节 hyperplastic nodule

3）幼年性息肉 juvenile polyp

4）Peutz-Jeghers 息肉以及 Peutz-Jeghers 型息肉
　　Peutz-Jeghers（type）polyp

5）Crokhite-Canada 综合征 Cronkhite-Canada syndrome

6）Cowden 综合征 Cowden syndrome

7）良性淋巴滤泡性息肉及息肉病 benign lymphoid polyp

8）炎性息肉 inflammatory polyp

9）黏膜脱垂综合征 mucosal prolapse syndrome

10）Cap polyposis

11）大肠子宫内膜异位症 endometriosis

12）假脂肪瘤 pseudolipoma

13）炎性纤维性息肉 inflammatory fibroid polyp

14）其他

结肠癌的大体分型及大小的测量

1）大体分型

　　根据《结肠癌诊疗规范》，结肠癌的大体分型见**表 4-4**。癌以外的肿瘤也可以通过这个分型进行命名，作为结肠肿瘤的基本大体类型而广泛使用。

　　其中早期癌的大体分型（表浅型，0 型）分为隆起型（Ⅰ型）、浅表型（Ⅱ型）。隆起型根据蒂的有无可分为有蒂性（Ip），无蒂性（Is），以及中间的亚蒂性（Isp）；浅表型又分为浅表隆起型（Ⅱa），浅表平坦型（Ⅱb）以及浅表凹陷型（Ⅱc）。这种分型是以早期胃癌的大体分型为基础的，现在结肠肿瘤中还没有出现相当于Ⅲ型早期胃癌的病变。

　　浅表型肿瘤的大体分型是以内镜所见为基础进行判定的。之所以这样做是因为较小的肿瘤进行 X 线检查比较难发现。无论是内镜下切除治疗的标本还是手术切除的标本，

表 4-3　结肠息肉的病理组织学分型

	单发~数个	多发（息肉病）	
		非遗传性	遗传性
肿瘤性	腺瘤 　管状腺瘤 　管状绒毛腺瘤 　绒毛状腺瘤		腺瘤病 　家族性息肉病 　Gardner 综合征 Turcot 综合征等
错构瘤性	幼年性息肉 Peutz-Jeghers 型息肉		幼年性息肉病 Peutz-Jeghers 综合征 Cowden 病
炎性	炎性息肉 淋巴滤泡性息肉	炎性息肉病 淋巴滤泡性息肉病	
其他	增生性息肉	增生性息肉病 Cronkhite-Canada 综合征	

表 4-4　结肠肿瘤的大体分型

0 型：表浅型
　Ⅰ型（隆起型）　　Ⅰp（有蒂性）
　　　　　　　　　　Ⅰsp（亚蒂性）
　　　　　　　　　　Ⅰs（无蒂性）
　Ⅱ型（浅表型）　　Ⅱa（浅表隆起型）
　　　　　　　　　　Ⅱb（浅表平坦型）
　　　　　　　　　　Ⅱc（浅表凹陷型）
1 型：隆起肿块型
2 型：局限溃疡型
3 型：浸润溃疡型
4 型：弥漫浸润型
5 型：无法分类

切除后的标本会因为肠管伸展度的改变使其形状发生显著的变化。因此，X 线影像和切除标本只能作为参考，更应该根据内镜所见来判定大体分型。也就是说，所谓大体分型只是表浅型肿瘤的内镜分型。这种情况下，当遇到判定比较困难的病变形态时，可以喷洒适量的色素，并从多方向采集正面像、侧面像来观察并进行判断。给气量不过多，也不过少，使肠腔保持自然的伸展状态进行观察是最重要的。

　　如果不了解大体分型，那么诊断就不确切。如果是有蒂性病变，即使是恶性的，至多也是 SM 癌，偶有粗蒂的有蒂性病变为进展期癌的报道，这是由于不了解"假蒂"这一概念的缘故。体积大和较重的肿瘤，有时因为体位和观察角度的不同，第一眼看上去似

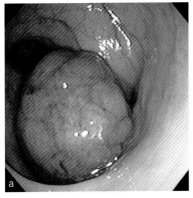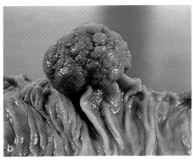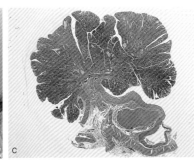

图4-2 有假蒂的病变

a：大的广基性亚蒂性肿瘤，但内镜下观察，未见到明显的蒂。

b：切除后的标本可以确认是亚蒂性肿瘤。

c：处理切除的标本时，如果方向是错误的，就会形成类似于有蒂性的切片标本。

乎为有蒂性。另外，做病理检查时，由于沿肠管的长轴方向进行切割，自然就形成了漂亮的有蒂性标本。实际上这些病变都应作为广基性亚蒂性病变进行处理（**图4-2**）。

区分隆起型和浅表型的不同之处在于病变隆起的高度。一般来说，在2～3mm以下的较平坦的病变称为浅表型（Ⅱa），超过2～3mm则称为隆起型（Ⅰs）。但是病变隆起的高度也受内镜下观察时肠管内的气体量以及切除后标本的伸展度的影响，尤其是肿瘤的直径小于5mm的病灶，容易受到观察时诸多因素的影响，肿瘤的客观形状就更难确定。于是大肠研究协会浅表型结肠肿瘤研究所认为，要重视内镜观察时的所见，而对于作为鉴别诊断指标的隆起的高度，不必过分严格地要求，能够粗略地区分为隆起型和浅表型就可以了。向管腔内突出（垂直方向）的为隆起型，隆起不是很明显、广基的、沿肠壁横向（水平方向）生长的为浅表型。根据浅表型的形状也可以称作运动场型，把它想象成运动场就很容易理解了。

当进行大体分型时，不考虑组织发生、癌部和非癌部的差别等，直接根据病变整体的内镜所见进行判断。例如在进行诊断时，癌仅限于凹陷部分（Ⅱc），周围存在非癌的隆起部分（Ⅱa）的情况下，根据内镜所见不必区别癌和非癌部分，就直接根据观察到的整体像记载为Ⅱc+Ⅱa。这种记录方法，与早期胃癌的大体分型相同。

对于混合形态的病变，首先记录内镜观察时最明显的部分。例如，在进行诊断中，即使是凹陷型，无论在内镜下是癌还是非癌，在隆起部分非常突出的情况下记为Ⅱa+Ⅱc。

特别是对于浅表凹陷型（Ⅱc）的定义比较混乱的现状，笔者认为要重视内镜下的观察所见，病变表面且周边黏膜明显凹陷的记为Ⅱc型。即使在Ⅱc型的周围有轻微的隆起成分（Ⅱa），只要病变是以凹陷为主，就不要理会隆起的部分，作Ⅱc处理。另外，Ⅱa的局部即使伴有一些凹陷，如果不明显，也可以无视它，作Ⅱa处理。但是要注意的是，当有不能忽略的比较明显的凹陷时应为Ⅱa+Ⅱc。关键在于，尽量使肿瘤形状的描述简单明了，可以忽视微小的凹凸变化。这种考虑问题的方法，是以早期胃癌的大体分型为基础的习惯用法。虽然食管、胃及结肠等各个脏器均有其各自特殊的表现，但是应该尽量使用统一的、可以通用的定义，尽量减少混乱。

现在越来越多的结节集簇样的病变、creeping tumor（水平发育型肿瘤）、LST（侧向发育型肿瘤）等呈特殊形态的肿瘤被发现，《结肠癌诊疗规范》曾将其归为"特殊型"。然而，上述这三种类型中也有可以记为Ⅱa至Ⅱa+Ⅱs的，所以《结肠癌诊疗规范》（第7版）又将"特殊型"取消了。这是因为分型和用语越简单、数量越少，使用起来越方便。当然不是要否定使用别称等，但是在正式的论文中，还是应该使用《结肠癌诊疗规范》（第7版）中规定的用语及记录方法。

2）肿瘤大小的测量

进行肿瘤大小的测量时，一般是测量切除的肿瘤标本（**图4-3，图4-4**）。仅通过X线影像和内镜所见是无法正确测量肿瘤的大小的。但是，在标本比较小的情况下，因为标本伸展程度不同，测量的大小也会产生差异。因此应该尽量保持比较接近内镜下的状态，使标本充分伸展后进行测量。

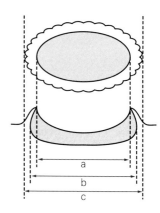

图4-4　浅表型结肠肿瘤的测量
肿瘤大小的测量要在切除的标本上进行。肿瘤的大小，就是包含肿瘤和非肿瘤的病变部位全体的大小。如图所示肿瘤表面露出部分的大小为 a mm，非肿瘤部分的下方有肿瘤浸润生长，病变全体的大小（c mm）作为肿瘤大小进行测量，同时组织学上的肿瘤的大小（b mm）也一并记入（）内，记为 c mm（b mm）。

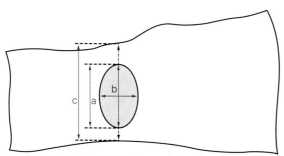

→　肿瘤大小的测量方法：a×b（mm）
⇢　肿瘤的肠腔内最大径与实际浸润最大径之比的测量方法：a/c×100（%）

图4-3　结肠肿瘤的测量

所谓肿瘤的大小，就是包含肿瘤和非肿瘤部分整体的大小。但是**如图 4-4** 那样非肿瘤部位的下方有肿瘤浸润生长，把组织学上的测量值记入（　）内。

在不能得到合适标本的情况下，就不得不通过使用 X 线和内镜所见的方式进行测量。在这种情况下，应该标明是通过 X 线测量得到的，或是通过内镜测量得到的。

SM 癌浸润深度分级的意义

为了决定早期结肠癌的治疗方案，必须考虑各种各样的因素，其中癌浸润深度的分级非常重要。癌仅局限于黏膜层（M）的情况下，由于没有发生淋巴结转移，如果通过内镜治疗能够完全切除病变的话，就可以采取与腺瘤同样的方式来处理。癌浸润至黏膜下层（SM）的情况下，根据条件的不同，处理的方法也不同。

作为判断癌浸润至 SM 的程度的标准，已经有了几种方法。工藤把黏膜肌层与固有肌层之间的部分进行 3 等分，癌浸润仅停留在浅层的 1/3 的情况下为 SM_1，达到 2/3 的称为 SM_2，浸润深度达 2/3 以上的为 SM_3（**图 4-5**）。而且考虑到 SM_1 横向生长的情况，进一步分为 a ~ c。这个分级不仅应用于隆起型早期癌，也应用于浅表型癌。但是这个分级的

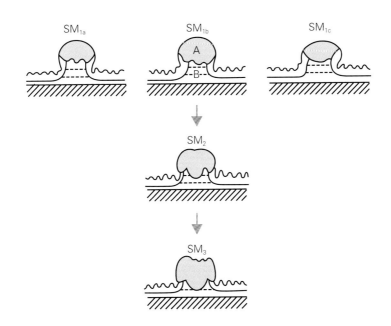

图 4-5　SM 浸润深度分级（工藤分级）

SM_{1a}：黏膜下层的癌的浸润深度限于上 1/3，黏膜部的癌的横向大小（A）和黏膜下层的癌的横向大小（B）的比例（B/A）为 1/4 的情况

SM_{1b}：癌的横向大小比例为 1/4 ~ 1/2

SM_{1c}：癌的横向大小比例为 1/2 以上

SM_2：黏膜下层的癌的浸润深度达中 1/3

SM_3：黏膜下层的癌的浸润深度达下 1/3

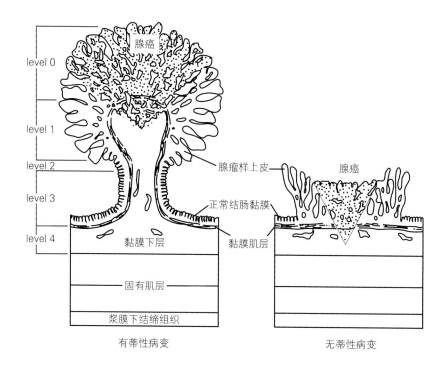

图 4-6　SM 浸润深度分级 (Haggitt 分级)

缺点有: ①黏膜下层的厚度根据切除标本的伸展情况而发生变化; ②受病变的形状 (有蒂性和无蒂性) 和发生部位 (皱襞上方或者峡部) 的影响; ③即使水平方向的浸润程度是相同的, 受黏膜内癌量的影响, 纵向的浸润深度也不同; ④有时内镜下切除治疗的标本并不一定能够包含固有肌层, 无法进行准确的 3 等分。

　　针对有蒂性病变浸润深度分级有 Haggitt 分级, 可以区分为 level0 ~ 4 (图 4-6)。这也是一个简单明了的分级方法, 缺点有: ①广基性肿瘤和凹陷型病变归为 level4 过于夸大; ②有蒂性病变中即使癌浸润量非常多, 也把它归为 level1 算是低估。

　　因此武藤在充分考虑了工藤分级、Haggitt 分级的长处和短处的基础之上, 提出了把 SM 癌 3 等分为 level1 ~ 3 的简单明了的分级方法 (图 4-7)。这个分级方法没有对工藤分级中的 SM_1 进行细分, 把 SM_1 ~ SM_3 合并在一起, 非常简单易懂。遵照这个分级, 对 12 个研究机构、857 例的 SM 癌进行统计的结果为: ①组织型为低分化腺癌或者中分化腺癌; ②SM 浸润深度为 level2 ~ 3; ④脉管侵袭阳性; ⑤切除断端阳性等的转移率非常高。这个分级得到很多临床医生和病理研究者的认可, 并在此基础上对 SM 癌的转移率进行探讨。

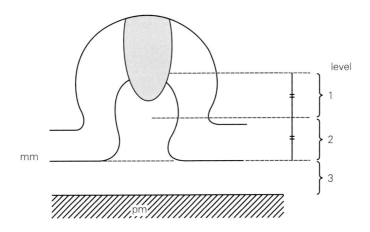

图 4-7　SM 浸润深度分级

松田收集了 11 家医院、1662 例的 SM 癌的病例，对 22 项临床及病理学指标进行了统计学分析，找出可能导致转移的危险因素（**表 4-4**）。据此进行的单变量分析得出的转移的危险因素为：① ly (+)；② v (+)；③中分化腺癌，低分化腺癌或者黏液癌；④ SM 的浸润深度为 SM_2，SM_3；⑤大小在 15mm 以上；⑥不伴有腺瘤成分；⑦ NPG 等（**表 4-5**）。以上 7 个条件中，满足一条，转移率为 9.9% ~ 17.8%，满足 2 个条件为 11.4% ~ 25.2%，满足 3 个条件为 14.4% ~ 33.3%。7 个项目中的几个为阳性的情况下，虽然发生率不同，但是都存在淋巴结转移，而且项目数越多，危险性也越大。反过来在没有①~④的情况下，因为不存在淋巴结转移，所以可以通过内镜下切除治疗进行根治。也就是说，浸润限于 SM_1 的高分化腺癌、无脉管浸润的情况下，就可以进行内镜下切除治疗而根治，内镜下治疗之后不需要追加手术。

工藤分级、Haggitt 分级、武藤分级也称为相对值分级。相对值分级是单纯且容易理解的分级方法，但是由于内镜治疗无法获取固有肌层，无法正确地分为 3 等分，于是也提出通过测量 SM 浸润的绝对值来进行浸润深度的分级（绝对值分级）。结肠癌研究协会 SM 癌诊疗项目研究所收集多家医院的大量 SM 癌进行研究，结果证明了高分化腺癌浸润距离在 $1000\mu m$ 以内的情况下不存在淋巴结转移，因此，比相对值分级（SM_1 以内的癌）扩大了内镜下切除治疗的适应证范围。作为测定癌浸润距离的方法，其记录方法见《结肠癌诊疗规范》（**图 4-8**）。

通过对这些方法进行基础性的研究，明确了在今后进行内镜诊断时，SM 癌 $1000\mu m$ 诊断指标的探寻是关键，这些项目都是结肠癌研究会内镜切除的适应证项目研究所正在努力研究的问题，其中一部分成果已经发表出来了。

表 4-5 SM 癌转移的危险因素和阳性情况下的转移率

危险因素
① ly (+) ② v (+) ③中分化腺癌 / 低分化腺癌 / 黏液癌 ④ SM_2, SM_3 ⑤ ≥ 15mm ⑥无腺瘤成分 ⑦ NPG

1个条件		2个条件			
条件	淋巴结转移率（%）	条件	淋巴结转移率（%）	条件	淋巴结转移率（%）
①	17.8	① + ②	25.2	③ + ④	19.5
②	17.4	① + ③	23.9	③ + ⑤	20.5
③	17.2	① + ④	19.8	③ + ⑥	17.3
④	12.3	① + ⑤	20.1	③ + ⑦	21.7
⑤	10.7	① + ⑥	19.9	④ + ⑤	14.4
⑥	9.9	① + ⑦	21.1	④ + ⑥	12.7
⑦	11.0	② + ③	24.2	④ + ⑦	14.4
		② + ④	20.1	⑤ + ⑥	12.5
		② + ⑤	18.1	⑤ + ⑦	17.1
		② + ⑥	17.7	⑥ + ⑦	11.4
		② + ⑦	19.1		

3个条件					
条件	淋巴结转移率（%）	条件	淋巴结转移率（%）	条件	淋巴结转移率（%）
①，②，③	31.1	①，⑤，⑥	22.3	②，⑥，⑦	19.3
①，②，④	27.5	①，⑤，⑦	27.8	③，④，⑤	23.2
①，②，⑤	24.2	①，⑥，⑦	23.1	③，④，⑥	19.2
①，②，⑥	24.4	②，③，④	26.7	③，④，⑦	23.3
①，②，⑦	27.4	②，③，⑤	23.8	③，⑤，⑥	22.7
①，③，④	25.4	②，③，⑥	25.0	③，⑤，⑦	33.3
①，③，⑤	27.3	②，③，⑦	33.3	③，⑥，⑦	22.2
①，③，⑥	25.4	②，④，⑤	20.3	④，⑤，⑥	15.8
①，③，⑦	28.6	②，④，⑥	20.0	④，⑤，⑦	21.7
①，④，⑤	22.7	②，④，⑦	21.7	④，⑥，⑦	14.4
①，④，⑥	21.2	②，⑤，⑥	18.0	⑤，⑥，⑦	18.0
①，④，⑦	24.3	②，⑤，⑦	26.2		

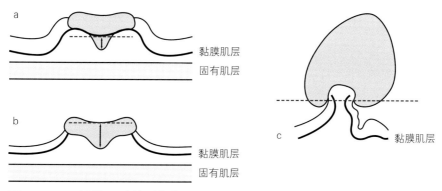

图 4-8　SM 癌浸润距离的测定法

a：黏膜肌层能够确定或者不明确但是可以想象大致位置的病变，从黏膜肌层的最下缘开始到浸润最深部为止进行测量。

b：黏膜肌层无法确定的病变，判定为黏膜下层露出于表面、黏膜肌层消失的病变，从肿瘤的表层部开始到浸润最深部为止进行测量。

c：在有蒂性的病变中，由于黏膜肌层错综复杂无法进行判定的情况下，设置一个头部和蒂部交界的基准线。大多数情况下黏膜肿瘤和非肿瘤之间的界限与这个基准线能够保持一致，例外的情况下优先采用头部和蒂部的界限。从这个基准线开始到浸润最深部为止的垂直距离为浸润实测值。

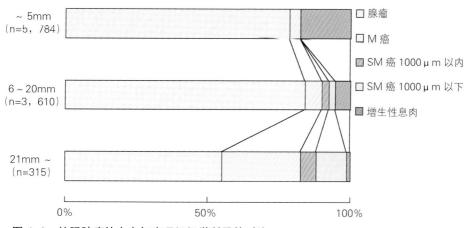

图 4-9　结肠肿瘤的大小与病理组织学所见的对比

根据肿瘤直径的鉴别诊断

　　将我们诊疗过的病例，针对内镜治疗下的肿瘤以及肿瘤样病变，将其直径与病理组织学所见进行比较（**图 4-9**），排除必须进行外科治疗的大型癌、进展期癌。在 5748 例 5mm 以下的小的病变中，腺瘤占 78.5%，M 癌占 3.8%，增生性息肉占 17.7%，没有 SM 癌。小的病变中 M 癌很少，SM 癌更少。随着直径的增大，癌的比例也逐渐增加。在直径超过 21mm 的病变，癌占 43.8%，SM 癌中浸润至 1000μm 以下的，不存在 5mm 以下的病变，但是 6~20mm 的病变占 2.3%，21mm 以上大的病变则占 10.7%。因此可以这样考虑，病变的直径越大，病变的恶性度就越高，而且 SM 浸润深达 1000μm 以下的危险性也越高。

表 4-6　结肠肿瘤的形态和病理组织学所见

形态	腺瘤（%）	M 癌	SM 癌 1000μm	
			以内	以下
Ⅰp（2145）	84.9	12.0	2.0	1.0
Ⅰsp（2986）	96.7	2.6	0.4	0.3
Ⅰs（3104）	97.6	1.7	0.4	0.3
Ⅱa（821）	94.7	3.9	0.9	0.5
Ⅱa+Ⅱc（110）	90.0	7.3	1.8	0.9
Ⅱa+Ⅰs（38）	23.7	44.7	18.4	13.2
Ⅱc（5）	20.0	40.0	20.0	20.0
Ⅱc+Ⅱa（19）	47.4	26.3	10.5	15.8

表 4-7　结肠早期癌·息肉的鉴别诊断指标

项目	评分		
1. 大小	~ 0.4	0.5 ~ 0.9	1.0 ~
2. 蒂的有无	无蒂	亚蒂	有蒂
3. 表面的凹凸	（-）	（+）	（++）
4. 有无分叶	（-）	（+）	（++）
5. 有无溃疡形成	（-）	（+）	（++）
6. 发红·糜烂	（-）	（+）	（++）
7. 色泽浑浊	（-）	（+）	（++）
8. 发生部位	R，S，D，T，A，C		
9. 发生个数	单发	1 ~ 5	6 ~

对鉴别诊断很重要的各个指标实行评分，根据量化理论第 Ⅱ 类进行分析

根据形态的鉴别诊断

将本院进行内镜下切除治疗或者外科手术切除治疗的 9228 例结肠肿瘤的大体分型（根据早期结肠癌大体分型标准）和病理组织学像进行对比（**表 4-6**）。SM 癌 1000μm 以下的病变中也含有一部分浸润至 mp 浅层的进展期癌。隆起型（Ⅰp，Ⅰsp，Ⅰs）占了 89.2%，浅表型（Ⅱa ~ Ⅱc+Ⅱa）占了 10.8%，隆起型的病变更多一些。

浅表型肿瘤中 Ⅱa 型最多，其次为 Ⅱa+Ⅱc，纯粹的 Ⅱc 则比较少。

从癌变率来看，Ⅰp 型中 M 癌占 12.0%，SM 癌占 3.0%，与 Ⅰsp 和 Ⅰs 相比较多。这个倾向表明，与大体分型的差别相比，肿瘤的大小的影响更明显，原因是 Ⅰp 型中较大的病变比较多。浅表型中 Ⅱa 中 M 癌占 3.9%，SM 癌占 1.4%，较少。Ⅱa+Ⅱc 也有相同的倾向。较大的肿瘤中（结节集簇样病变），以 Ⅱa+Ⅰs 和陷凹为主的 Ⅱc 和 Ⅱc+Ⅱa 的癌变率较高，而且 SM 癌 1000μm 以下病变的频率较高，故必须注意有凹陷的病变。

根据隆起型肿瘤性状的鉴别诊断

对于 2cm 左右的病变，是良性息肉还是早期癌的鉴别诊断非常困难，把病变的形态以及凹凸、色泽浑浊的程度、糜烂程度等表面性状的内镜下所见进行多变量分析（**表 4-7**），准确率也不超过 68%。即使以这么多的参考因素作指标来分析，也只能得出良性息肉与早期癌很难鉴别这样的结论。结肠息肉由于粪便的摩擦而经常出现擦伤的情况，根据其颜色及糜烂的情况进行鉴别诊断比较困难。另外，肿瘤的表面也很容易出血，故内镜检查时有时会发现出血。因此，其色泽和糜烂等表面性状比较容易受到机械损伤的影响，内镜观察到的各种图像往往无法进行良恶性的鉴别诊断，必须借助活检、放大内镜的腺管开口形态诊断、超声内镜等其他客观的检查手段对浸润深度及良恶性进行鉴别

诊断。

下面列举了主要的内镜所见的鉴别诊断要点。

1）蒂的有无

蒂的有无与隆起型肿瘤的良恶性无关，有蒂的病变既可以是良性的也可以是早期癌。无蒂的也是一样，既可以是良性的也可以是早期癌。蒂的有无也受肠管蠕动的强度、发生部位等影响，因此并不能直接反映组织学所见。但是有蒂性的病变即使是癌，也只不过是 SM 癌而不是进展期癌。

2）表面的凹凸

由于肿瘤向管腔内突出，粪便的机械性刺激会使表面呈现凹凸不平，也可能由于肿瘤发育过程的不均一而致凹凸不平。如果观察得很确切，则可以作为鉴别诊断的指标，但是实际上并不那么简单。有些病变可以与分叶型病变的处理方法相同，但是凹凸明显、很脆的病变，则其恶性的可能性就很大。

3）分叶

肿瘤在生长过程中并不是均一地增大，所以隆起部分之间的沟就使隆起部分表现为分叶。当然有分叶的病变都很大，所以其恶性的可能性也很高，但是分叶并不能直接反映组织学所见。如果分叶之间的沟有凹陷成分（Ⅱc），必须仔细观察是否局部有恶变。

4）溃疡·凹陷

很明显，如果肿瘤表面有溃疡或者凹陷（Ⅱc），则疑为恶性。在这种情况下其他提示癌的表现也会表现出来。

5）糜烂·发红

有时因为粪便所致的机械性刺激，可能会出现糜烂·发红，血流的多少也可以左右颜色。大多数小的增生性息肉呈白色，而大多数的腺瘤和癌则发红。

6）色泽浑浊

即使是良性息肉，其颜色也可能受到机械性刺激的影响。浸润至 SM 1000 μm 以下的浸润性癌，失去光泽，呈暗色调（图 4-10）。

7）白斑

白斑也称作白点环。在结肠肿瘤的旁边常常出现白色的小斑点（图 4-11）。由于腺瘤和癌都能出现白斑，所以不能用来鉴别良恶性。对于发现比较困难的浅表型肿瘤，可能最开始只发现了白斑，如果在其近旁仔细观察，则可能发现肿瘤。

8）其他

通过观察紧绷感、肠壁的牵拉、肠壁有无僵硬、皱襞集中等，可以了解肿瘤的良恶性、浸润深度。如果癌浸润深达黏膜层以下并有纤维化时，就可能出现这样的表现。但是由于观察时各种条件（角度，肠内气体量，距离等）的不同，观察到的结果也会有明显的差异。也就是说，受到内镜医生观察的经验及角度的影响，所以应该尽量对内镜所见进行客观的评判，目前尚无公认的提示诊断的所见。

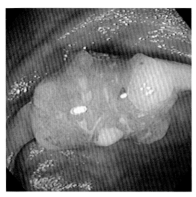
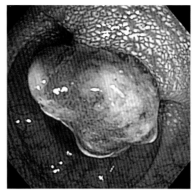
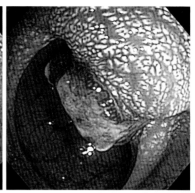

图 4-10　暗黑色调的广基浸润至 1000μm 以下的 SM 癌

大小为 11mm，表面有结节。

图 4-11　亚蒂性肿瘤（NPG，浸润至 1000μm 以下的 SM 癌）的基底部有白斑

◆ 浅表型肿瘤的鉴别诊断

　　浅表型大肠肿瘤由于隆起不明显，色泽也呈正常黏膜的颜色，因此发现并诊断并不容易。为了做出诊断，下面列举几点应该注意的问题：①捕捉肿瘤的侧面偏中极其微小的凹凸变化。②了解病变发红或褪色等细微的色泽变化。③如果在给气过多、肠管过度伸展的状态下进行观察，则很容易遗漏上述的微小变化，因此进镜时尽量选择给气量少的档并注意观察。④即使仅发现一点儿异常，也不要犹豫，可喷洒色素，以便进一步详细了解病变情况。

　　下面列举主要的内镜所见的鉴别诊断要点。

1）凹陷面的形状

　　如前所述，大小在 1cm 左右、无凹陷的 IIa 型肿瘤，癌发生的几率很小。但是有凹陷的浅表型肿瘤（IIa+ IIc，IIc+ IIa，IIc），则癌的发生率比较高。因此，观察浅表型肿瘤有无凹陷非常重要。

　　凹陷面的形状可以分为棘状、星芒状和平面状（图 4-12）。把形状与病理组织学表现对比（图 4-13）则可发现，IIa+ IIc 型呈棘状的，组织学上都表现为腺瘤。呈星芒状的为 IIa+ IIc 或 IIc+ IIa 型，前者多数为腺瘤，后者为癌。呈平面状的为 IIc 或 IIc+ IIa 型，其凹面的面积更大的，大多数为早期癌，一部分为腺瘤。癌的凹陷面积比腺瘤的更大。如果凹面上有凹凸不平，提示可能是癌，且其浸润很深。因此，如果发现为浅表型肿瘤，则必须喷洒色素来仔细观察其凹陷面的形态。

　　柏木等人指出，如果确认肿瘤交界部（凹陷与边缘的交界）呈锯齿状（图 4-14），则可以作为癌浸润至 SM 的指标。如果凹陷面与边缘的界限比较锐利，则提示其浸润得很深。

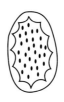

棘状　　　　　　星芒状　　　　　　平面状

图4-12　浅表型肿瘤凹陷面的形状

	棘状 (n=9)	星芒状 (n=32)	平面状 (n=15)	
Ⅱa+Ⅱc	○○○○○ ○○○○	○○○○○ ○○○○○ ○○○○○ ○○○○○ ○○○○○ ○○○○○ ●		
Ⅱc+Ⅱa		●●	○○ ●●●●● ●●●●●	○ 腺瘤 （n=40）
Ⅱc			●●●●	● 早期癌 （n=16）

图4-13　浅表型肿瘤凹陷面的形状与病理组织学的比较

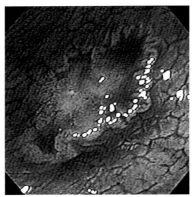

图4-14　浅表型肿瘤凹陷与边缘的
交界呈锯齿状

2）边缘隆起部分的形状

不论是Ⅱa+Ⅱc型还是Ⅱc+Ⅱa型，边缘隆起部分（Ⅱa）的形状在鉴别诊断上都是很重要的。需要鉴别隆起的部分究竟是正常黏膜的增生，还是肿瘤的成分。如果是肿瘤，则必须明确其高度，有无不规则的凹凸不平及结节样表现，有无不透明的色泽浑浊，有无皱襞集中等。如果是腺瘤、M癌，应为左右对称的较稳定的形状。如果是SM癌，则呈现不对称的形状。

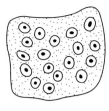

Ⅰ型小凹：
圆形小凹

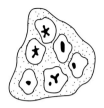

Ⅱ型小凹：
星芒状小凹

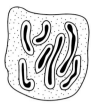

Ⅲ_L型小凹：
管状型小凹

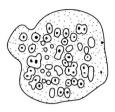

Ⅲ_S型小凹：
小型椭圆形小凹

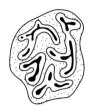

Ⅳ型小凹：
树枝状·脑回状小凹

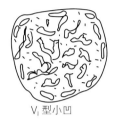

Ⅴ_I型小凹

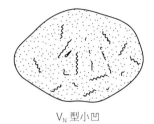

Ⅴ_N型小凹

图 4-15　大肠肿瘤的腺管开口形状的分类

3）腺管开口形状诊断

可以通过观察肿瘤表面小凹的形状来诊断良恶性病变。病理组织学检查是从垂直肠壁的方向来观察，可以判定其结构异型、细胞异型；而内镜检查是通过观察病变的表面即水平方向来判断。所谓观察消化管小凹的形状，是将切取的标本进行染色后在显微镜下放大观察。其后随着放大内镜的出现，即使是活体内的微细结构也能够非常详细地辨别了，可以用于大肠肿瘤的性状诊断以及炎症性肠病黏膜炎症的严重程度的诊断。

为了对小凹形状进行解析，如果有放大内镜就比较便利了，应用放大内镜可以明确小凹的形状。最近研制出的高像素的电子内镜，由于其分辨率高而且可以很近地观察，可以不必用放大内镜就可以解决问题。不是没有放大内镜就不能根据小凹形态进行诊断，关键是内镜医生是否会注意到微小的小凹。

对小凹的形态进行分类已经讨论了很多次，并且随着时间的推移，有一些细小的改变，根据工藤分类大概可以分为Ⅰ～Ⅳ型（**图 4-15**）。Ⅰ型和Ⅱ型无论是肿瘤（腺瘤）还是非肿瘤（正常黏膜，增生性息肉），都属于良性。Ⅲs型多见于浅表型肿瘤，既可以是腺瘤也可以是癌。小凹呈Ⅲ_L型和Ⅳ型的，既可以是腺瘤也可以是癌。Ⅴ型又可以分为两个亚型，Ⅴ_I型和Ⅴ_N型，都是癌的表现。表面不断破坏的Ⅴ_N型，癌浸润深度比Ⅴ_I型更深。

表面易受损伤的隆起型肿瘤的小凹易被破坏，而浅表型肿瘤因表面很少受损，比较容易观察、判断。

但是，根据小凹的形状进行的诊断只是对肿瘤性状的大致诊断，不是诊断肿瘤的绝对指标，医生必须注意交界性病例，而且过于拘泥于微细之处，而不注意病变的全貌是不行的。"猎人不见大山"的谚语告诉我们，不能过于重视"树叶"的微细结构（小凹），而把大树（肿瘤）、森林、大山的全貌（患者的全身状况）忽略了。

表 4-8　大肠肿瘤样病变的鉴别诊断（根据发生个数）

- 单发至数个

腺瘤、绒毛腺瘤、幼年性息肉、Peutz-Jeghers 型息肉、类癌、脂肪瘤、平滑肌瘤、淋巴管瘤、血管瘤、神经系统肿瘤、淋巴滤泡性息肉、结肠癌、平滑肌瘤、恶性淋巴瘤

- 多发

大肠腺瘤病、Peutz-Jeghers 综合征、Cronkhite-Canada 综合征、Cowden 病、炎性息肉病 [Turcot 综合征、增生性息肉病、淋巴滤泡性息肉病、恶性淋巴瘤（MLP）、ALT（成人 T 细胞白血病）、幼年性息肉病]

（ ）是发生率低的疾病

表 4-9　息肉病的鉴别要点

息肉病	组织学所见	好发部位	内镜所见	伴随症状
大肠腺瘤病（Gardner 综合征）	腺瘤	胃、小肠、大肠	多发的腺瘤	骨瘤，软组织肿瘤
Peutz-Jeghers 综合征	腺管的增生和分支的黏膜肌层	胃、小肠、大肠	散在性息肉	口唇手指的色素斑
幼年性息肉病	幼年性息肉	主要在大肠	散在性息肉	各种先天畸形
Cronkhite-Canada 综合征	腺管囊泡状扩张	胃、小肠、大肠	发红的扁平隆起	脱发，指甲萎缩、低蛋白、色素沉着
Cowden 病	黏膜增生	食道 - 大肠（大肠主要指远端大肠）	小的扁平隆起	由内、中、外胚层发育而来的脏器的增生，丘疹
MLP（multiple lymphomatous polyposis）	恶性淋巴瘤	胃、小肠、大肠	无蒂性息肉	

根据发生个数的鉴别诊断

与小肠相同，正确地确定发生的数量是鉴别诊断的基础。对于内镜来说，与 X 线相比，能正确地确定发生的数目并不是一件容易的事（表 4-8）。多发的病例必须与消化道息肉病相鉴别，了解它们的鉴别诊断要点非常重要（表 4-9）。

PG 和 NPG

在结肠癌的大体形态中，癌的黏膜内病变部分比边缘的正常黏膜隆起明显的称为 PG（polypoid growth），癌的黏膜厚度与边缘增生黏膜高度相同或者较之凹陷的称为 NPG（non-polypoid growth）（图 4-16）。

NPG 源于浅表型癌，特征是没有腺瘤成分，病变虽然比 PG 小，但容易向深部浸润。所以，即使 NPG 很小的情况，有的也不适于内镜下治疗。发现大肠肿瘤时，PG 或 NPG 的临床治疗方案也不同。如果是 NPG，有必要更进一步检查浸润深度。

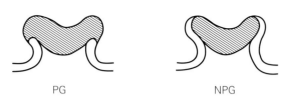

PG　　　　　　　　　　NPG

图 4-16　PG 和 NPG 的不同

当然肿瘤长大后，即使进行组织学的检查也无法鉴别 PG 和 NPG 的病例也不少见，但是当判断小的病变是否适合内镜治疗有困难的时候，组织学的诊断就显得非常重要。实际上在内镜诊断时，要注意肿瘤和正常黏膜的交界部，有无 NPG 的特征是很重要的（图 4-17）。

结肠癌浸润深度的诊断

SM 癌是研究早期结肠癌内镜下治疗适应证的一个重点。大多数研究成果表明，高分化腺癌且 SM 浸润范围在 1000μm 以内的，是内镜下治疗的适应证；浸润到 1000μm 以下的话，由于有淋巴结转移的可能性，不适宜内镜下治疗。因此，鉴别浸润距离是否超过 1000μm 非常重要。如前所述，与用于良恶性病变鉴别的内镜所见一样，早期结肠癌的浸润深度的诊断没有绝对的指标。即使如此，因为在实际临床工作中必须立即对是否属于内镜下治疗的适应证做出判断，所以大多数依赖于突然闪现的直觉，虽然这样做不具有科学性。为了让直觉更接近真实，必须积累更多的病例。

1）内镜所见的解析

SM 浸润深度达 1000μm 以下的病例，肿瘤表面失去光泽，左右不对称，出现不规则的凹凸或者结节样隆起。它不仅不是内镜下治疗的适应证，而且还要与进展期癌相鉴别。浅表凹陷型肿瘤如前所述，凹陷面的凹凸明显，凹陷面与其边缘高度的差异也非常明显。如果确认有皱襞集中，则提示已经广泛浸润至 SM，不是内镜下治疗的适应证。所以，在进行内镜检查时，必须认真、仔细地观察病变及其周围黏膜的形态。

浸润到 SM1000μm 以下的癌，肿瘤的基底部出现牵拉感。无论是 X 线像还是内镜像，出现这种所见提示伸展性差。即使充分给气，肿瘤基底部和其周边也不能伸展，提示浸润的深度很深。在内镜观察下改变给气量，观察"肿瘤有无随给气量而变形"的做法正是基于这一理论。

用活检钳子按压肿瘤时，感觉抵抗力大时表明浸润深度深；感觉抵抗力小、活动度好时，即使是癌，浸润的深度也很表浅。但是 SM 层的纤维化，也可能出现同样的变化，

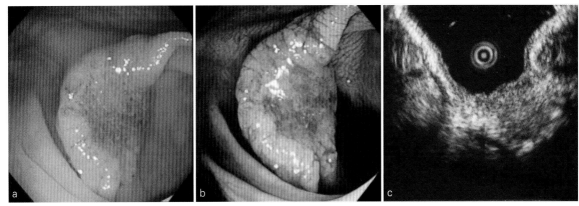

图 4-17　呈 NPG 样生长的浅表型早期结肠癌（浸润至 1000μm 以下的 SM 癌）

a：14mm 大小的病变，普通内镜下为中心部发红的 Ⅱa+ Ⅱc 型病变。

b：喷洒色素后，凹陷部的界限清楚，可见凹陷部位暗色调的糜烂，为不适宜内镜治疗下的 SM 癌。

c：超声内镜可以确认是浸润至 SM 层的病变。

因此仔细研究是非常重要的，实际工作中没有绝对的指标。因此，对于可能摘除的病变，首先尝试内镜下治疗，而后根据病理诊断的结果追加手术的病例也不少见。

2）non-lifting sign

向肿瘤的基底部局部注入生理盐水或葡萄糖，判断病变部位是否充分隆起。如果未隆起（non-lifting sign 阳性），说明癌浸润到了 SM 层，不是内镜下治疗的适应证（**图4-18**）。作为简单的诊断手段，可以考虑下一步实施 EMR，这也是积极的试验性的诊断方法。如果在无法充分隆起的情况下强行实施 EMR，会有肿瘤残留，其结果就是必须追加手术治疗。

3）超声内镜检查

超声内镜检查（endoscopic ultrasonography，EUS）可以从消化道内观察超声断层像来分析病变的范围、深度、性状。灌肠 X 线检查或内镜检查是从消化道内侧对黏膜面进行观察诊断，很难得到黏膜下层深部或消化道外的信息，EUS 则很容易获得上述信息。

EUS 在结肠癌诊断上的意义：①明确深度；②明确有无淋巴结转移等。癌的浸润引起层的构造菲薄化和不规整的断裂像是 EUS 对结肠癌浸润深度的诊断指标。这些有代表性的形态可能因肿瘤的形态不同而有差异，但是如果对其典型的、有代表性的表现非常了解，EUS 诊断就不会那么困难。

从根本上说，M 癌和腺瘤的 EUS 像基本相同，诊断依据是第 3 层保持完整。虽然SM 癌的第 3 层（黏膜下层）不规整、菲薄化、断裂可以作为诊断依据，但是由于癌的浸润量的不同，EUS 像上可以有差异。根据这些所见分析，就可以获得决定是否适合内镜

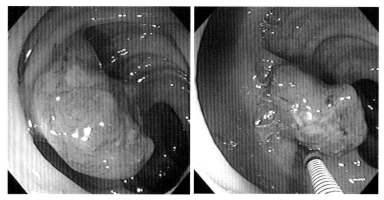

图 4-18　non-lifting sign 阳性的浸润至 1000μm 以下的 SM 癌
即使向基底部注入足够量的葡萄糖，肿瘤也不会隆起到可以进行 EMR 治疗的程度。

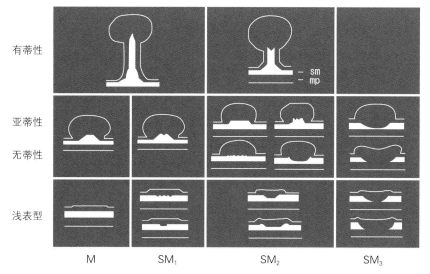

图 4-19　EUS 诊断早期结肠癌浸润深度的指标
肿瘤的形态以及浸润深度导致所表现出来的图像不同，要牢记 EUS 下各种病变的基本表现。
（SM_1：SM 浸润距离 <1000μm，SM_3：浸润到固有肌附近，SM_2 介于 SM_1 和 SM_3 中间）。

下切除治疗的重要信息。早期结构癌根据大体分型及浸润深度的差异所表现出来的超声内镜像的基本形态如**图 4-19** 所示。

　　隆起型肿瘤的回声有衰减，有时不能详细了解层的结构，而浅表型肿瘤则可以得到良好的回声图像。特别是根据普通内镜图像很难进行浸润深度诊断的浅表型肿瘤，EUS 可以发挥很大的作用。

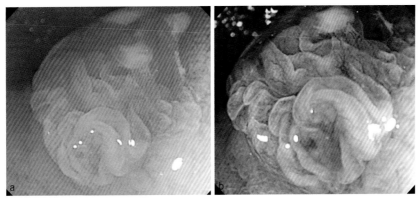

图 4-20 应用 NBI 获得的结肠炎性息肉的表面结构

a：正常内镜像；b：NBI 像。应用 NBI，在使微细血管变得明显的同时，表面结构也变得非常明显。

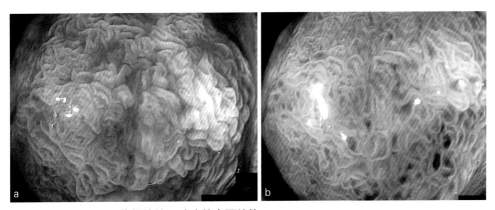

图 4-21 使用 FICE 获得的结肠腺瘤的表面结构

a：色素内镜像；b：FICE 像。应用 FICE，可以获得与喷洒色素相同的效果，小凹变得非常明显。

结肠癌的辅助诊断

作为胃癌和结肠癌的诊断手段，尝试着使用特殊光（荧光，红外线，紫外线等）进行内镜诊断。但是由于需要使用特殊的装置，并且得到的影像比较暗，所以很难在临床上普及应用。有很多人尝试通过对电子内镜像进行影像处理（强化处理），提高诊断的效能。

其中 NBI（窄带成像术，Narrow Band Imaging）和 FICE（智能电子分光技术，Fuji Intelligent Color Enhancement），通过改变内镜观察光的分光特性，主要对黏膜表面的血管进行强化处理，尝试对结肠癌和炎症性肠病用新的内镜诊断技术进行诊断。由于其图像与普通常的图像不同，有关其实用性方面还有许多未知之处，但是还是非常期待将来有更新的诊断方法的出现（图 4-20，图 4-21）。

■ 参考文献

[1] 松井敏幸, 八尾恒良：小腸腫瘍(疫学と分類). 臨林消化器内科 10：197-205, 1995.

[2] 八尾恒良, 日吉雄一, 田中啓二, 他：最近10年間(1970〜1979)の本邦報告例の集計からみた空・回腸腫瘍(悪性腫瘍). 胃と腸 16：935-41, 1981.

[3] 八尾恒良, 八尾建史, 真武弘明, 他：小腸腫瘍—最近5年間の本邦報告例の集計. 胃と腸 36：871-81, 2001.

[4] 渡辺英伸, 岩淵三哉, 岩下明徳, 他：原発性の空, 回腸腫瘍の病理. 胃と腸 16：943-57, 1981.

[5] Rosai J：Gastrointestinal tract. Juan R, ed：Surgical Pathology. pp616-66, Mosby, New York, 1996.

[6] 渕上忠彦, 岩下明徳, 大重要人, 他：小腸非上皮性腫瘍の分類と画像診断. 胃と腸 36：914-22, 2001.

[7] 藤盛孝博：消化管の病理学. 医学書院, 東京, 2004.

[8] 廣田誠一：GISTにおけるc-kit遺伝子の機能獲得性突然変異と分子標的治療. 日消誌 100：13-20, 2003.

[9] 多田正大, 伊藤義幸, 藤田欣也, 他：小腸癌の内視鏡診断. 消化器癌 2：471-6, 1992.

[10] 多田修治, 上原正義：小腸癌. 八尾恒良, 他(編)：小腸疾患の臨床. pp326-31, 医学書院, 東京, 2004.

[11] 尾関豊, 土谷春仁, 鈴木雅雄, 他：術前診断できた早期回腸癌の1例. 胃と腸 29：1207-13, 1994.

[12] 大腸癌研究会(編)：大腸癌取扱い規約(第7版). 金原出版, 東京, 2006.

[13] 武藤徹一郎：大腸ポリープ・ポリポーシス. 医学書院, 東京, 1993.

[14] 特集：Ⅱ型早期大腸癌肉眼分類の問題点. 胃と腸 34：1999.

[15] 多田正大, 斉藤裕輔, 藤盛孝博, 他：表在型大腸腫瘍の形態分類(案). 消化器内視鏡 14：1920-25, 2002.

[16] 多田正大, 斉藤裕輔, 藤盛孝博, 他：表在型大腸腫瘍の肉眼型分類をめぐるコンセンサス. 武藤徹一郎, 他(編)：大腸疾患NOW2004. pp43-8, 日本メディカルセンター, 東京, 2004.

[17] 長廻紘, 五十嵐達紀, 大原昇, 他：表面型早期大腸癌粘膜下浸潤様式, 日消誌 88：2101-06, 1991.

[18] 長廻紘：大腸sm癌の内視鏡診断と治療・予後. 長廻紘(編)：早期大腸癌. pp91-104, 医学書院, 東京, 1993.

[19] 田中信治, 春間賢, 永田信二, 他：大腸sm癌に対する内視鏡治療の適応と限界. 大腸肛門誌 52：1089-93, 1999.

[20] 工藤進英, 曽我淳, 下田聡, 他：大腸sm癌のsm浸潤度の分析と治療方針. 胃と腸 19：1349-57, 1984.

[21] 味岡洋一, 渡辺英伸, 小林正明, 他：大腸sm癌の細分類(浸潤度分類)とその問題点. 胃と腸 29：1117-25, 1994.

[22] Haggitt RC, Glotzbach RE, Soffer EE, et al：Prognostic factors in colorectal carcinomas arising in adenomas：implications for lesions removed by endoscopic polypectomy. Gastroenterology 89：328-36, 1985.

[23] 武藤徹一郎, 西澤護, 小平進, 他：大腸sm癌アンケート集計報告—sm癌の転移リスクファクターを求めて. 胃と腸 26：911-8, 1991.

[24] 小林正明, 渡辺英伸, 前尾征吾, 他：大腸sm癌の新しいsm浸潤度分類からみた組織異型度・発育先進部簇出像と脈管侵襲・リンパ節転移との相関. 胃と腸 29：1151-60, 1994.

[25] 松田圭二：sm癌の転移率. 武藤徹一郎, 他(編)：大腸sm癌. pp99-116, 日本メディカルセンター, 東京, 1999.

[26] 西正孝, 森安史典：早期大腸癌のsm浸潤度および組織学的分類の再評価に関する臨床病理学的検討. 日消誌 98：769-78, 2002.

[27] 喜多嶋和晃, 藤盛孝博, 藤井茂彦, 他：sm浸潤度の規定はそうあるべきか？. 武藤徹一郎, 他(編)：大腸疾患NOW2004. pp49-59, 日本メディカルセンター, 東京, 2004.

[28] 長廻紘, 藤盛孝博, 石黒信吾, 他：大腸sm癌の取扱い—大腸癌研究会sm癌プロジェクトアンケート：病理報告を中心に. 胃と腸 37：1636-8, 2002.

[29] 斉藤裕輔, 多田正大, 工藤進英, 他：通常内視鏡による大腸sm癌垂直浸潤距離1,000 μm の診断精度と浸潤所見. 胃と腸 40：1855-8, 2005.

[30] 斉藤裕輔, 多田正大, 工藤進英, 他：内視鏡治療の適応決定のための診断基準. 武藤徹一郎, 他(編)：大腸疾患NOW2007. pp101-7, 日本メディカルセンター, 東京, 2007.

[31] 工藤進英, 林俊一, 三浦宏二, 他：平坦・陥凹型早期大腸癌の内視鏡診断と治療—微小癌の内視鏡像を中心に. 胃と腸 24：317-29, 1989.

[32] 工藤進英, 三浦宏二, 高野征雄, 他：微小大腸癌の診断—実体顕微鏡所見を含めて. 胃と腸 25：801-12, 1990.

[33] 多田正大, 清水誠治, 大塚弘友, 他. 大腸腫瘍診断と治療の新しい展開. 内科 77：204-10, 1996.

[34] 多田正大：表面陥凹型早期大腸癌. 内科学会誌 87：155-60, 1998.

[35] 倉本秋，伊原治，大原毅：平坦な腺腫と早期大腸癌．臨牀消化器内科 3：1563-9，1998．

[36] 柏木亮一，田畑文平，藤盛孝博：ピットパターン・拡大．長廻紘，他(編)：大腸癌．pp126-32，医薬ジャーナル社，東京，1997．

[37] 鶴田修：pit pattern による質および深達度診断．武藤徹一郎，他(編)：大腸 sm 癌．pp56-65，日本メディカルセンター，東京，1999．

[38] 工藤進英(編)：大腸 pit pattern 診断．医学書院，東京，2005．

[39] 小泉浩一，風見明，半田隆義，他：肉眼型型による深達度診断(有茎性隆起)．早期大腸癌 2：389-94，1998．

[40] 長廻紘：白斑．内視鏡的大腸病学．pp77-8，医学書院，東京，1999．

[41] 津田純郎，帆足俊男，松井敏幸，他：大腸 sm 癌の深達度診断．早期大腸癌 2：427-33，1998．

[42] 宇野良治：大腸 sm 癌の"non-lifting sign"．胃と腸 27：910，1992．

[43] 長廻紘，屋代庫人，五十嵐達紀，他：陥凹型早期大腸癌の成因と内視鏡像に関する検討．胃と腸 25：801-12，1989．

[44] 三戸岡英樹：高性能コロノスコープ．長廻紘，他(編)：大腸癌．pp102-7，医薬ジャーナル社，東京，1997．

[45] 三戸岡英樹，白川勝朗，入江一彦，他：拡大電子内視鏡による大腸腫瘍の診断は真に有用か．胃と腸 34：1665-73，1999．

[46] 特集：消化管ポリポーシス 2000．胃と腸 35：2000．

[47] 下田忠和，池上雅博，鄭鳳鉉，他：早期大腸癌の病理学的検討．胃と腸 22：967-76，1987．

[48] 池上雅博：PG，NPG 分類の意義．藤盛孝博(編)：大腸の臨床分子病理学．pp70-5，メジカルビュー社，東京，1998．

[49] 藤盛孝博：癌遺伝子および癌抑制遺伝子異常からみた表面型癌の特異性について．長廻紘(編)：早期大腸癌．pp207-18，医学書院，東京，1993．

[50] 清水誠治：EUS による早期大腸癌の深達度診断．Gastroenterol Endosc 45：1017-23，2003．

[51] 清水誠治，富岡秀夫，多田正大，他：大腸癌の EUS 診断．臨牀消化器内科 20：1525-30，2005．

[52] 清水誠治，富岡秀夫，多田正大，他：下部消化管超音波内視鏡の手技と読影の要点．Gastroenterol Endosc 48：2664-73，2006．

[53] 清水誠治，斉藤隆也，北村千都，他：sm 浸潤度細分類に基づく早期大腸癌の EUS 深達度診断．胃と腸 29：1271-8，1994．

[54] 田尻久雄(編)：特殊光による内視鏡アトラス．日本メディカルセンター，東京，2006．

[55] Osawa H，Yosizawa M，Yamamoto H, et al：Optimal band imaging system can facilitate detection of changes in depressed-type early gastric cancer．Gastrointest Endosc 67：225-34，2008．

内镜所见及鉴别诊断

肿瘤性疾病

（1）有分叶的病变

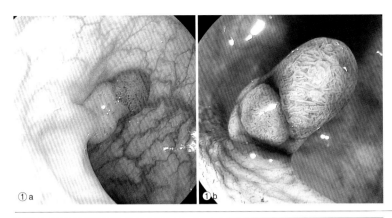

①a　①b

乙状结肠，10mm
● 头部可见有分叶的病变。
● 喷洒色素后，分叶和规则的ⅢL型小凹更加明显。

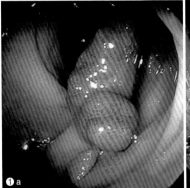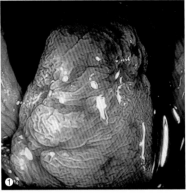

①a　①b

乙状结肠，20mm
● 头部可见分叶的有蒂性病变。
● 头部可见多处发红，但无明显的破溃。
● 喷洒靛蓝胭脂红后，可见脑回状（Ⅳ型）以及管状（ⅢL型）的小凹。

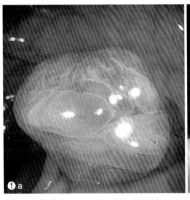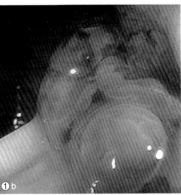

①a　①b

乙状结肠，25mm
● 头部可见分叶的细蒂性病变。
● 表面结构呈松塔样。

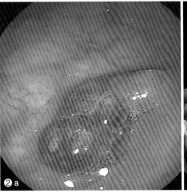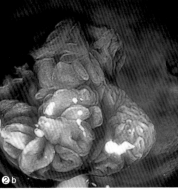

②a　②b

乙状结肠，9mm
● 略呈分叶，红色、无饱满感的柔软肿瘤。
● 可见绒毛状的小凹形态。

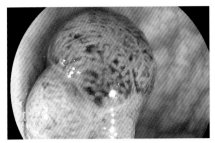

放大内镜像（FICE）可以清晰地观察到规则的 Ⅲ_L 型小凹

管状腺瘤 tubular adenoma

- 结肠的息肉大约 80% 属于腺瘤。
- 腺瘤分为管状腺瘤、绒毛管状腺瘤、绒毛状腺瘤、锯齿状腺瘤。2cm 以上的就有癌变的可能。
- 放大内镜像（FICE）可见 Ⅲ_L 型小凹。
- 内镜治疗的适应证。

鉴别诊断的要点　Ⅲ_L 型小凹。

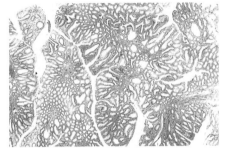

管状结构和绒毛状结构混合存在

绒毛管状腺瘤 tubulovillous adenoma

- 组织学上结肠腺瘤可以分为管状腺瘤、绒毛管状腺瘤、绒毛状腺瘤、锯齿状腺瘤 4 种。
- 头部有分叶，凹凸不平，头部比蒂部肥大。
- 放大观察整体呈脑回状、管状、规则的小凹形态，可诊断为腺瘤或腺瘤内癌（M），为内镜下治疗的适应证。

鉴别诊断的要点　有分叶但头部无破溃，Ⅲ_L 型小凹。

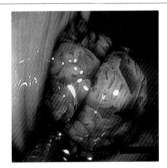

肥大的松塔样小凹形态

锯齿状腺瘤 serrated adenoma

- 组织上有与增生性息肉相同的锯齿状腺管结构，类似增生性息肉。
- 从腺底部到表层，核略肿大浓染，增殖带达到表层。
- 据报道约 10% 的病变内可以找到癌，与通常的腺瘤处理方法相同。
- 内镜像：①类似增生性息肉的病变；②可见绒毛状结构的病变；③上述两者混合存在的病变。
- 这 2 个病例是有绒毛状结构的典型病例，可见松塔样、绒毛状的表面结构。

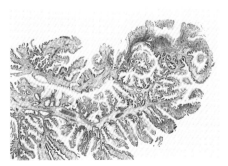

锯齿状的腺瘤腺管

（1）有分叶的病变

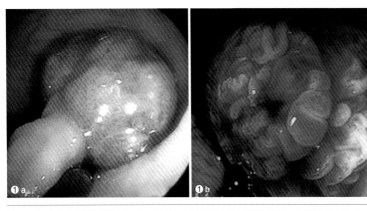

乙状结肠，23mm
- 表面可见少许的糜烂及不规则的分叶。
- 易出血，活检钳子触之有饱满感的坚硬肿瘤。
- 密集的脑回状小凹形态（Ⅳ型）。

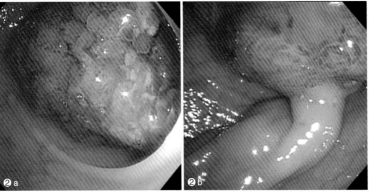

乙状结肠，35mm
- 几乎占据整个肠腔的大肿瘤。
- 变换体位的时候，如果肿瘤的位置有改变，说明肿瘤是有蒂的。
- 表面呈结节样，分叶。

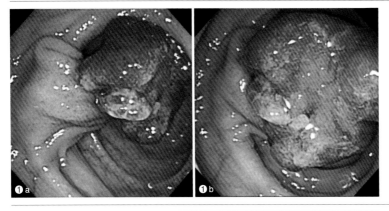

乙状结肠，20mm
- 蒂比较粗的病变，活动度良好。
- 头部明显发红，不规整，可见粗大的分叶。
- ①b的中央部可见有些褪色的凹陷面。

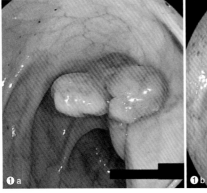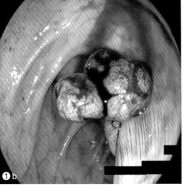

肝曲，20mm
- 有蒂性病变，头部发红，分叶，蒂较细。
- 喷洒色素后放大观察，可见特征性的、规则的、粗大的圆形小凹。

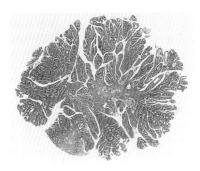

绒毛管状腺瘤内可见高分化腺癌

早期癌（M）early carcinoma（M）

- 病变是在绒毛管状腺癌的基础上形成的腺瘤内癌（carcinoma in adenoma）。
- 大的肿瘤可见明显的分叶，由于粪便的通过导致损伤，表面结构遭到破坏的情况也不少，因此从内镜所见上很难进行良恶性的鉴别。
- 根据肿瘤的大小来鉴别良恶性的情况比较多。
- ①的病例，头部易出血表示异型性很高。
- 表面结构规则，呈现规则的致密的Ⅳ型脑回状小凹形态，蒂部比头部细，即使诊断早期癌也可以通过内镜治疗。
- ②的病例，异型性高的腺瘤的一部分可见高分化腺癌，没有浸润至黏膜下层、蒂部。
- 无脉管侵袭（ly0，v0），通过内镜治疗可以根治。

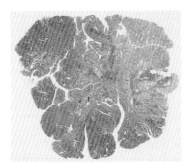

绒毛管状腺瘤内可见高分化腺癌

鉴别诊断的要点 头部易出血，规则的致密的Ⅳ型小凹。

应鉴别的疾病 腺瘤，SM 癌。

早期癌（SM ≥ 1000 μm）

early carcinoma（SM ≥ 1000 μm）

- 头部变形，发红（暗红），易出血，与头部相比有较粗的蒂，SM 癌的诊断比较容易。
- 头部的变形呈偏侧性，可能的话，翻转观察或者借助活检钳的帮助对病变整体进行观察。
- 有淋巴结转移的可能性，是外科手术的适应证。

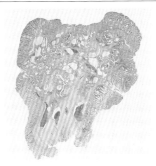

黏膜下层可见较多的高~中分化腺癌浸润

鉴别诊断的要点 头部易出血，规则的致密的Ⅳ型脑回状小凹。

幼年性息肉 juvenile polyp

- 小儿多见，也可见于成人。
- 消化道黏膜非肿瘤性息肉，属于错构瘤性息肉，癌变的可能性极小。
- 发生在小肠及结肠，但是临床上发现的大多是乙状结肠到直肠这部分。表面发红、糜烂，有蒂的和亚蒂的比较多。
- 息肉表面糜烂是便血的原因，有时息肉可以自然脱落，检查的时候发现只剩下基底部。

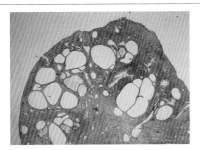

主要为与炎症性的肉芽组织类似的间质组织，伴炎症细胞浸润，间质中分布着囊泡状扩张的腺管

鉴别诊断的要点 表面发红、糜烂、规则的、较粗的圆形小凹。

（2）轻度凹凸不平的病变

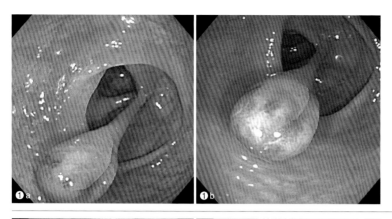

降结肠，10mm
- 蒂细长的有蒂性病变。
- 头部比较光滑，可见纵形的沟，略凹凸不平。
- 表面局部发红。

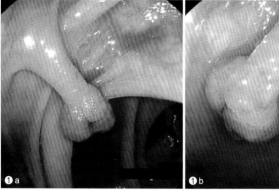

乙状结肠，10mm
- 有长蒂的病变。
- 头部可见凹凸不平及纵向走行的沟。

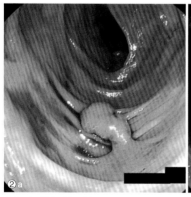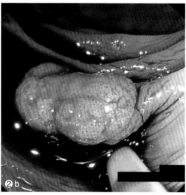

降结肠，14mm
- 有蒂性病变，短蒂，头部呈轻度的凹凸不平。
- 喷洒色素后放大观察，可见头部均呈Ⅲ_L型小凹。

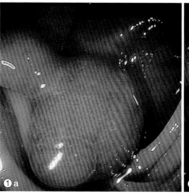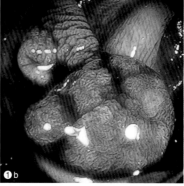

乙状结肠，11mm
- 发红，头部凹凸不平，分叶不明显的有蒂性病变。
- 喷洒色素观察，可见明显的管状（Ⅲ_L）小凹形态。

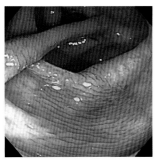
蒂与周围的黏膜性状相同

colonic muco-submucosal elongated polyp（CMSEP）

● 真武（胃上肠 29：1330，1994）报道了起源于黏膜和黏膜下层长蒂的息肉。

● 病理组织学上可见表面覆盖正常的黏膜，黏膜下层由伴静脉和淋巴管扩张的水肿的结缔组织构成的细长的有蒂息肉。

● 没有特定的好发部位，可见于全结肠。

● 内镜下的特征性表现为细长的蒂，表面覆盖正常的黏膜。

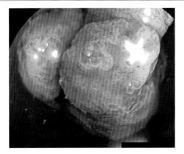
FICE 像：可见明显呈管状和树枝状的小凹

管状腺瘤 tubular adenoma

● 结肠息肉是指结肠黏膜隆起的病变，广义而言，不仅包括上皮性肿瘤，还包括非肿瘤性病变的黏膜下层肿瘤。

● 结肠息肉中腺瘤是上皮性的良性肿瘤，分为隆起型和浅表型，呈隆起型的比较多。

● 根据管状、树枝状规则的小凹，可以诊断为腺瘤或者腺瘤内癌。

● 大多发生于 40 岁以上的人，发生部位遍及全大肠。

● 大多数情况下，长蒂里有较粗的血管，切除之后需要进行确切的圈套及钛夹夹闭创面。

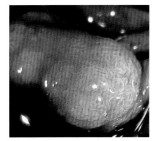
FICE 像：可见明显的 Ⅲ∟型小凹

鉴别诊断的要点 管状、树枝状规则的小凹

绒毛管状腺瘤 tubulovillous adenoma

● 腺瘤内出现明确的癌，称为 adenoma-carcinoma sequence，故考虑癌是在腺瘤的基础上发生的。

● 蒂比头部细，头部没有破溃以及凹凸不平，可见规则的小凹形态，据此可以诊断为腺瘤或者腺瘤内癌。

（2）轻度凹凸不平的病变

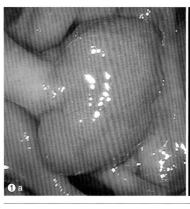 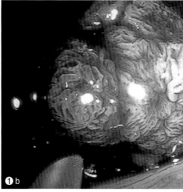

乙状结肠，15mm
● 暗红色，分叶不明显的有蒂性病变。
● 左右不对称，局部可见小结节。
● 蒂比头部细，活动度好，缺少怀疑恶变的依据，头部比较饱满。
● 喷洒色素后可见管状、脑回状（Ⅲ_L + Ⅳ型）小凹形态。

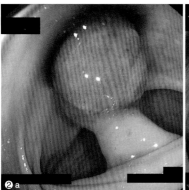 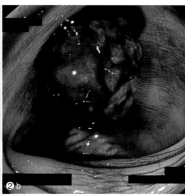

乙状结肠，15mm
● 头部发红的，仅见少部分凹凸不平的有蒂性病变。
● 喷洒色素后可见Ⅳ型小凹形态。

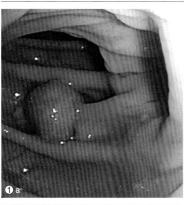 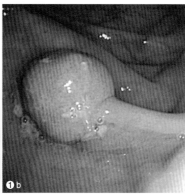

升结肠，10mm
● 有短蒂。
● 发红不是很明显，糜烂也比较少。
● 表面略凹凸不平，小凹不明显。

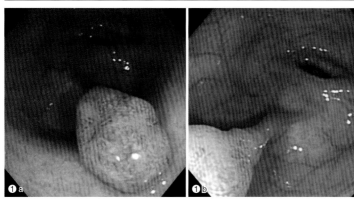

乙状结肠，12mm
● 有细蒂的息肉。
● 头部微微发红，略平滑，可见多处较浅的凹陷。
● 表面呈Ⅱ型小凹的形态。

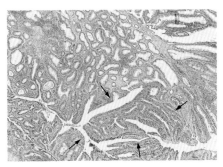

管状绒毛腺瘤内局部可见高分化腺癌

早期癌（M）early carcinoma（M）

● 头部未见明显的变形，放大观察可见Ⅲ_L + Ⅳ型小凹，与腺瘤鉴别困难。

● 一般都是比较大的病变，有时很难观察到头部的全部结构，可以尝试着通过翻转或者利用活检钳子辅助观察。

● 与腺瘤一样，可以通过内镜进行治疗。为了避免遗留肿瘤，一定要确定切除病变。

● 长蒂内很多时候存在粗的血管，切除后应确切关闭。

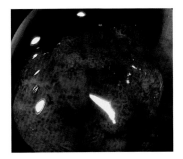

FICE 像：即使有黏液附着，也可以清晰地观察到Ⅳ型小凹

鉴别诊断的要点　有良好的活动度

幼年性息肉　juvenile polyp

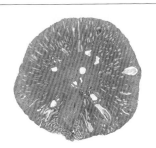

可见广泛的、伴有炎症细胞浸润的间质及扩张的腺管

● 幼年性息肉中发红的病变比较多，即使有轻度的凹凸，分叶的也比较少。

● 本病例略有凹凸，表面结构比较清晰。

● 与腺瘤的鉴别要点是小凹，大多数幼年性息肉可见大而较疏松的圆形腺管开口。

● 因为黏膜肌层没有进入到息肉内，所以息肉有可能自然脱落。

应鉴别的疾病　与有蒂的腺瘤或者早期癌的鉴别诊断

Peutz–Jeghers 型息肉 Peutz–Jeghers type polyp

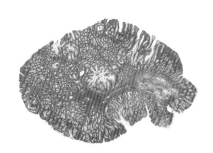

可见有分支的黏膜肌层和增生的腺管

● 不伴有皮肤黏膜色素沉着，与P-J综合征的息肉组织学性质相同的、生长在消化道的息肉称为P-J型息肉。

● 好发于乙状结肠、直肠，从亚蒂到有蒂的形态，内镜像与增生性息肉相类似。

鉴别诊断的要点　可见规则的、粗的圆形小凹，很少出现发红及糜烂

应鉴别的疾病　增生性息肉、幼年性息肉

(3) 发红·糜烂的病变

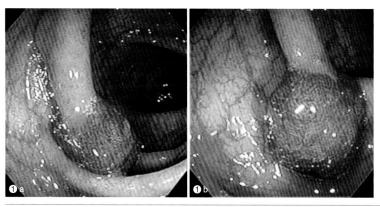

乙状结肠，10mm
- 接近球形、明显发红的有蒂性病变。
- 活动度好。
- 表面无分叶及明显糜烂。

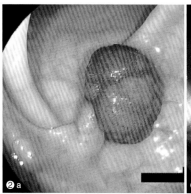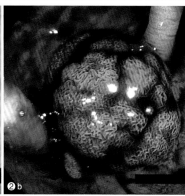

乙状结肠，13mm
- 有蒂性病变，头部发红。
- 蒂略粗，活动度良好。
- 喷洒色素后，可见规则排列的 III_L 型小凹。

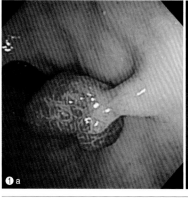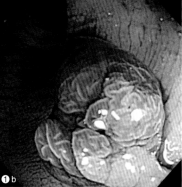

乙状结肠，15mm
- 头部有轻度分叶的有蒂性息肉。
- 头部表面明显发红。
- 可见 III_L 型和 IV 型小凹形态。

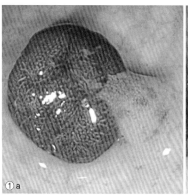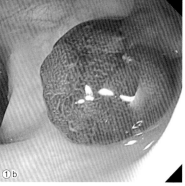

乙状结肠，12mm
- 明显发红的有蒂性息肉。
- 可见表面分叶，基本上属于光滑病变。
- 小凹呈 III_S 至 III_L。

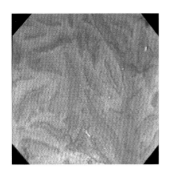

Ⅲ∟型小凹的放大像

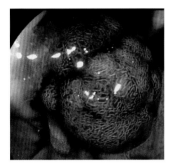

FICE 像：可见Ⅲ∟型小凹形态

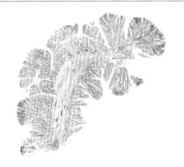

可见锯齿状的腺管结构

管状腺瘤 tubular adenoma

- 腺瘤中发生率最高，大约占 80%。
- 小的无蒂的比较多，随着其增大，逐渐变为亚蒂或者有蒂性病变。
- 大到一定程度后，像本病例一样发红的比较多见。

锯齿状腺瘤 serrated adenoma

- 结构上有与增生性息肉同样的锯齿状的腺管内腔面的构造，从腺底部到表层核略微增大浓染，增殖带可达表层，为腺瘤的一个亚型。
- 内镜像：①与增生性息肉类似；②与绒毛状腺瘤类似；③介于两者中间。
- 虽然发生率很低，但是也有癌变的。

早期癌（M）early carcinoma（M）

- 本病例是在管状腺瘤的基础上发生的腺瘤内癌，深度达 M。
- 蒂比头细，没有明显的凹陷，有规则的小凹，可以诊断腺瘤或者腺瘤内癌。

（3）发红·糜烂的病变

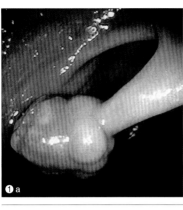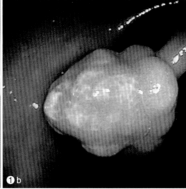

横结肠，17mm

- 有较长的蒂，表面轻度凹凸。
- 红色和褪色混合存在。
- 由于黏液的附着，小凹形态不明显。

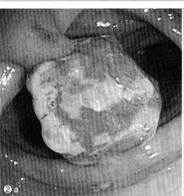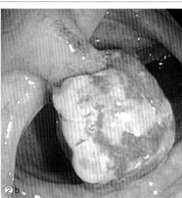

升结肠，15mm

- 明显发红的有蒂性病变。
- 息肉的表面有白苔附着。
- 炎症比较明显的病变，未见明显的小凹。

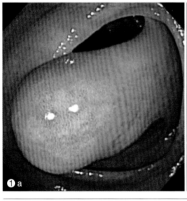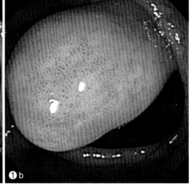

升结肠，20mm

- 可见升结肠有宽幅的蒂，病变表面平滑。
- 头部发红，没有糜烂、溃疡。
- 头部和蒂的界限不明显。
- 用钳子触之，柔软，活动度良好。

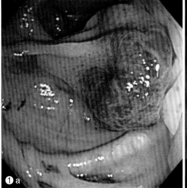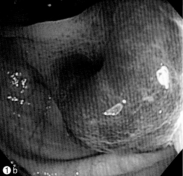

乙状结肠，10mm

- 可见多发憩室，管腔内可见表面光滑的有蒂性息肉。
- 病变的头部明显发红。
- 头部和颈部移行，界限不清楚。

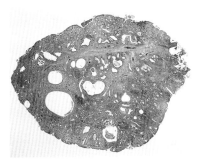

表面明显糜烂，可见丰富的间质和囊泡
状扩张的腺管

幼年性息肉 juvenile polyp

- 小儿多见，也可见于成年人。
- 有蒂的和亚蒂的形态比较多，分叶增大的比较少见。
- 息肉表面平滑，明显发红，可见糜烂形成，有黏液附着。
- 大的圆形的小凹。
- 组织学上为非肿瘤性，考虑为错构瘤或者炎性息肉，可见散在囊泡状扩张的腺管，富含间质。
- 虽然几乎没有癌变的危险，但是可以引起贫血，所以是内镜下切除的适应证。
- 也有息肉自然脱落的报道。

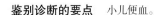

鉴别诊断的要点　小儿便血。

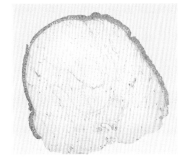

可见黏膜下脂肪组织增生

脂肪瘤 lipoma

- 脂肪瘤的典型病例是黄色的、软的黏膜下肿瘤。
- 好发于右侧结肠，尤其是回盲瓣周围。
- 由于肠蠕动而受牵拉形成蒂，表面因有瘀血而呈红色。
- 由于机械的刺激或者反复套叠，导致表面出现糜烂、溃疡，呈颗粒状改变。

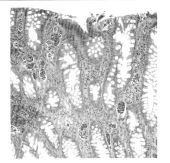

在增生的腺管的黏膜固有层里可
见肌纤维

黏膜脱垂综合征合并结肠憩室症

mucosal prolapse syndrome in colonic diverticulosis

- 由于肠蠕动，结肠黏膜被牵引而形成。
- 大多数见于憩室多发的肠管。
- 形态从发红的小隆起到叶状至有蒂性病变，多种多样，表面发红。
- 组织学上的特征性表现为黏膜固有层内肌纤维症（fitromuscular obliteration）。

（4）头部破溃的病变

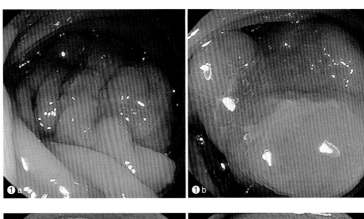

乙状结肠，20mm
- 可见粗的有蒂性病变，头部破溃，有不整的凹陷。普通内镜观察可见表面结构不规则。
- 喷洒色素后，可见凹陷部呈不规则的Ⅵ型小凹，边缘有树枝状的Ⅳ型小凹（①c）。
- 邻近的其他部位也可见规则的管状Ⅲ$_L$型小凹（①d）。

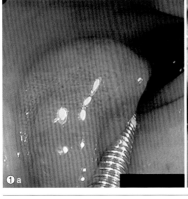
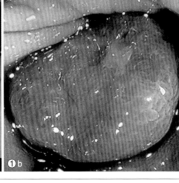

乙状结肠，10mm
- 用活检钳触之辅助观察，可见肿瘤的隆起非常明显（有蒂性）（①a）。
- 喷洒靛蓝胭脂红后凹凸不平变得明显，在头部有局部被染成蓝色的白苔附着（①b）。
- 凹陷面无法观察小凹形态（V$_N$型）（①b）。

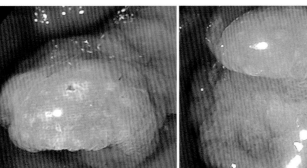

乙状结肠，13mm
- 有蒂性病变，蒂较粗较长，头部可见较深的、不规则凹陷。
- 肿瘤的活动度好。
- 凹陷部无法观察小凹形态（V$_N$型）（②b）。

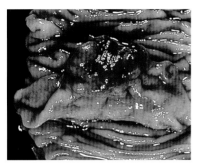

有粗蒂，头部不规整，有破溃

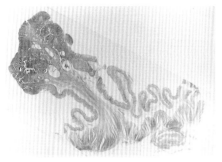

管状腺瘤内可见癌，由于受到外部的机械性刺激，黏膜肌层走行复杂

早期癌（M）early carcinoma（M）

● 有粗蒂，头部有破溃，诊断为黏膜下浸润癌，施行外科手术切除后确诊为腺瘤内癌。

● 有蒂性病变，头部形成凹陷，呈现不规则小凹形态，可能是由于肠管的运动头部受到机械性刺激，推测这与本病变的形成有关。

鉴别诊断的要点　隆起型的腺管开口形态诊断。

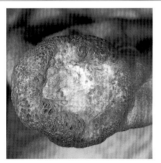

alcian blue–hematoxylin 染色
（手术切除标本）

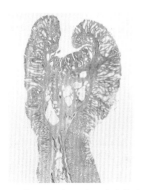

黏膜下浸润很深的呈囊泡状的癌

早期癌（SM ≥ 1000 μm）

early carcinoma（SM ≥ 1000 μm）

● 如果是有蒂性肿物，腺瘤和 M 癌的头部呈球形。如果变为 SM 癌，随着癌浸润到蒂部，头部的中心破溃，呈现凹陷，同时蒂变粗。

● 深部浸润 SM ≥ 1000 μm 的有蒂性癌有以下特点：（1）与头部的大小相比蒂部较粗；（2）头部的形态有破溃以及凹陷等。

● 根据头部凹凸不整，附有白苔等所见，可以很容易地诊断为 SM ≥ 1000 μm 的深部浸润癌。如确认凹陷部为无构造（V_N 型）的小凹形态，则可确诊。

● 上述病例，诊断为 SM ≥ 1000 μm 的深部浸润癌，经外科手术切除，无淋巴结转移。

鉴别诊断的要点　头部明显凹陷，凹陷部呈现 V_N 型小凹形态。

（4）头部破溃的病变

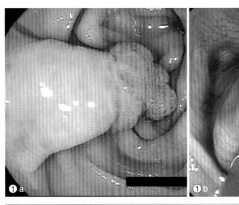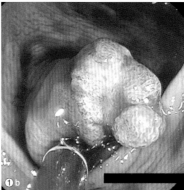

乙状结肠，9mm
- 头部破溃，有不规则凹陷的有蒂性病变。
- 与头部相比，蒂部较粗。
- 喷洒色素后，在头部可见 $V_I \sim V_N$ 型小凹。

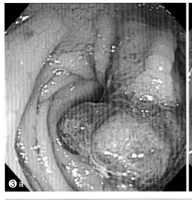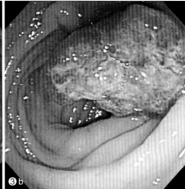

乙状结肠，9mm
- 短蒂性病变，蒂较粗，头部和蒂的界限不明显。
- 头部比蒂的直径要小，伴轻度凹陷和糜烂。

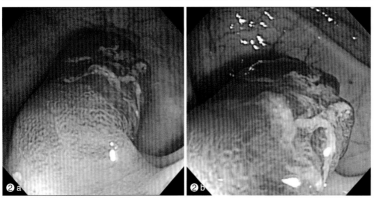

乙状结肠，20mm
- 蒂粗，近头部侧变得更粗。
- 头部很宽。
- 头部的边缘明显发红。
- 顶部有凹陷，糜烂面范围较广，界限不明显。

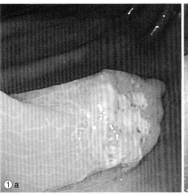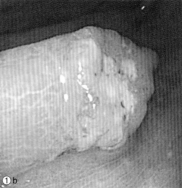

升结肠，8mm
- 以大肠黑皮病为背景的有蒂性病变。
- 头部破溃形成浅表溃疡。
- 用钳子触之，活动度较差。

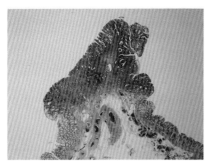

SM 深部（≥ 1000μm）浸润癌，脉管侵袭阳性，淋巴结转移阴性

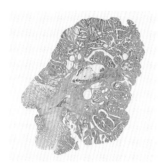

分化型腺癌浸润至黏膜下

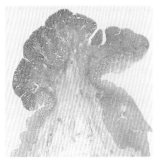

黏膜下可见较多的分化型腺癌浸润和明显的纤维化

早期癌（SM ≥ 1000μm）

early carcinoma（SM ≥ 1000μm）

● 有蒂性早期癌，癌浸润至蒂，则头部易形成溃疡及糜烂，导致变得矮小、扁平。

● 病例①、②中，头部和蒂几乎同样大小。病例③头部形成溃疡，变得扁平。

● 上述所有病变，伴随着纤维化分化型癌均浸润至 SM 层 1000μm 以下。

● 组织学上为了确诊，进行内镜下切除时，为了避免断端阳性，至关重要的一点是在蒂的中央附近进行圈套。

● 观察头部所见非常重要，不仅是从肛侧，从口侧观察也很重要。

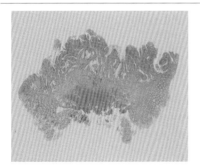

高分化腺癌轻度浸润至 MP 层

进展期癌（MP） advanced carcinoma（MP）

● 头部有癌性糜烂，虽然是有蒂性病变，其浸润深度也很深。

● 因为是合并心脏疾病的老年患者，所以实施了内镜下圈套切除术，术后病理提示为高分化腺癌轻度浸润至 MP 层。

● 根据用活检钳触之的感觉以及活动度差，所以不难判断其浸润深度。

鉴别诊断的要点　明显的头部破溃，推测为深部浸润的恶性肿瘤。

（5）表面光滑的病变

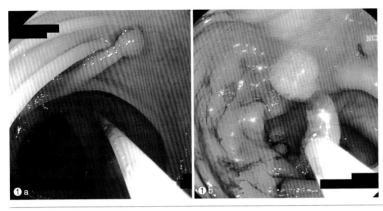

结肠脾曲，5mm
- 表面光滑，有蒂性病变的头部与蒂的颜色相同。
- 头部可见椭圆形的腺管开口形态。

❶a ❶b

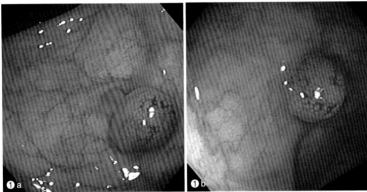

直肠，7mm
- 在直肠上段可见短蒂的球形病变。
- 体位变化后，蒂隐匿起来难以观察。
- 表面光滑发红。
- 可观察到圆形小凹（Ⅱ型）。

❶a ❶b

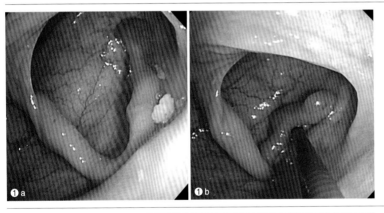

结肠脾曲，35mm
- 细长的、活动性良好的息肉。
- 头部没有缩窄，整体粗细一致。
- 颜色正常。

❶a ❶b

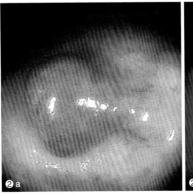 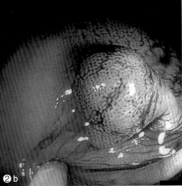

乙状结肠，6mm
- 病变整体略微发红（②a）。
- 可见规则的、与正常黏膜一样的小凹（Ⅰ型）（②b）。

❷a ❷b

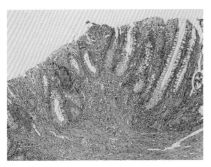

低异型性的管状腺瘤

管状腺瘤 tubular adenoma

●肿瘤发红，呈分叶病变，与本病例一样，表面平滑的蒂和几乎没有色调差的病变很少一起存在。
●由于肠道蠕动比较强，推测与蒂变长有关。
●头部的小凹是规则的类圆形，与管状腺瘤不矛盾。

应鉴别的疾病　增生的息肉，CMSEP。

增生性息肉 hyperplastic polyp

●增生性息肉是由增生的腺管所致，非肿瘤性。
●增生性息肉基本上都没有蒂，有时呈有蒂的形态。
●表面光滑的有蒂性病变，如果观察到圆形（Ⅱ型）小凹的话就可以诊断为增生性息肉。

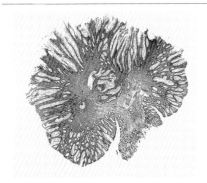

可见增生的腺管

鉴别诊断的要点　Ⅱ型小凹。

Colonic muco–submucosal elongated polyp（CMSEP）

●原因不明，因为某种原因致黏膜、黏膜下层局限性隆起，随着肠管的蠕动、牵拉产生的结果。
●因息肉表面被正常黏膜覆盖，所以颜色变化不大，有时因机械刺激而发红。
●喷洒色素后，呈现正常的小凹形态，有助于诊断。

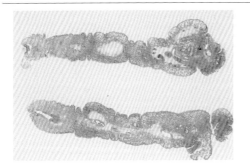

被正常黏膜覆盖的细长息肉，未见肿瘤成分

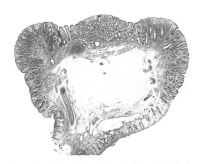

表面被正常黏膜覆盖，黏膜下层为伴有扩张的静脉和淋巴管的疏松结缔组织

鉴别诊断的要点　被正常黏膜覆盖的有蒂性息肉。

（5）表面光滑的病变

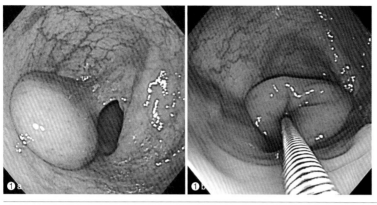

横结肠，30mm

● 横结肠可见表面光滑的有蒂性病变。
● 发黄、软。
● 表面无发红和糜烂。
● 活检钳触之，表面易凹陷可见 cushion sign（① b）。

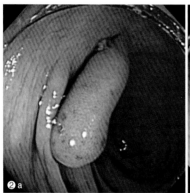 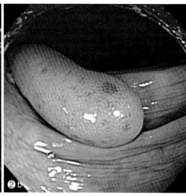

升结肠，15mm

● 表面光滑的棍棒状病变。
● 颜色微黄。
● 散在的小红色斑点。
● 整个病变可见正常的小凹形态。

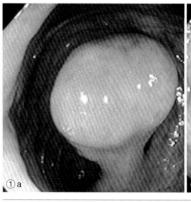 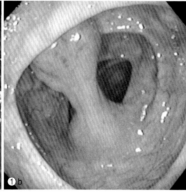

回盲瓣，30mm

● 起于回盲瓣上唇的有蒂性病变。
● 表面光滑，有透明感，可见多处小斑。
● 非常软，体位变换或用活检钳触之容易变形。

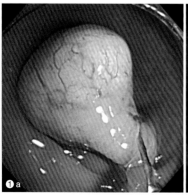 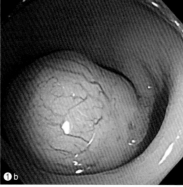

直肠，15mm

● 直肠 Ra 的短蒂性病变，活动度良好。
● 头部从蒂部开始移行，越向顶部越增大。
● 颜色呈黄白色，头部可见血管透见。
● 用活检钳触之稍硬，有弹性。

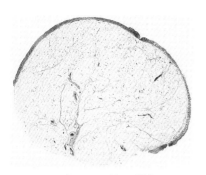

黏膜下可见成熟的脂肪组织增生

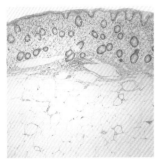

正常的黏膜下可见成熟的脂肪组织增生

脂肪瘤 lipoma

- 因成熟的脂肪细胞增殖而形成的病变，无恶变倾向。
- 好发于右半结肠，特别是回盲瓣。
- 一般无症状，有时有牵拉痛和由于肠套叠而引起的腹痛、黏液血便、便秘、自己触到肿块而被发现。
- 内镜下表现为发黄、表面光滑，有光泽的无蒂至有蒂的肿瘤，软而富有弹性。
- 同为软的黏膜下肿瘤，脂肪瘤不透光，但富有弹性，以此可与淋巴管瘤相鉴别。
- 这些病变在病理组织学上均呈典型的脂肪瘤改变，像病例②那样呈细长的棍棒样者，需与 CMSEP 相鉴别。

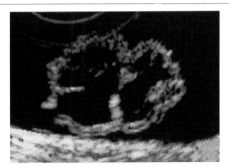

可见有分隔的囊泡

淋巴管瘤 lymphangioma

- 大多数为先天的淋巴管组织的畸形。
- 一般无症状，大多数情况下是偶然发现的，有时也会引起腹痛、出血、腹泻、蛋白漏出，肠套叠等。
- 内镜下表现为表面光滑、软的肿瘤，与正常黏膜相比，略苍白或呈灰白色，有透光性。
- 体位变换时肿瘤可以变形，有波动，顶部伴有小的红斑。
- 局部穿刺可以抽出淋巴液。

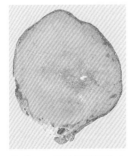

黏膜下可见纺锤形细胞密集增殖，desmin 阳性，S-100 蛋白阴性，c-kit 阴性

平滑肌瘤 leiomyoma

- 平滑肌瘤在大肠的好发部位是直肠。
- 起源于黏膜肌层或固有肌层，从黏膜肌层起源的病变，大多数呈亚蒂的形态，大的病变则呈有蒂性病变。
- 表面光滑，颜色正常。
- 活检钳触之有弹性，比较硬，未见 cushon sign。

鉴别诊断的要点 表面光滑，与周围黏膜同色，硬。

应鉴别的疾病 脂肪瘤，淋巴管瘤。

（6）蒂较粗的病变

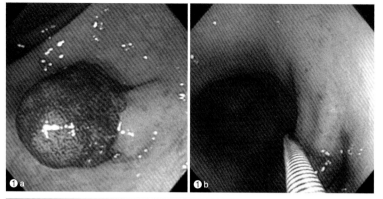

乙状结肠，12mm
- 蒂粗的有蒂性病变。
- 肿瘤近呈球形，呈红色。
- 即使用普通的内镜观察，也可见管状的Ⅲ∟型小凹形态。

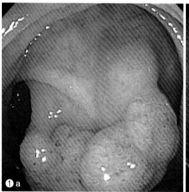 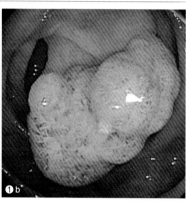

升结肠，18mm
- 宽蒂的有蒂性病变。
- 头部呈粗大结节、分叶状，局部呈红色。
- 表面形态均一，未见糜烂、凹陷。
- 病变活动度非常好。

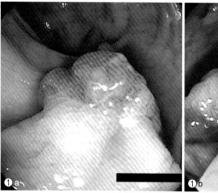 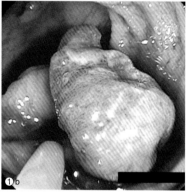

乙状结肠，14mm
- 头部有糜烂的粗的有蒂性病变。
- 整个头部呈红色，糜烂部有黏液附着。
- 病变的活动度良好。

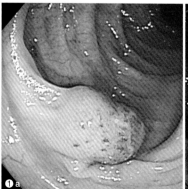 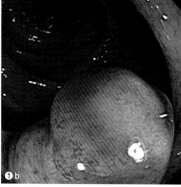

乙状结肠，15mm
- 乙状结肠可见不倒翁状隆起。为有蒂息肉，与发红的头部相比，白色的蒂部更粗。
- 头部有一部分凹陷，不规整。
- 蒂的局部用活检钳触之比较硬，考虑有肿瘤浸润，无法实施内镜下切除，行手术切除。

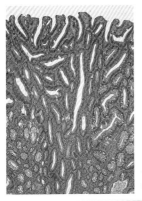

可见呈异型的腺瘤
性管状腺管的增殖

管状腺瘤 tubular adenoma

- 管状腺瘤在腺瘤中所占比率最高，约占80%。
- 小的病变大多数无蒂，随着肿瘤的增大，可以为亚蒂或者有蒂性。
- 有蒂性的往往蒂较细，也有像本例这样蒂较粗大的。
- 由于向蒂部的假浸润，也可呈粗大的蒂。

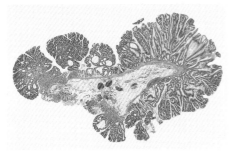

大半是绒毛管状腺瘤，一部分是高分化腺癌

早期癌（M）early carcinoma（M）

- 最初从广基上发育而来的肿瘤，由于病变自身的重量以及肠蠕动牵引的结果，就形成了伴有宽蒂的病变。
- 病变头部的表面呈结节粗大的分叶状，未见到溃疡、糜烂，无法证明浸润到SM。
- 蒂的一部分较软，活动度良好，也可以是否定浸润到SM的依据。
- EMR的结果，病变的大部分是绒毛管状腺瘤的结构，局部伴有高分化腺癌的腺瘤内癌（M）。

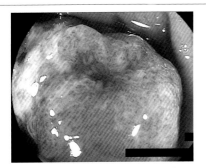

接近观察，于头部可见不规整的凹陷

早期癌（SM < 1000μm）

early carcinoma（SM < 1000μm）

- 蒂比头部粗，与幅度相比不厚，蒂的这点可与有蒂性的SM深部浸润癌（SM < 1000μm）的蒂相比。
- 头部有伴随糜烂的凹陷时怀疑有癌变。
- 头部整体的观察非常重要，应该翻转观察或者利用活检钳。

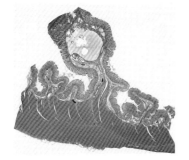

蒂的部分可见有癌细胞漂浮的黏液

早期癌（SM ≥ 1000μm）

early carcinoma（SM ≥ 1000μm）

- 一般有蒂性早期癌的癌细胞浸润到黏膜下层的话，随着黏膜下层癌细胞数量的增加，蒂变粗变短。
- 本例因为浸润到蒂，所以与头部差不多大小，呈现不倒翁状，可以明确诊断浸润到蒂部。
- 组织学上，浸润到蒂的黏液癌有黏液的潴留，因而变粗。

（6）蒂较粗的病变

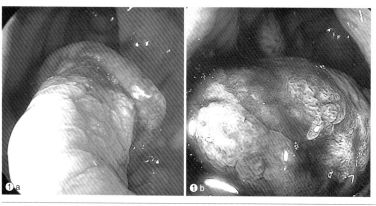

乙状结肠，15mm
- 头部比较平坦，中央局部凹陷。
- 与头部相比蒂部非常粗大，呈绒毛状（①a）。
- 凹陷面界限清楚，可见不规则的 V_1 型小凹形态。

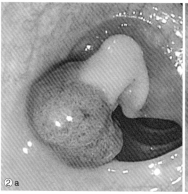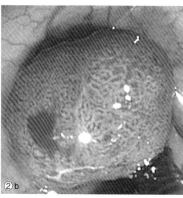

乙状结肠，14mm
- 粗蒂息肉，活动度良好。
- 肿瘤的小凹形态呈 III_L 型。
- 即使是恶性也考虑未浸润到深部，进行内镜下切除。

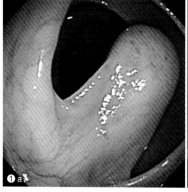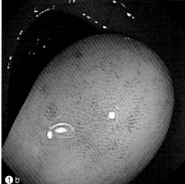

升结肠，15mm
- 蒂宽而不厚，有蒂的病变。
- 表面光滑颜色正常，头部微微泛黄。
- 肿瘤软，活动度非常好。

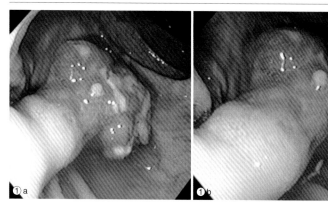

升结肠，20mm
- 可见蒂较粗的有蒂性病变，活动度良好。
- 病变头部凹凸不平，发红，附有白色黏液。
- 头部和蒂部界限不明显。

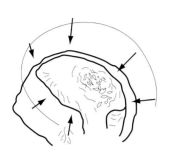

内镜（①b）的模式图：凹陷面可见无规则的小凹形态

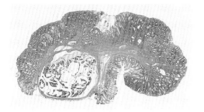

黏液结节，黏膜下可见飘浮的印戒细胞癌

早期癌（SM ≥ 1000 μm）

early carcinoma（SM ≥ 1000 μm）

- ①平坦的头部中央有凹陷，而且与头部相比蒂比较大，提示癌组织浸润到 SM。
- 凹陷面可见失去的小凹形态，可以确诊为浸润到 SM 的癌。
- ②息肉大部分是高分化的腺癌，一部分有印戒细胞癌存在，此时已经浸润到 SM。
- 即使来回观察内镜所见，也不能确定印戒细胞癌，不能诊断为浸润到 SM ≥ 1000 μm。
- 一定要考虑到存在像②这样特殊的病例，切除息肉并进行回收做病理检查是必需的。

鉴别诊断的要点　头部平坦，中央有凹陷，蒂粗，凹陷面的小凹形态。

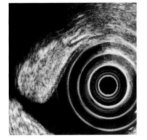

通过 EUS 描绘出黏膜下高至比较高回音的充实性肿瘤

脂肪瘤 lipoma

- 脂肪瘤是黄色的比较软的黏膜下肿瘤，右侧结肠，尤其好发于回盲瓣周围。
- 由于肠蠕动而形成蒂，头部和蒂相移行的界限不清楚。
- 蒂宽而不厚。

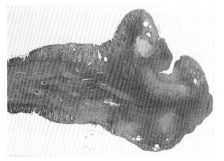

典型表现为纤维性间质，丰富的毛细血管增生、炎性细胞浸润

炎性纤维性息肉 inflammatory fibroid polyp（IFP）

- 大肠中极少见的病变。
- 多为有蒂及亚蒂。
- 本病特征性表现为表面平滑，外观呈黏膜下肿瘤样改变，龟头样。当出现表面发红、凹凸不平时，应与癌和腺瘤相鉴别。

应鉴别的疾病　癌、腺瘤。

（1）有分叶的病变

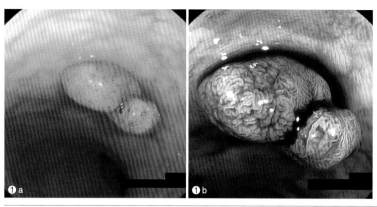

乙状结肠，8mm
- 有分叶的亚蒂性病变。
- 未见糜烂、溃疡。
- 喷洒色素后，可见 III_L ~ IV 型小凹形态。

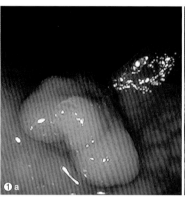 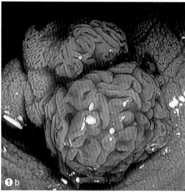

直肠，9mm
- 褪色，表面可见不规则的分叶的亚蒂性息肉。
- 无紧绷感、柔软的息肉。
- 局部可见呈脑回状的腺管开口形态（IV型）（①b）。

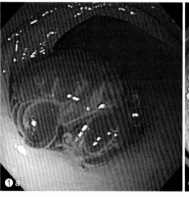 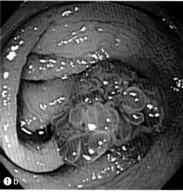

直肠，8mm
- 明显发红、有光泽的亚蒂性息肉。
- 因细小的分叶而呈松塔样（鳞样）。

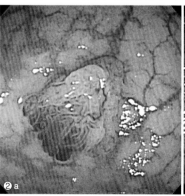 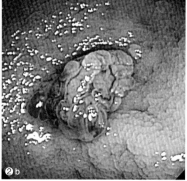

直肠，8mm
- 伞状的亚蒂性息肉，细小分叶状。
- 前端发红。
- 局部可见扩张的血管。
- 由于体位变换或者注水，其形态容易发生变化。

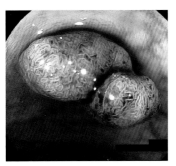

FICE 像：可以明确地看见小凹和血管

管状腺瘤 tubular adenoma

● 腺瘤是肿瘤腺管的异型性增殖。分为管状腺瘤、绒毛管状腺瘤、绒毛状腺瘤、锯齿状腺瘤四个亚型。除小的管状腺瘤外，很少有单纯的一个亚型的腺瘤，随着腺瘤增大，一般混合存在两种亚型的比较多（锯齿状腺瘤除外）。

● 喷洒色素后放大观察，FICE 可见 III$_L$ 型的小凹形态非常明显。

鉴别诊断的要点 III$_L$ 型的小凹形态。

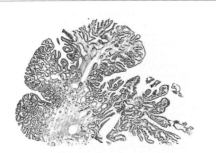

左半部分呈管状腺瘤，右半部分呈绒毛状腺瘤的组织学改变

绒毛管状腺瘤 tubulovillous adenoma

● 腺瘤在组织学上表现为管状腺瘤、绒毛管状腺瘤和绒毛状腺瘤三种类型，亦有人提出锯齿状腺瘤的概念。管状腺瘤占大多数，绒毛管状腺瘤次之，绒毛状腺瘤和锯齿状腺瘤极少。

● 局部表面结构呈现为略肥大的脑回状，局部为管状的小凹形态，这些都是绒毛管状腺瘤的特点。

● 由管状腺瘤和绒毛管状腺瘤两种成分组成的腺瘤，分叶明显。

鉴别诊断的要点 脑回状、管状小凹形态。

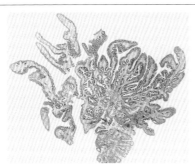

绒毛状病变，上皮呈锯齿状排列

锯齿状腺瘤 serrated adenoma

● 在结构上和增生性息肉有同样的锯齿状的腺管内腔面结构，从腺底部到表层，核慢慢增大浓染，一直到表层均可见到，增殖带是腺瘤的一个亚型。

● 以前称为 mixed hyperplastic adenomatous polyp，Longarce 等将之命名为 serrated adenoma。

● 内镜像特征：(1) 与增生性息肉类似；(2) 与绒毛状腺瘤类似；(3) 介于两者中间。

● ①、②病例与绒毛状腺瘤相类似，松塔状至绒毛状小凹形态为锯齿状腺瘤的特征，因此容易诊断。

● 虽然发生率低，但是有癌变的可能，是内镜下切除的适应证。

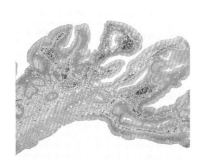

病变在组织学上呈锯齿状腺管增生，缺乏杯状细胞

应鉴别的疾病 增生性息肉、绒毛状腺瘤。

（1）有分叶的病变

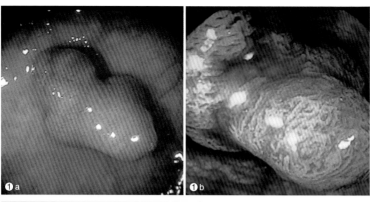

乙状结肠，16mm
- 不规则的分叶，结节状并有紧绷感的、局部隆起凸出的亚蒂性病变。
- 呈暗红色（①a）。
- 肿瘤的右下可见 V_1 型小凹形态（①b）。

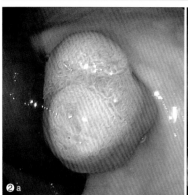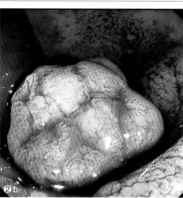

直肠，13mm
- 通过翻转观察，直肠可见有分叶的亚蒂性病变。
- 未见溃疡、糜烂，呈现出略不整形态。
- 喷洒色素后可见规则的 III_L 型和 IV 型腺管开口形态混合存在。

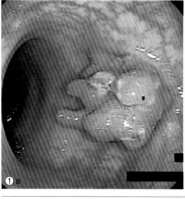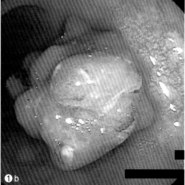

乙状结肠，20mm
- 可见有角凸出的、有分叶的亚蒂性病变。
- 形状不规整，未见明确的溃疡、糜烂。
- 未见皱襞集中。

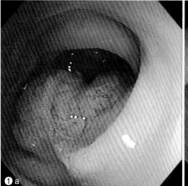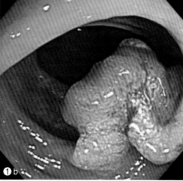

乙状结肠，20mm
- 头部呈不规则的分叶状的亚蒂性病变。
- 头部发红易出血。
- 起始部皱襞似被牵拉进来。
- 病变的活动度差，无法观察病变的顶部。

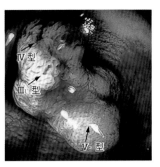

V₁型的部位浸润 SM < 1000μm

早期癌（SM < 1000μm）

early carcinoma（SM < 1000μm）

- 病例①的肿瘤，左上至右下可见连续变化的小凹形态。
- 左上的小凹形态Ⅲ_L型至Ⅳ型，可以诊断为腺瘤。
- 越往右下，小凹逐渐失去规则，移行为 V₁型，此处疑有癌存在。
- 浸润深度不深，SM < 1000μm，可行 EMR 治疗。
- 病例②同样有Ⅲ_L型和Ⅳ型混合存在，未见提示癌存在的不规则小凹。
- 放大观察或者 FICE 像中，可见直径大小不一的微细血管，强烈怀疑是癌。
- 小凹形态和血管所见诊断为 SM < 1000μm 的癌，可行 EMR 治疗。

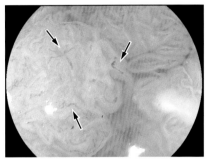

放大观察（FICE）可见直径不等的微细血管

鉴别诊断的要点　V₁型的小凹形态，微细血管直径大小不一。

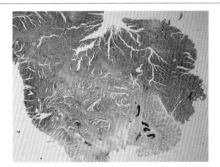

浸润到 SM ≥ 1000μm 的高分化腺癌

早期癌（SM ≥ 1000μm）

early carcinoma（SM ≥ 1000μm）

- ①头部可见有角凸出的病变，怀疑是癌。
- 喷洒色素后的小凹形态是Ⅳ型。
- 未见不降起征，行 EMR。
- 高分化腺癌，SM ≥ 1000μm，追加外科手术，未见淋巴结转移。

鉴别诊断的要点　头部可见有角凸出的病变。

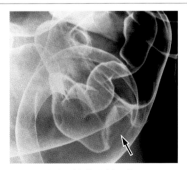

灌肠 X 线造影检查的侧面像可见呈平台形状

进展期癌（MP）advanced carcinoma（MP）

- 病变凹凸不整，明显发红，易出血，很容易诊断为癌。
- 活动度差，皱襞被向病变处牵引的改变提示为进展期癌。

鉴别诊断的要点　凹凸不整，易出血，皱襞集中。

（2）无分叶的病变

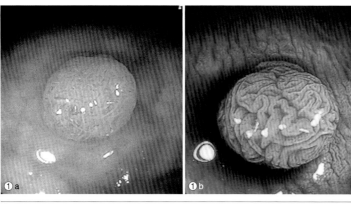

直肠，5mm
- 稍发红而无分叶的亚蒂性病变（①a）。
- 可见典型的脑回状的腺管开口（Ⅳ型）。

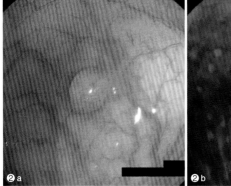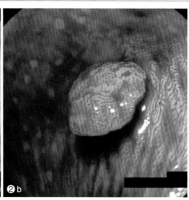

横结肠，6mm
- 无分叶略不整的亚蒂性病变。
- 喷洒色素后可见ⅢL型的小凹形态。

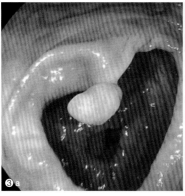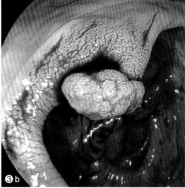

横结肠，7mm
- 存在于皱襞上的亚蒂性病变，头部无分叶。
- 可见规整的ⅢL型的小凹形态。

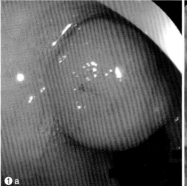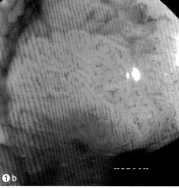

乙状结肠，18mm
- 头部无分叶的、有紧绷感的亚蒂性病变。
- 放大观察，可见直径粗细不一、屈曲蛇行的微细血管。
- 可见ⅢL型小凹形态。

管状腺瘤 tubular adenoma

- 结肠腺瘤根据病理组织学所见分为管状腺瘤、绒毛状腺瘤、绒毛管状腺瘤。
- 关于它的大小，按照管状腺瘤、绒毛管状腺瘤、绒毛状腺瘤的顺序，呈逐渐变大的倾向，5mm 以下的几乎全是管状腺瘤。
- 腺瘤的异型性与组织结构的类型之间的关系是按照管状腺瘤、绒毛管状腺瘤、绒毛状腺瘤的顺序，异型性逐渐增加。腺瘤内癌的发生率也按照管状腺瘤、绒毛管状腺瘤、绒毛状腺瘤的顺序逐渐增高。
- 管状腺瘤是腺瘤中最常见的，从病变的表面向深部呈管状延伸，直行或蛇行、分支。所以其小凹形态呈 III_L 型或者IV型。

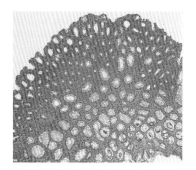

可见轻度异型的小的管状腺管的增生

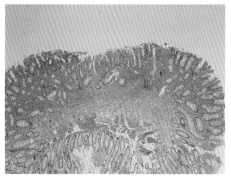

低异型性的管状腺瘤

鉴别诊断的要点　III_L 型或者IV型的小凹形态。

早期癌（M）early caecinoma（M）

- 普通内镜也能观察到紧绷感。
- III_L 型小凹的表面结构，不能诊断为癌，微细血管直径大小不一。如果观察到屈曲、蛇行的血管，则高度提示癌的存在。
- 看到这样的改变病理诊断尤为重要，要对包括黏膜下层进行活检，应行内镜下切除（EMR）。

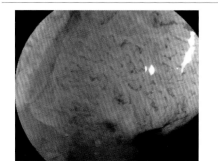

FICE 像：非常明显的血管

鉴别诊断的要点　紧绷感，直径大小不一，屈曲蛇行的血管。

（2）无分叶的病变

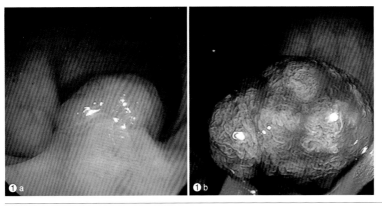

乙状结肠，17mm
- 广基性病变，表面发红不明显（① a）。
- 虽有较浅的沟，但无明显的分叶（① b）。
- 可见密集的Ⅳ型小凹形态。
- 活检钳触之活动度良好。

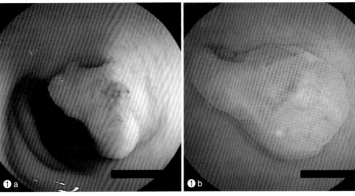

乙状结肠，12mm
- 没有分叶，局部伴有发红的亚蒂性病变。
- 头部粗大，屈曲蛇行，边缘光滑，可见长的异常血管。
- 亚蒂活动度差。

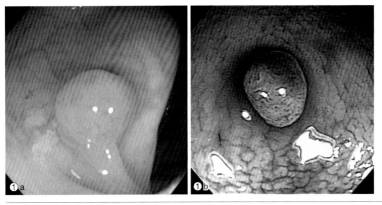

乙状结肠，5mm
- 可见表面光滑的亚蒂性息肉。
- 颜色正常（① a）。
- 喷洒色素后可见规则的、稍大的小凹（Ⅱ型）（① b）。

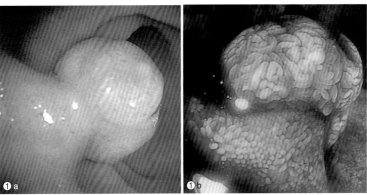

末端回肠，7mm
- 稍发红的亚蒂性病变，头部轻微凹凸不平，但无分叶（① a）。
- 喷洒靛蓝胭脂红后放大观察，可见规则排列的绒毛状小凹（① b）。
- 肿瘤周边可见指状绒毛（① b）。

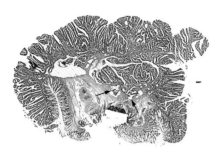

早期癌（SM ＜ 1000μm）

early carcinoma（SM ＜ 1000μm）

● 对肿瘤的整体进行观察，确定是否有癌的征象（左右不对称、破溃、有凹陷、紧绷感、不规则的小凹形态）。
● 本例头部未见破溃及凹陷，为Ⅳ型小凹形态，疑为腺瘤或者癌。

绒毛管状腺瘤中可见高分化腺癌，局部少许浸润至 SM

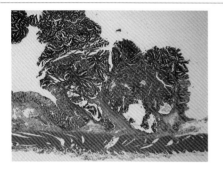

早期癌（SM ≥ 1000μm）

early carcinoma（SM ≥ 1000μm）

● 可见头部的变形，从表面结构无法推测是否浸润到 SM 以下，粗大、屈曲蛇行，边缘有光滑、长的异常血管时表明这个病变恶性度比较高。
● 像这样异常的血管是外科手术切除的适应证，实际上是淋巴结转移的病变。

浸润到 SM（≥ 1000μm）深部的癌，可见淋巴结转移

鉴别诊断的要点　蒂的活动度。

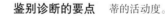

增生性息肉 hyperplastic polrp

● 好发于直肠和乙状结肠等远端大肠，大小 5mm 以下的占绝大多数，超过 20mm 的罕见。
● 内镜下多为白色的、无分叶的半球形或平缓隆起形，但也有如本例所示为亚蒂性、有蒂性息肉。
● 病理组织学上，腺管富含黏液，呈增生状态，形成腺腔，向黏膜表面发育。每个腺管的核在基底侧排列，未见核的复层化。
● 考虑无癌变的可能。

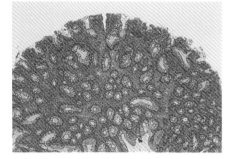

由无异型性的锯齿状腺管构成

鉴别诊断的要点　远端大肠，白色，Ⅱ型小凹。

Peutz–Jeghers 型息肉 Peutz-Jeghers type polyp

● 不伴有皮肤黏膜色素沉着，与 P-J 综合征的息肉组织学性质相同的、生长在消化道的息肉称为 P-J 型息肉。
● 肿瘤的形态、颜色、小凹形态各式各样，无明显特征，与腺瘤鉴别困难。
● 本病考虑为错构瘤，但恶变倾向不大。但是，也有癌变的病例以及在 P-J 息肉基础上发展为腺瘤的报道。

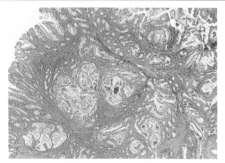

黏膜肌层十分发达，由无异型性的增生腺管构成

（3）发红·糜烂的病变

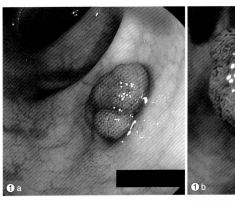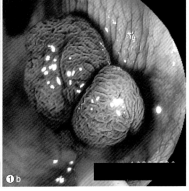

乙状结肠，13mm
- 可见分叶，发红的亚蒂性病变。
- 活动度良好。
- 喷洒色素后可见Ⅲ_L型的小凹形态（①b）。

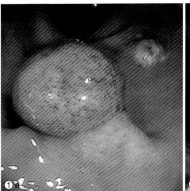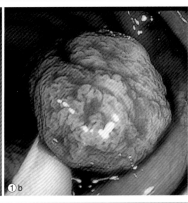

乙状结肠，12mm
- 头部凹凸不整，没有分叶，明显发红（①a）。
- 树枝状、脑回状（Ⅳ型）小凹（①a）。
- 喷洒色素后，见树枝状和脑回状的小凹（Ⅳ型）更加清楚，还可以辨别出管状的小凹（Ⅲ_L型）（①b）。

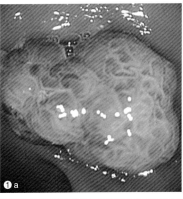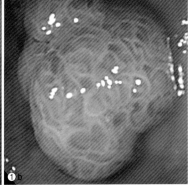

乙状结肠，15mm
- 表面有鳞状细小的凹凸，有光泽。
- 发红的亚蒂性息肉。
- 细小的沟将发红的腺管分开。

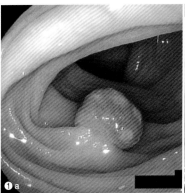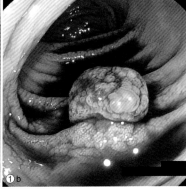

降结肠，9mm
- 明显发红、亚蒂性病变。
- 渗出物致局部呈白色。
- 喷洒色素后可见粗的小凹形态。

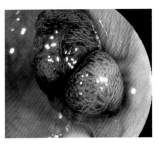

FICE 可见规则的 Ⅲ 型小凹形态
和微细血管

管状腺瘤 tubular adenoma

● 分叶，明显发红，放大观察可见规则的 Ⅲ_L 型小凹形态，诊断为良性腺瘤。
● FICE 清晰地见到规则的 Ⅲ_L 型小凹，发红是由于血管密集所致。

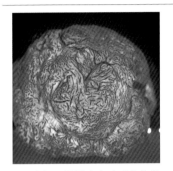

Ⅲ_L 型和Ⅳ型混合存在 （实体显微镜）

绒毛管状腺瘤 tubulovillous adenoma

● 用普通内镜观察，头部没有明显的破溃或者凹凸不整，明显发红，考虑为富含血管的肿瘤。
● 放大观察，可见规则的小凹形态，诊断可能为腺瘤或者腺瘤内癌。
● Ⅲ_L 型和Ⅳ型的小凹混合存在，考虑为绒毛管状腺瘤。

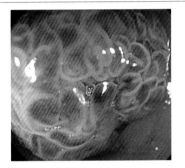

NBI 像：表面结构非常明显

锯齿状腺瘤 serrated adenoma

● 好发于直肠或者乙状结肠的息肉。
● 发红的、鳞状的、细小凹凸的表面结构是其特征。
● NBI 可以把息肉的表面结构和构成息肉的毛细血管显示得非常清楚。

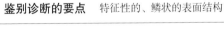

鉴别诊断的要点　特征性的、鳞状的表面结构

幼年性息肉 juvenile polyp

● 多见于儿童，也可发生在成人。
● 有蒂性和亚蒂性较多，大多数伴有明显的发红、糜烂，渗出物致其呈白色。
● 呈现特征性的小凹形态（粗的圆形）。
● 几乎没有癌变的危险。
● 容易出血，有内镜下切除的适应证。

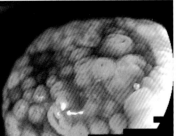

放大观察可见典型的、粗圆形的小凹形态

鉴别诊断的要点　发红，糜烂，粗的圆形的小凹形态。

（3）发红・糜烂的病变

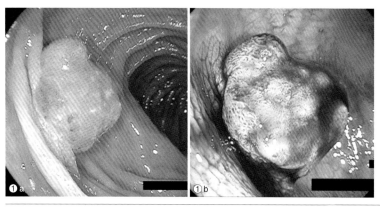

直肠，16mm

- 头部呈糜烂、不规整的亚蒂性病变。
- 仅头部的左上部可见Ⅳ型的小凹，而其他的部位几乎都是V_I型小凹，有一部分是V_N型小凹。

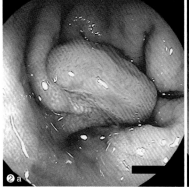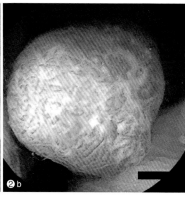

乙状结肠，13mm

- 明显发红的亚蒂性病变。
- 放大观察，表面的微小血管导致发红。
- 可见直径粗细不同的、屈曲蛇行的微小血管。

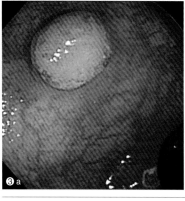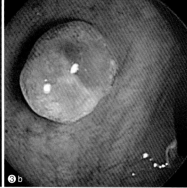

乙状结肠，6mm

- 边缘略微发红，顶部有褪色的亚蒂性病变，普通内镜观察只看到表面光滑。
- 喷洒色素后可见不规整的边缘有浅凹陷面。
- 凹陷内部有直径粗细不同的血管，易出血。

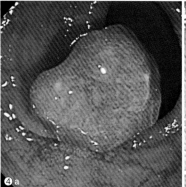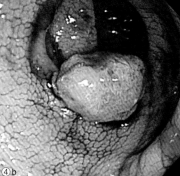

乙状结肠，12mm

- 明显发红的亚蒂性病变。
- 病变的口侧有浅的凹陷形成，呈不对称的不规整形态。
- 肿瘤表面有黏液附着，色素附着差。
- 活动度良好，使肠管完全伸展的话，未见皱襞集中。

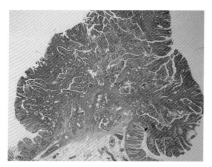

浸润到 SM 深部（≥ 1000μm）的癌

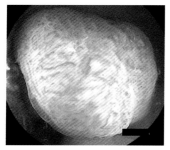

可见粗的、屈曲蛇行的、边缘光滑、长的异常血管

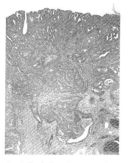

高分化腺癌浸润到黏膜下层深部（3500μm）

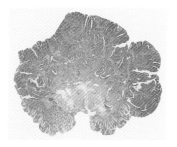

高分化腺癌伴随着间质反应浸润到黏膜下层深部

早期癌（SM ≥ 1000μm）

early carcinoma（SM ≥ 1000μm）

● 浸润到黏膜下层 1000μm 以下的 10%～15% 都有淋巴结转移的可能性，浸润范围在 1000μm 以内、脉管侵袭阴性、分化型腺癌（高分化、中分化腺癌）时转移的可能性几乎没有，适合内镜下切除。黏膜下层浸润距离的诊断对治疗方法的选择非常重要。

● 像这个病变的头部发红、糜烂，呈现出黏膜下层癌的例子比较多，呈现小凹形态 Ⅵ–V_N 型。腺瘤的局部可以有发红、糜烂，但如果发红、糜烂占据了头部的大部分，基本可以考虑诊断为 SM 癌。

● ②的病例中用普通内镜观察头部就可确认，可见粗的、屈曲蛇行的、边缘光滑的、细长的异常血管，呈现这样的血管的肿瘤，其恶性度比较高（中、低分化腺癌，脉管侵袭阳性等），是外科手术的适应证。

● 因为是亚蒂，即使浸润到黏膜下层深部，移动性依然很好的例子，非隆起征阴性的也比较多。

● ③的病例是比较小的病变，头部的褪色和边缘的红色界限清晰，表明为癌，明显的表面结构为该癌的特征。

● 浅的凹陷面的边缘不整，血管直径大小不等以及边缘部的密集血管，怀疑浸润到 SM 以下。

● ④的病例中有发红、易出血的特点，病变的表面不对称、不规整，强烈怀疑浸润到 SM 以下。

● 但是，充分给气后观察肠管伸展良好，非隆起征阴性，可行 EMR。

● 组织学上高分化腺癌浸润到 SM 以下，追加肠切除术，未见淋巴结转移。

鉴别诊断的要点 头部的结构变化，异常的血管。

（4）头部破溃的病变

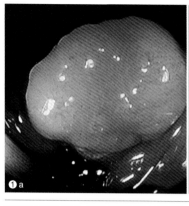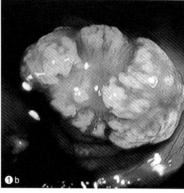

乙状结肠，9mm

- 呈现广基性的亚蒂形态，呈暗红色（①a）。
- 头部的一部分破溃呈凹凸状，病变整体缺乏紧绷感（①a）。
- 喷洒靛蓝胭脂红后，头部的破溃非常明显（①b）。

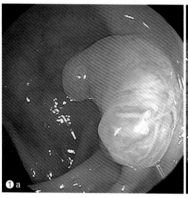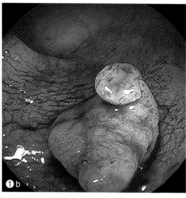

乙状结肠，8mm

- 明显发红的亚蒂性病变，头部有很大的破溃，局部可见角突出。
- 角的部分可见Ⅲ$_L$型小凹形态，其他部位规则的结构消失（①b）。

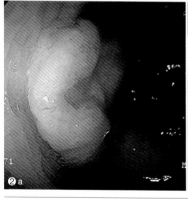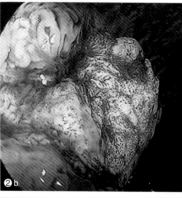

降结肠，7mm

- 呈亚蒂形态，基底部边缘可见白斑（②a）。
- 与基底部相连的边缘未见凹陷，头部破溃，界限不规整，凹凸不平（②a）。
- 喷洒色素后放大观察头部，边缘呈脑回状小凹（Ⅳ型），破溃的部位呈V$_N$型腺管开口（②b）。

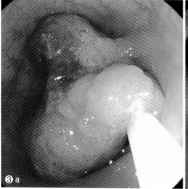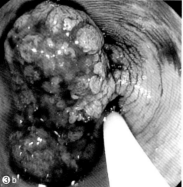

乙状结肠，22mm

- 头部有破溃、被渗出物覆盖的亚蒂性病变。
- 喷洒色素后头部的破溃非常明显，与边缘的结构不同。

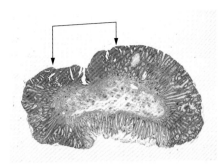

箭头的部分可见高分化腺癌

早期癌（M）early carcinom（M）

● 本例为腺瘤癌变的 adenoma-carcinoma sequence 典型病例。

● 病变的头部可见不规则的破溃，它的程度较小，缺乏紧绷感，因此腺瘤与癌的鉴别诊断比较困难。

● 根据普通内镜所见，肿瘤内局限性癌的诊断比较困难，根据小凹形态诊断腺瘤内癌则比较容易。

● 本例的一部分有破溃，病变保存了整体形态，缺乏紧绷感，据此考虑为内镜下切除的适应证（SM < 1000μm），施行 EMR 术。

早期癌（SM ≥ 1000μm）

early carcinoma（SM ≥ 1000μm）

● 均为小的亚蒂性病变，根据头部的破溃情况，强烈提示浸润到 SM 深部。

● ①的病例，可见隆起的角状的部分呈Ⅲ$_L$型小凹形态，中心的凹陷部分小凹形态消失，可以推断浸润到 SM 深部的癌。施行外科手术，结果显示浸润到 SM ≥ 1000μm。

● ②的病例，破溃的部分可见 V$_I$型小凹形态，周围可见规则的Ⅳ型小凹，考虑是起源于为腺瘤 SM 的癌。本例不同意外科手术，行 EMR 术，V$_I$型小凹部分对应的是 SM 深部浸润癌，Ⅳ型小凹部分对应着腺瘤。

● ③的病例，头部的破溃部分与边缘部的结构不同，因为被渗出物覆盖，无法观察小凹形态。

● 头部结构的不同强烈提示癌，但是诊断 SM 深部浸润比较困难。

● 用活检钳触碰基底部比较软，行 EMR 手术切除，因为黏膜下层有黏液癌，因此是外科手术的适应证。

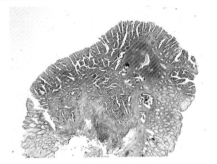

黏膜肌层破坏，大量浸润到 SM

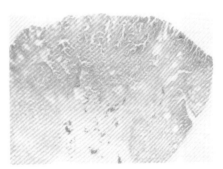

SM 深部有大量浸润的高分化腺癌，边缘一部分可见腺瘤

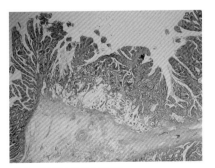

黏膜下层可见黏液癌浸润

鉴别诊断的要点 头部破溃，可见非常明显的表面结构的改变。

(4) 头部破溃的病变

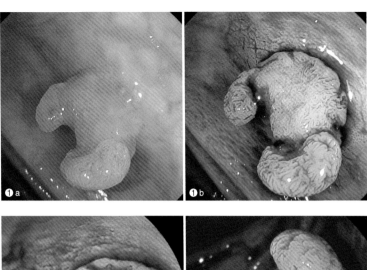

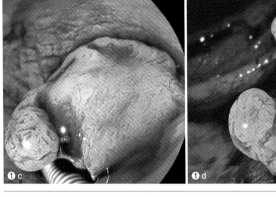

升结肠，10mm
- 头部破溃，局部有角凸出的亚蒂性病变。
- 病变没有明显的发红、糜烂。
- 喷洒色素后，边缘呈 III_L 型，中央部呈 V_I 型小凹形态。
- ①d 是升结肠内翻转观察的图像。

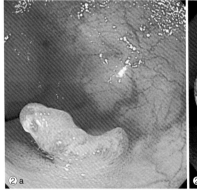

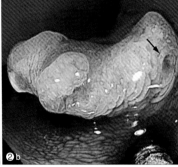

乙状结肠，10mm
- 亚蒂性病变，顶部可见凹陷，活动度欠佳。
- 局部可见有白苔附着。
- 基底边缘的局部有色素潴留，可见小的凹陷（箭头处即所谓逆喷射所见）。

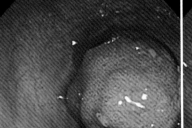

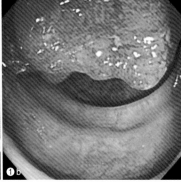

乙状结肠，30mm
- 有紧绷感的、发红的隆起，活动度差。
- 顶部可见伴凹凸的凹陷。
- 隆起起始部周边的黏膜有多发的小白斑。

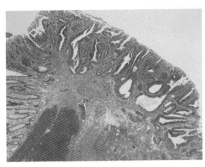

黏膜肌层破坏的病例，垂直浸润距离距表层 2000μm 的脉管侵袭阳性的高分化腺癌

早期癌（SM ≥ 1000μm）

early carcinoma（SM ≥ 1000μm）

● 头部的破溃是 SM 深部浸润癌的特征，有此所见诊断就比较容易。

● 癌的黏膜下层浸润深度在 1000μm 以上，有淋巴结转移的几乎占 10%～15%，1000μm 以内的、脉管侵袭阴性、分化型腺癌（高分化腺癌，中分化腺癌），转移的可能性几乎没有，是内镜下切除的适应证，黏膜下层癌浸润距离的诊断对治疗非常重要。

● ①的病例，残存ⅢL型腺管开口，中央的腺管开口呈 V_1 型，这一点非常重要，是提示浸润性癌的形态改变。ⅢL 处提示残存的黏膜的病变，V_1 处提示为露出的黏膜下层癌，即使病变非常小，也可以诊断为 SM 深部浸润性癌。而且，这两种腺管开口形态的同时存在，强烈提示腺瘤 - 癌相关（adenoma-carcinoma sequence）。

● ①d 为翻转观察像，其余的均为从肛侧观察到的图像，在此强调一下，分别从肛侧和口侧观察的重要性，可以更加全面地了解病变。

● 像①这样的病例，两种不同的结构并存的所见，强烈提示我们应该考虑癌的存在。

● ②的病例，头部破溃，边缘的局部可见所谓的逆喷射所见，很容易得出 SM 深部浸润的诊断。

● 逆喷射所见提示癌浸润至 SM 以下后再次露出至黏膜表面，本例在病理组织学上已经得到确认。

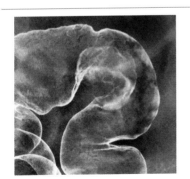

中分化型腺癌，SM 浸润深度达 3300μm，箭头处是逆喷射部位

鉴别诊断的要点　小凹形态，逆喷射所见。

进展期癌（MP）advanced carcinoma（MP）

● 浸润到固有肌层的 I 型进展期癌（高分化腺癌）。

● 占据管腔的大型的病变，通过内镜观察起始部比较困难。

● 根据其顶部凹陷、病变有紧绷感及活动度差，考虑为进展期癌，针对这样的病变，灌肠 X 线造影检查有助于浸润深度的诊断。

灌肠 X 线造影检查的侧面像可见角状变形

鉴别诊断的要点　头部破溃、不活动。

肿瘤性疾病—②亚蒂性病变（4）头部破溃的病变

（5）表面光滑的病变

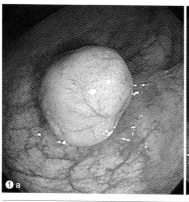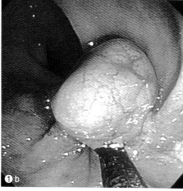

直肠，10mm
- 直肠 Rb 可见表面光滑的亚蒂性病变。
- 表面颜色正常，有正常黏膜覆盖。
- 用活检钳触之有弹性，较硬，可以活动。

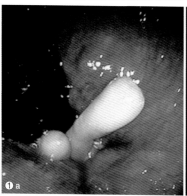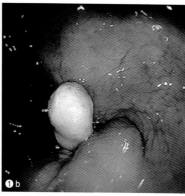

肛门部，10mm
- 直肠内翻转观察，可见生长于齿状线外侧（肛门）的细长隆起性病变。
- 表面光滑，呈白色。

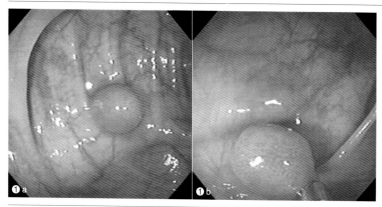

乙状结肠，10mm
- 可见表面光滑的亚蒂性隆起病变，表面颜色正常。
- 用活检钳触之硬，活动度良好。

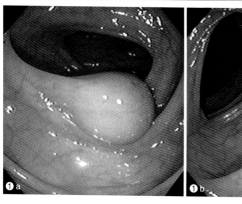

降结肠，18mm
- 表面光滑，颜色发白。
- 活动度良好，软，活检钳触之易变形。

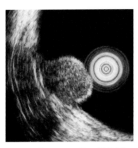

第3层内可见回声比较低的、实质性肿块

类癌 carcinoid

● 通常发生于黏膜深层，主要从黏膜下层向深部浸润，形成黏膜下肿瘤形态。

● 小的病变，为表面光滑的半球形隆起性病变，呈黄色，表面被正常黏膜覆盖。

● 与其他黏膜下肿瘤鉴别的要点：黄色，硬。

● 超声内镜可观察到类癌为局限性，有利于判断是否适合内镜下治疗。

肛门息肉 anal polp

● 肛管的裂伤，由于肛门缺血，内括约肌收缩、感染等原因，慢性化，形成隆起。

● 齿状线近旁见白色、表面光滑的隆起性病变时，很容易确诊本病。

应鉴别的疾病 不伴色素沉着的恶性黑色素瘤。

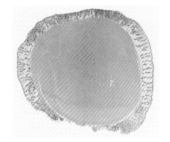

黏膜下层可见纺锤体细胞增生，胞体呈嗜酸性

平滑肌瘤 leiomyoma

● 小的病变多无症状，大多数是偶然发现的。

● 如果增大，管外型者触诊可以触及，管内型者可能因引起肠套叠、出血、狭窄而出现症状。

● 好发于直肠，乙状结肠、横结肠也多见。

● 内镜下观察，小的病变除可见表面颜色正常的黏膜下肿瘤外，并无特殊表现。

● 起源于黏膜肌层的病变隆起非常明显，而起源于固有肌层的病变隆起较为平缓。

脂肪瘤 lipoma

● 病变由成熟的脂肪细胞增殖而来，无恶变倾向。

● 好发于右半结肠，很少见于直肠。

● 大多数无症状，偶尔被发现，也有因牵拉痛、肠套叠而引起腹痛、黏液便血、排便异常、触及肿块而被发现的情况。

● 内镜下改变多为黄色，像本例这样小的病变也可以呈白色。表面光滑、有光泽的无蒂或者有蒂性肿物，柔软而富有弹性。

● 作为柔软的黏膜下肿瘤，须与淋巴管瘤相鉴别，脂肪瘤不透光而富有弹性，据此可做鉴别。

高回声肿块

(6) 多发的病变

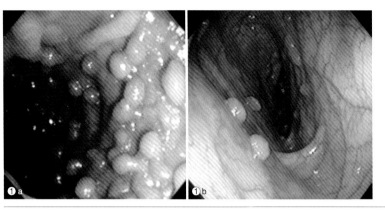

大肠全程 3～6mm
- 多发的亚蒂性息肉。
- 息肉的分布有疏有密。
- 每个息肉的颜色均正常，表面结构与腺瘤一致。

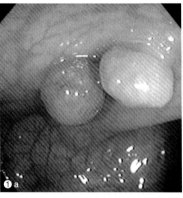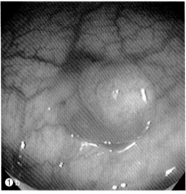

大肠全程
- 可见散在分布的亚蒂性至有蒂性息肉。
- 乙状结肠处病变为颜色正常的亚蒂性息肉，表面光滑。
- 表面可见稀疏的椭圆形及小圆形小凹形态。

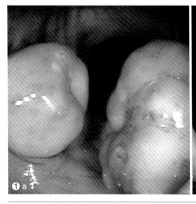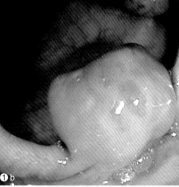

大肠全程
- 多发的广基性、亚蒂性肿瘤。
- 肿瘤以黄白色为主，黏膜下可透见呈紫红色扩张的血管。
- 肿瘤顶部可见浅凹陷。
- 有弹性，触之如橡胶。

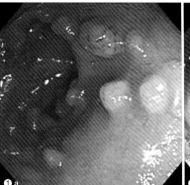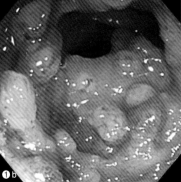

末端回肠，3～5mm
- 末端回肠多发亚蒂性、半球形小隆起。
- 小的病变颜色正常或微微发白，大一点的病变表面呈红色或者可见血管像。

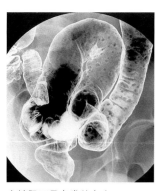

全结肠可见多发的息肉

结肠腺瘤病 adenomatosis coil

- 常染色体显性遗传的消化道息肉病。
- 本病的原因是 5 号染色体长臂上的 APC 基因突变。
- 通常以存在 100 个以上腺瘤作为诊断指标，根据腺瘤的分布密度，分为密生型和非密生型。
- 合并结肠癌的几率高，腺瘤也可见于胃、十二指肠、小肠。
- 很多伴有胃底腺息肉病。

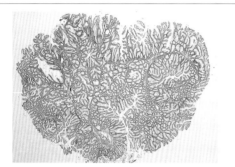

黏膜肌层可见树枝状增生的错构瘤

Peutz–Jeghers 综合征 Peutz-Jeghers syndrome

- 是一种常染色体显性遗传，伴有皮肤黏膜色素沉着的消化道息肉病。
- 大多数在 20 岁左右发病。
- 息肉以小肠最多见，结肠次之。
- 息肉散在分布，不像结肠腺瘤病那样密集。
- 形态以亚蒂性多见，长大后可以是有蒂性及广基性。
- 组织学上考虑为错构瘤，以腺管增生、延长及黏膜肌层的树枝状增生为特征。

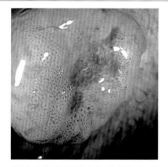

肿瘤的顶部可见密集的毛细血管

蓝色橡皮泡痣综合征

blue rubber bleb nevus syndrome

- 以出现于皮肤及内脏的血管瘤为特征的罕见疾病，大多数病例于出生时即发现病变，也有成年以后才发病的报道。
- 消化道的病变可出现于从口腔到肛门的全部消化道，小肠多于结肠。就结肠而言，有报道认为左侧多于右侧。
- 内镜下可见蓝色橡胶球样有弹性的血管瘤，大小可为数毫米到数厘米，个数可由单发到数百个，多种多样，根据其特征很容易判断。

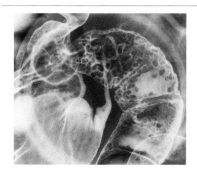

回盲瓣肿大，末端回肠可见多发小隆起

淋巴瘤（滤泡性淋巴瘤）follicular lymphoma

- 属于病变进展比较缓慢的类型，低度恶性，大多数是以年为单位缓慢进展的淋巴瘤。
- 因为几乎没有症状，所以发现比较晚。诊断时，病期在 Ⅲ / Ⅳ 期的进展期的占 80% 以上。大多数情况是从体表的淋巴结肿大来诊断的。
- 与周围健康的黏膜颜色相同，多发隆起病变，与淋巴滤泡的增生鉴别起来比较困难。

鉴别诊断的要点　淋巴滤泡的增生。

（1）有分叶的病变

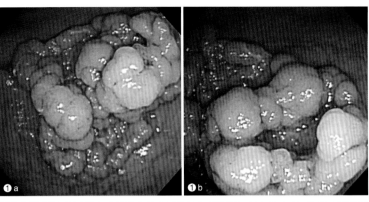

直肠 Ra，45mm。

● 界限明显的广基性病变，由大小不等的结节构成。
● 结节大的部位隆起比较明显，小的部位隆起比较低。
● 颜色正常至微呈白色。
● 结节上未见凹陷、糜烂。

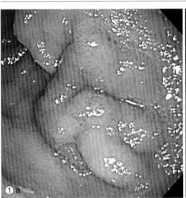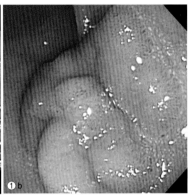

直肠，20mm

● 可见脑回状分叶、呈红色调的广基性病变。
● 病变的界限非常清晰。
● 每个结节都比较均一，未见凹陷及糜烂。

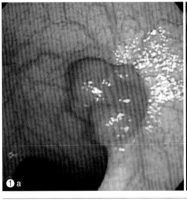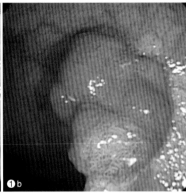

乙状结肠，20mm

● 表面发红呈粗大的分叶，未见明确的溃疡及糜烂。
● 没有明显的皱襞集中，可见伸展不良（① a）。

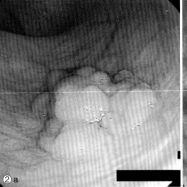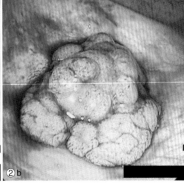

直肠，28mm

● 比较小的分叶集合形成无蒂性病变。
● 喷洒色素后，除了肿瘤的中央部以外的区域可见Ⅳ型小凹形态，中央部可见不规整的 V_1 型小凹形态。

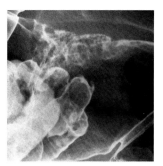

灌肠X线造影检查的侧面像，几乎未见肠壁变形

绒毛管状腺瘤 tubulovillous adenoma

- 呈所谓的结节集簇样的形态（或者LST-G）的绒毛管状腺瘤。
- 可见部分领域呈高度异型性，没有明确诊断为癌的部分。
- 比较高的部分肿瘤腺管延长呈绒毛状，低的部分以管状腺瘤为主。
- 合并SM浸润癌的时候，大多数表现为凹陷、糜烂，结节状结构消失。

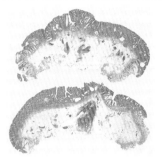

以管状腺瘤为背景，可见部分高分化腺癌

早期癌（M）early carcinoma（M）

- 本例也是所谓的结节集簇样病变（或者LST-G），大部分是管状腺瘤，局部可见高分化腺癌。
- 病变表面可见脑回状的分叶，通过充分给气后使肠管伸展，隆起就变平了。
- 像这样的病变合并黏膜内癌的话，在内镜下确定它的部位非常困难。

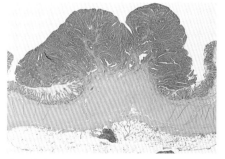

高分化腺癌浸润到黏膜下层深层

早期癌（SM ≥ 1000μm）

early carcinoma（SM ≥ 1000μm）

- ①的病例中可见SM ≥ 1000μm浸润癌呈现类息肉样生长。
- 不伴溃疡、糜烂，从表面形状上未见怀疑SM massive浸润癌的依据。
- 从肠管伸展不良所见怀疑SM massive浸润癌，不适合内镜下治疗。
- ②的病例通过普通内镜观察未见伸展不良，不伴溃疡及糜烂，未见怀疑SM massive浸润癌的依据。
- 放大观察，只有顶部可见V_1型小凹形态和直径大小不等的微小血管，其余均为规则的Ⅳ型小凹形态。
- 虽然癌的诊断很容易，但是SM massive浸润癌的诊断比较困难。

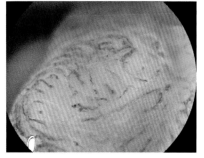

放大镜下可见直径大小不一的微小血管

鉴别诊断的要点 伸展不良，V_1型小凹形态，直径大小不等的微小血管。

（1）有分叶的病变

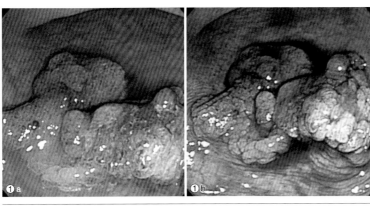

乙状结肠，20mm，15mm
- 2 个相邻的、表面呈绒毛状的病变（① a）。
- 左边有蒂，右边亚蒂性病变，无论哪个都呈红色。
- 亚蒂性病变的表面性状不一致，顶部可见界限不明显的凹陷，凹陷边缘部可见小结节状隆起（① b）。

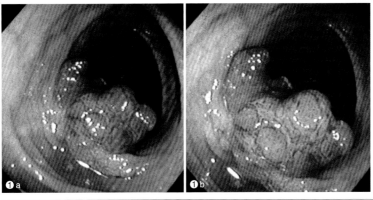

乙状结肠，30mm
- 环 1/4 周的广基性隆起病变。
- 表面呈八头状分叶。
- 肿瘤呈红色调。
- 肿瘤边缘的壁伸展不良。

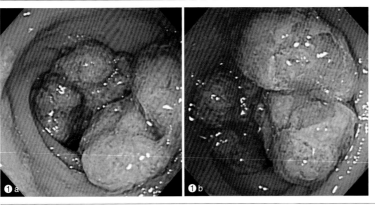

乙状结肠，50mm
- 粗大的呈分叶状的肿瘤占据着管腔。
- 病变隆起非常明显，但是无法很好地观察其基低部位。
- 内镜不能通过狭窄部，未见溃疡。

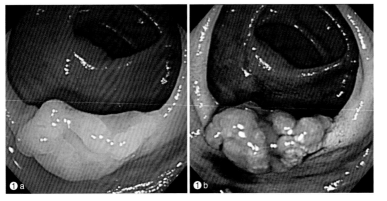

升结肠，15mm
- 可见像半月皱襞一样色调的、比较低的广基性病变。
- 表面呈现轻度的分叶，比较有光泽。
- 未见壁的伸展不良。

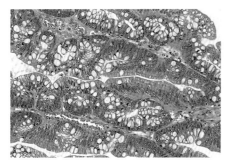

本病例的主体是锯齿状腺瘤

早期癌（SM ≥ 1000μm）

early carcinoma（SM ≥ 1000μm）

● 锯齿状腺瘤中，表面呈现绒毛状。
● 亚蒂性病变可见凹陷，怀疑合并恶性肿瘤，与凹陷部位一致，合并黏膜下层浸润癌（SM ≥ 1000μm）。

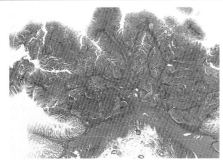

固有肌层浅层有高分化癌浸润

进展期癌（MP）advanced carcinoma（MP）

● 未形成溃疡，不规则的分叶呈现显著的Ⅰ型病变。
● 像这样的所见，进展癌中达到比较深的浅进展癌比较多。

进展癌（SS）advanced carcinoma（SS）

● 病变内部不伴有大的溃疡的Ⅰ型ss浸润癌，组织学高分化腺癌占据了病变的主体。
● 没有移动性，引起狭窄，比较容易诊断为进展期癌。

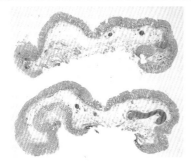

锯齿状病变，隐窝歪、扩张，有明显分歧

sessile serrated polyp（SSP）

● 有时也使用 sessile serrated adenoma（SSA）、atypic hyperplastic 这两个名称。
● 多发生在女性的右侧结肠（盲肠 - 脾曲）。
● 是由于 BRAF 基因变异或者微卫星不稳定性（MSI）导致的癌变。
● 组织学特征，大小 5mm 以上（多数 1cm 以上），一直到腺管底部均可见锯齿状改变，引起腺管的扭曲、扩张，而且表层可见增殖带。
● 内镜下呈白色，为富含黏液的无蒂性隆起。

(2) 无分叶的病变

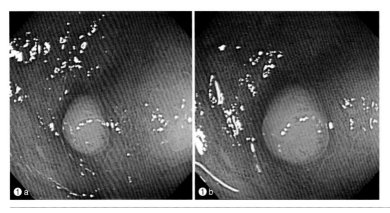

横结肠，7mm
- 黏膜背景上可见假黑病变，病变呈白色调。
- 表面尚光滑，未见分叶。

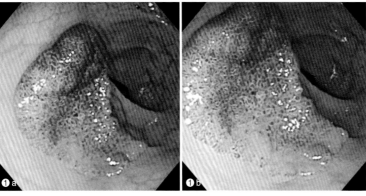

直肠，20mm
- 界限明显的病变，从画面中右下隆起比较低的部分移行到左上隆起比较高的部分。
- 隆起比较高的部分可见呈绒毛状，色红。
- 壁的伸展性良好。

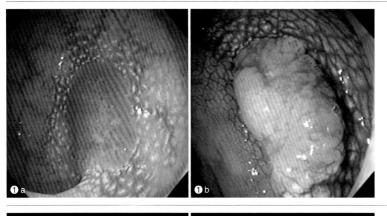

乙状结肠，18mm
- 比较平坦的无蒂性病变，表面光滑。喷洒色素后可见中心部隆起，表面不光滑。
- 周围可见明显的白斑。

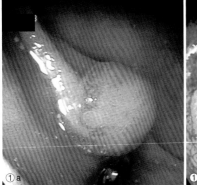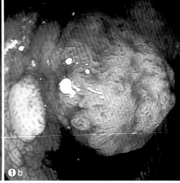

乙状结肠，7mm
- 表面光滑的、无分叶的无蒂性病变。
- 小的病变，可见皱襞集中现象。
- 喷洒色素后可见不规整的小凹形态（V_1型）。

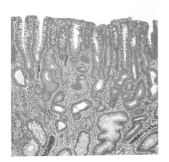

组织学上可见腺瘤性管状腺管的增生

管状腺瘤 tubular adenoma

- 即使是普通内镜观察，也可见均一的管状的表面模样（Ⅲ$_L$型），诊断腺瘤比较容易。还有本例没有凹凸或者凹陷，没有怀疑浸润癌的所见。
- 无蒂性病变时，如果癌浸润到 SM ≥ 1000μm 时，头部会有破溃，不规整的形态或者凹陷、糜烂、溃疡等。但是，SM < 1000μm 时，缺乏上述镜下所见。
- 腺瘤和 SM < 1000μm 的癌无法鉴别，都是内镜下切除的适应证。

鉴别诊断的要点　腺管开口形态。

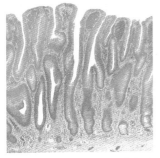

绒毛管状腺瘤伴有高分化腺癌的病变

早期癌（M）early carcinoma（M）

- 在腺瘤的基础上发生的癌称为腺瘤内癌，病变内癌和腺瘤共存。
- 为管状腺瘤中有癌发生的腺瘤内癌的病例。为较大的病变，怀疑癌变，表面未见糜烂、溃疡、变形，周边黏膜也未见牵拉。即使是癌，也可能是深度比较浅的癌（SM < 1000μm）。

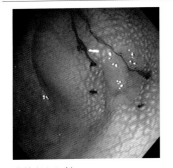

非抬举征阳性

早期癌（SM ≥ 1000μm）

early carcinoma（SM ≥ 1000μm）

- 本例初步观察可见表面光滑，喷洒色素后可见凹凸不平，是怀疑 SM 浸润癌的所见。但是，给气后伸展良好，未见明确的溃疡和糜烂，判断 SM 深部浸润的可能性比较小，可以尝试内镜治疗。
- 在病变周围四个部位局部注射，可见病变未隆起，非抬举征阳性。
- 非隆起征阳性，表示癌浸润到 SM 深层，不是内镜治疗的适应证。

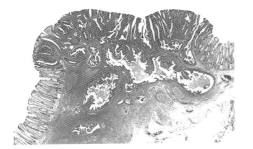

SM 可见大量浸润的癌（SM ≥ 1000μm）

早期癌（SM ≥ 1000μm）

early carcinoma（SM ≥ 1000μm）

- 头部表面光滑有紧绷感，仔细观察病变基底部呈锯齿状形态，喷洒色素后可见不规整形态。表浅型癌达黏膜下层，推测有快速发育的、有隆起病变的病例。
- 可以应用 EUS，本例通过详细的头部观察可以诊断。

鉴别诊断的要点　基底部的锯齿状形态，V$_1$ 型小凹形态。

(2) 无分叶的病变

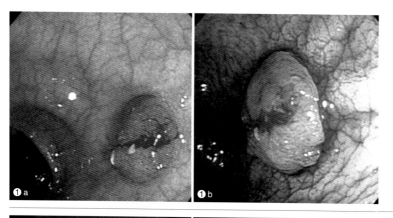

乙状结肠，10mm
- 隆起明显，表面未见凹凸不平。
- 表面用水冲洗，则容易出血。
- 明显发红，小凹形态不清楚。
- 无皱襞集中，也未见肠腔变形。

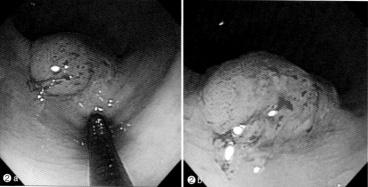

直肠，10mm
- 表面光滑的无蒂性病变，未见分叶及凹陷。
- 表面黏液比较多，易出血。
- 基底部疑有轻度的伸展不良。

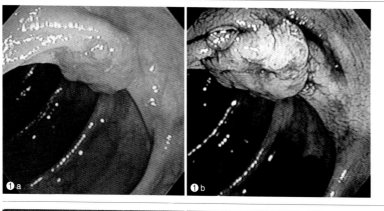

升结肠，10mm
- 可见暗红的无蒂性隆起。
- 表面可见轻度的凹凸不平，未见分叶及溃疡形成。
- 可见皱襞集中及明显的肠壁牵拉。

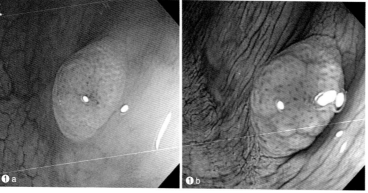

乙状结肠，5mm
- 小的无蒂性息肉，呈轻度的白色。
- 表面可见略扩张的椭圆形小凹（Ⅱ型）。

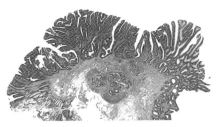

黏膜癌的部分为高分化癌,浸润的部分为中分化癌

早期癌(SM ≥ 1000μm)

early carcinoma(SM ≥ 1000μm)

- 黏膜癌部分仍然存在局部浸润至 SM 以下的 I~s~ 型病变。
- 这个病例从表面结构来诊断浸润深度很难。
- 怀疑 SM 深度浸润的时候,用手触及易出血,可见皱襞集中等伸展不良。
- 这个病例未见非隆起症,可行 EMR,但还是属于应该选择外科手术的病变。

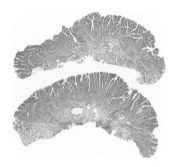

黏膜下高分化腺癌大量浸润,伴间质反应

进展期癌(SS) advanced carcinoma(SS)

- 本病例是 10mm 的 I 型 SS 浸润癌,癌灶的大部分局于黏膜下层。
- 伴有轻度的发红,根据表面粗糙的性状很容易诊断癌。
- 周边可见粗的皱襞集中,考虑为进展期癌。

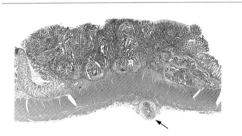

浆膜下层仅见小癌灶

鉴别诊断的要点　皱襞集中,肠腔变形。

增生性息肉 hyperplastic polyp

- 增生性息肉属于非肿瘤性息肉。
- 好发于乙状结肠、直肠,随着年龄的增加而增加。
- 几乎全是 5mm 以下的小型病变。
- 内镜下可见呈白色的没有分叶的病变,可见从半球形到扁平的息肉。
- 接近观察,很容易观察到表面略扩张的椭圆形小凹(II型)。

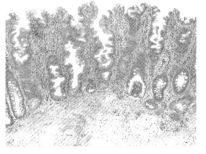

无异型性的、锯齿状腺管构成的病变

（3）二次隆起

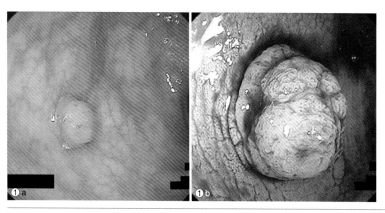

直肠，9mm
- 圆形的头部呈现二次隆起的无蒂性病变。
- 喷洒色素后可见头部不规则的 V_1 型小凹形态。
- 未见皱襞集中。

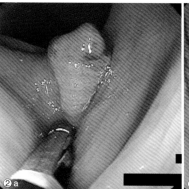
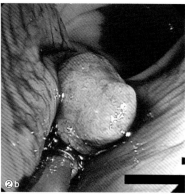

乙状结肠，6mm
- 二次隆起的小的无蒂性病变。
- 喷洒色素后，在二次隆起的基底部未见明显的 zig-zag 形态病变。

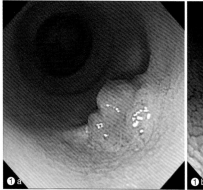
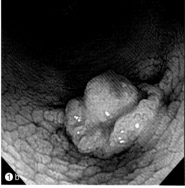

乙状结肠，10mm
- 边缘部可见界限明显的、比较低的隆起，内部可见不规整的车轮状的凹陷。
- 凹陷的内部可见半球型的凹陷。
- 半球型隆起的表面未见色素附着的结构。
- 病变的周围可见轻度的皱襞集中。

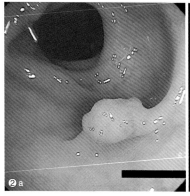
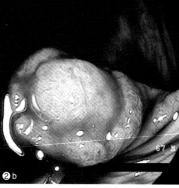

横结肠，6mm
- 呈现二次隆起的无蒂性病变。
- 喷洒色素后可见明显的二次隆起。
- 头部未见规则的小凹形态，可见直径不同的小凹形态。

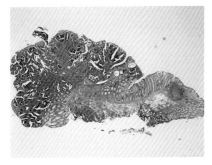

SM 浸润癌（SM < 1000μm）

早期癌（SM < 1000μm）

early carcinoma（SM < 1000μm）

● 边缘和头部可见二次隆起病变，病变全体的结构在边缘和头部不同，像这个病变有 2 个不同的肿瘤结构，就可以诊断为癌。

● 头部的小凹形态失去规则，可见 V_I 型小凹形态。未见有外科手术的适应证（恶性度比较高的癌）：病变较粗，屈曲蛇行，边缘光滑，比较细长的异常血管，诊断为 SM 浸润癌，行内镜下切除。

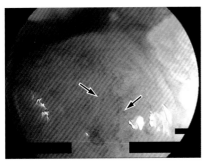

在病变附近放大观察，可见直径不同的微小血管

鉴别诊断的要点 V_I 型小凹形态，异常血管的有无。

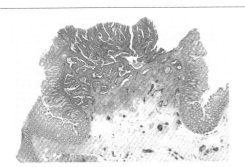

黏膜下伴随着间质反应的高分化腺癌大量浸润

早期癌（SM ≥ 1000μm）

early carcinoma（SM ≥ 1000μm）

● 表浅型肿瘤癌在黏膜下层快速进展的话，表浅型之外的形态快速发生变化，左边的①②是典型的病例。

● 头部有紧绷感，它的小凹形态是不能确认的 V_N 型小凹形态，头部和边缘呈现二次隆起，边缘可见锯齿状小凹形态。浅的 SM 癌（SM < 1000μm）和不一样头部小凹（V_N 型）以及边缘的锯齿状形态。

● 这个病变的头部或者边缘，或者两头都呈粗的、屈曲蛇行、边缘光滑比较细长的异常血管，这样的异常血管就有外科手术切除的适应证。

● 从淋巴结转移的可能性（10%～15%）来看，施行了外科手术切除。

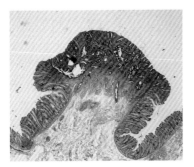

SM 浸润癌（SM ≥ 1000μm）

鉴别诊断的要点 V_N 型小凹形态，锯齿状形态，异常血管的有无。

（3）二次隆起

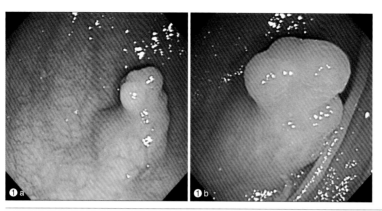

乙状结肠，12mm
- 平缓隆起的表面可见光滑的隆起，顶部形成缩窄。
- 颜色正常，局部有透明的感觉。
- 用活检钳触之较软。

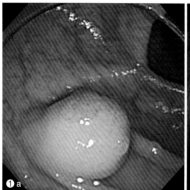
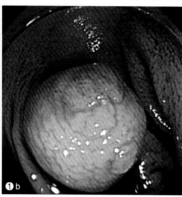

升结肠，12mm
- 微微呈黄色的半球形隆起上，可见微微发红的比较低的隆起。
- 喷洒色素后观察，微微发红的隆起表面与其他部分可见明显不一样的形态。
- 用活检钳触之，半球形的隆起较软。

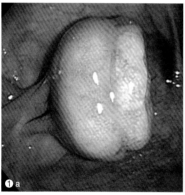
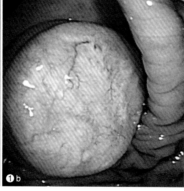

盲肠，16mm
- 半球形隆起性病变，急剧隆起。
- 基底部的表面平滑，可见血管透见，顶部呈黄色，比较粗糙。
- 有缩窄，形成所谓的二次隆起，顶部可见肿瘤露出。
- 呈所谓大臼齿样形态。

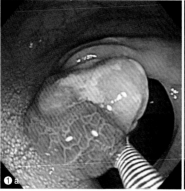
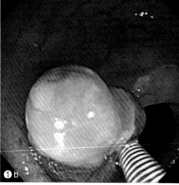

横结肠，15mm
- 病变的起始侧表面光滑，明显发红。
- 病变的顶部有黏膜脱落，褪色结构消失，局部有白色渗出物附着。
- 病变的周围黏膜多发水肿状的小白斑。

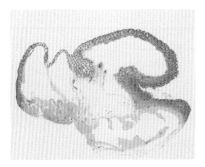

正常黏膜下可见多房的囊泡

淋巴管瘤 lymphangioma

- 囊泡样的比较软的黏膜下肿瘤,因淋巴管内皮细胞的增殖,肿瘤呈现海绵状或者囊泡状。
- 分为单房性和多房性,有透光性,大多数发生于右侧结肠。
- Cushion sign 呈现弱阳性,用活检钳取活检,被膜破坏有液体流出。

应鉴别的疾病 脂肪瘤。

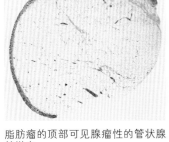

脂肪瘤的顶部可见腺瘤性的管状腺管增生

脂肪瘤上发生的管状腺瘤

tubular adenoma located on lipoma

- 脂肪瘤上合并管状腺瘤,这种病例比较少。
- 基底部呈黄色的部分 cushion sign 征阳性,容易诊断为脂肪瘤。喷洒色素后,头部可见Ⅲ$_L$型小凹形态,诊断为管状腺瘤比较容易。
- 针对脂肪瘤,可以用某些方法去掉黏膜层之后,压迫肿瘤,脂肪组织从缺损的部分排出来(naked fat sign)。

鉴别诊断的要点 黄色,cushion sign 阳性,Ⅲ$_L$型小凹形态。

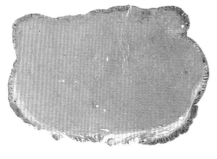

切除标本的放大像

颗粒细胞瘤 granular cell tumor

- 颗粒细胞瘤发生在结肠的比较少见。
- 小的病变呈无蒂性至亚蒂性形态,发育到 1cm 以上的呈现大臼齿样形态(二次隆起)。
- 黏膜下肿瘤,肿瘤表面全部被黏膜上皮覆盖,呈黄白色、黄色、白色,比淋巴管瘤、脂肪瘤要硬。
- 免疫染色 S-100 蛋白呈阳性。

应鉴别的疾病 淋巴管瘤、脂肪瘤。

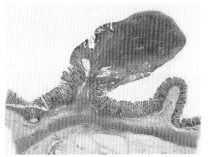

病变由肉芽组织的增生形成,可见嗜酸性粒细胞、淋巴细胞浸润,明显的毛细血管和成纤维细胞的增生。

炎性纤维性息肉

inflammatory fibroid polyp(IFP)

- 原因不明的反应性的炎性肿块,极少发生在结肠。
- 内镜下可见呈基本的黏膜下肿瘤样改变,顶部黏膜脱落,肉芽组织露出的情况比较多见。
- 组织像的特征:①成纤维细胞,纤维细胞,胶原纤维等组成的结缔组织增生;②嗜酸细胞、淋巴细胞等炎症细胞浸润,有时可见淋巴滤泡形成;③细小动脉、毛细血管、淋巴管等的脉管增生、扩张,小血管周围的纤维性结缔组织的同心圆状排列(onion skin样)。

鉴别诊断的要点 阴茎龟头样的形态。

（4）表面光滑的病变

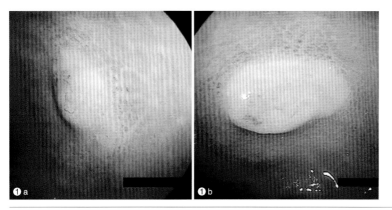

直肠，15mm
- 表面光滑的、白色、没有分叶的无蒂性病变。
- 隆起平缓的黏膜下肿瘤样形态。
- 表面未见糜烂、溃疡。

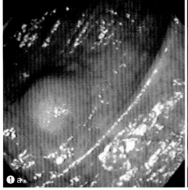
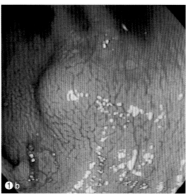

乙状结肠，10mm
- 隆起平缓、表面光滑的隆起，颜色正常。
- 用活检钳触之较硬，缺乏活动性。
- 从平缓的形状上推测病变在固有肌层深层。

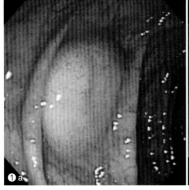
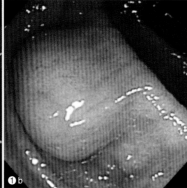

升结肠，20mm
- 半月皱襞之间，隆起平缓，表面光滑。
- 与周围黏膜相比微微发黄。
- 变换体位，其形态发生改变，病变较软。

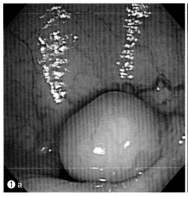
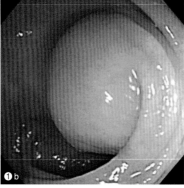

横结肠，15mm
- 可见表面光滑的半球形隆起。
- 颜色与周边的黏膜相同，未见糜烂及溃疡。
- 用活检钳触之较硬，缺乏活动性。

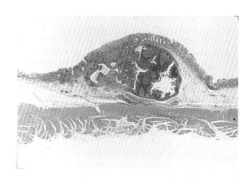

黏膜肌层尚完整，浸润至 SM 的淋巴滤泡内的癌（SM ≥ 1000μm）

早期癌（SM ≥ 1000μm）

early carcinoma（SM ≥ 1000μm）

● 黏膜表层的癌残存，黏膜肌层完好，癌大量浸润至黏膜下层的淋巴滤泡内，这个病例非常罕见。黏膜下肿瘤样隆起表面不是正常黏膜，被肿瘤腺管占据。

● 通过输入空气使隆起明显（① a），减少空气量就不明显了（① b），黏膜下肿瘤样隆起是由伴随着癌浸润的黏膜下层的淋巴滤泡所致。

● 超声内镜有助于诊断。

鉴别诊断的要点　超声内镜。

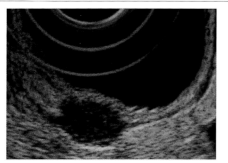

与固有肌层相连的低回声肿瘤

平滑肌瘤 leiomyoma

● 小的病变几乎无症状，偶尔被发现。

● 好发于直肠，乙状结肠和横结肠也多见。

● 小的病变为颜色正常的黏膜下肿瘤，无特征性表现。

● 起源于黏膜肌层的病变隆起较明显，起源于固有肌层的病变隆起较为平缓。

● EUS 下可见均一的低回声肿块，与固有肌层相连时，通过 EUS 就可以诊断为肌源性肿瘤。但是较大的病变，如果有出血、坏死、钙化时，内部回声变得不均匀。

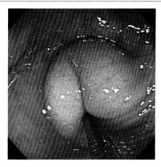

用活检钳压迫可见 cushion sign

脂肪瘤 lipoma

● 由成熟的脂肪细胞增殖而形成的病变，无恶变倾向。

● 好发于右半结肠，极少见于直肠。

● 无症状偶被发现的情况比较多，有时由于牵拉痛、肠套叠而引起腹痛、黏液血便、排便异常、触及肿块而发现。

● 内镜所见：黄色、表面光滑、有光泽的无蒂到有蒂性肿瘤，软的富有弹性。

● 软的黏膜下肿瘤应与淋巴管瘤相鉴别。脂肪瘤没有透光性、富有弹性。

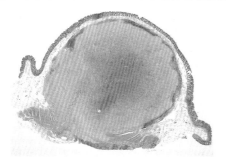

可见与内环肌相延续的肿瘤，desmin 阴性，S-100 蛋白阳性，c-kit 阴性

神经鞘瘤 Schwannoma

● 结肠的神经鞘瘤非常少见。

● 大多数发生于直肠，其次是横结肠。

● 半数以上可见溃疡，大的病变或者恶性病变，溃疡的发生率比较高。

● 无症状而被发现的情况比较多见，伴溃疡的时候可能出现便血，大的病变可引起肠套叠。

● 组织学上 Vimentin 及 S-100 蛋白阳性，desmin、SMA、CD34、c-kit 阴性。

（4）表面光滑的病变

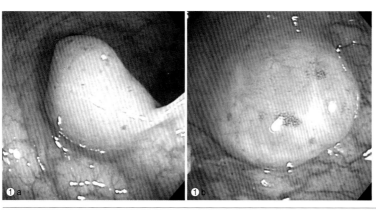

降结肠，15mm

● 表面光滑的广基性病变。

● 色调呈白色有透明感。

● 散在小的、发红的斑点。

● 变换体位其形态可发生改变，病变较软。

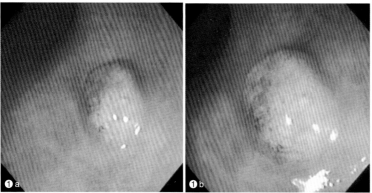

直肠下段，8mm

● 表面光滑的半球形隆起。

● 微微泛黄，顶部可见小红斑。

● 活检钳触之较硬。

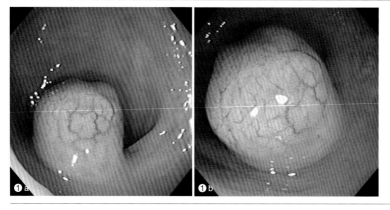

直肠，15mm

● 突然向上、表面光滑的隆起，有紧绷感。

● 颜色正常，可见血管。

● 顶部的轮廓略圆，未见凹陷或糜烂。

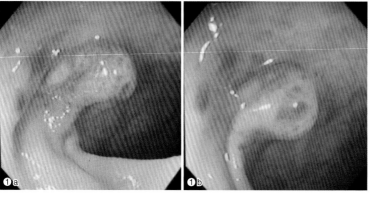

乙状结肠，10mm

● 坡度比较缓的、表面光滑的隆起。

● 颜色正常，散在红色斑点。

● 肿瘤较软，其形状因变换体位发生改变。

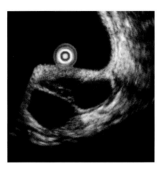

EUS 提示位于第 3 层，可见无回声及分隔

淋巴管瘤 lymphangioma

● 大多数为先天性淋巴管组织的畸形。
● 几乎都是无症状偶然发现的，但也有因腹痛、出血而发现的。极少数可导致腹泻、蛋白漏出、肠套叠。
● 内镜下表现为表面光滑的柔软肿瘤，颜色比正常黏膜略苍白至呈灰白色，有透光性。随体位变换而变形，有波动。
● 用注射针穿刺，可以抽出淋巴液。

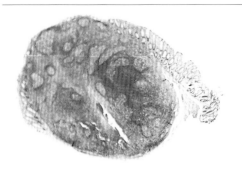

由伴有滤泡形成的淋巴组织构成

良性淋巴滤泡性息肉 benign lymphoid polyp

● 也称作良性淋巴瘤，是由淋巴组织形成的黏膜下肿瘤。
● 可发生于结肠全程，但以直肠下段好发（直肠扁桃体 rectal tonsil）。
● 内镜下观察，通常为 10mm 以下的表面光滑而有光泽的肿瘤，略呈白色，有时顶端可见糜烂、凹陷。

应鉴别的疾病 恶性淋巴瘤、类癌、平滑肌瘤。

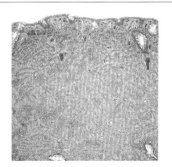

黏膜下的肿瘤细胞

类癌 carcinoid

● 大多数是偶然发现的，也有因血便、腹痛、腹泻、肛门部疼痛而发现的。
● 极少数引起类癌综合征。
● 大多数小的病变无缩窄、隆起平缓，如果是大于 10mm 的，基底部有缩窄。
● 一般表面光滑，如果变大，可见凹陷、糜烂、溃疡，与 2 型癌的鉴别诊断存在一定的问题。
● 颜色有的发黄，有的正常。

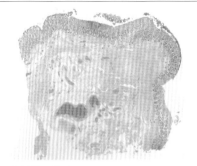

海绵状血管瘤

血管瘤 hemanginoma

● 血管瘤分为海绵状血管瘤和毛细血管性血管瘤，前者呈肿瘤性增殖，后者是错构瘤，本病例是海绵状血管瘤。
● 大多数因出血而发现，也可引起肠套叠、肠闭塞等症状。偶然发现的也比较多。
● 内镜所见：弥漫性海绵状血管瘤从暗褐色到紫色，呈易出血性的粗大颗粒，或者是局部伴有明显充血的、灰白色的小隆起集簇。为局限性病变，呈黑色、暗红紫色、白色的无蒂性或者亚蒂性隆起。

（4）表面光滑的病变

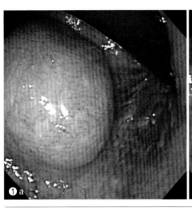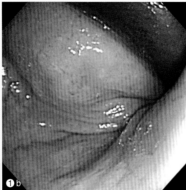

直肠下段，20mm
- 翻转观察的话，直肠下段可见表面光滑的半球形隆起。
- 隆起的表面可观察到正常的黏膜。
- 给气后使肠管完全伸展，隆起变得非常明显，吸气后变得不明显。
- 用活检钳触之，肿瘤有弹性，比较硬。

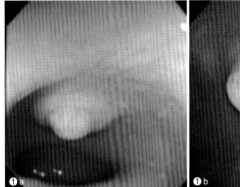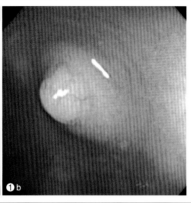

乙状结肠，10mm
- 表面光滑的无蒂性病变。
- 隆起的中央，可见小的结节样隆起，比较光滑。
- 略呈白色。
- 用活检钳触之较硬。

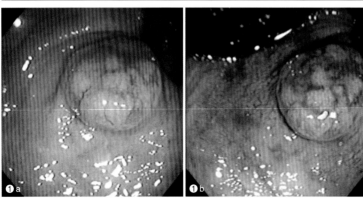

直肠，20mm
- 在直肠内翻转观察，可见隆起坡度很陡的无蒂性隆起。
- 表面比较光滑。
- 毛细血管呈网格状分布。

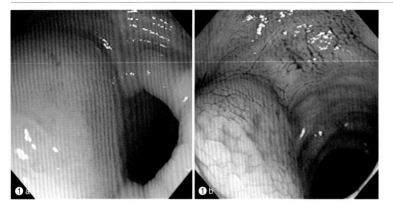

乙状结肠，15mm
- 表面光滑的半球形隆起。
- 顶部发红，未见糜烂、凹陷。
- 降结肠内也可见小的、半球形的隆起。

c-kit 阳性

extragastrointestinal stromal tumor(EGIST)

- 狭义的 gastrointestinal stromal tumor(GIST) 是指起源于消化道的卡氏间质细胞(interstitial cell of Cajal, ICC)。
- 不存在 ICC 的大网膜、肠系膜、后腹膜、骨盆腔等消化道周围的软组织，具有 GIST 组织学特征的肿瘤也偶见，Weiss 称之为 extragastrointestinal stromal tumor(EGIST)。
- 肿瘤存在于肠壁外时，内镜下充分给气使肠管充分舒张，隆起就非常明显，吸气后则隆起不明显。

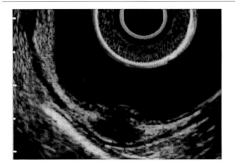

第 3 层内可见低回声肿块

颗粒细胞瘤 granular cell tumor

- 来源于 Schwann 细胞的神经原性肿瘤。
- 腹泻、腹痛、出血时可发现该病变，几乎都是偶然发现的。
- 本例在食管内的特征是大白齿状的黏膜下肿瘤，在大肠里见到这种病变是非常少见的，缺乏特异性所见。

> **应鉴别的疾病** 类癌、平滑肌瘤、良性淋巴滤泡性息肉。

淋巴瘤（MALT 淋巴瘤）

mucosa-associated lymphoid tissue lymphoma

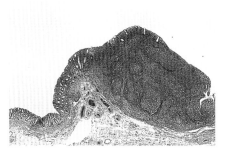

肿瘤限于黏膜下层

- 发生于淋巴结外脏器的、黏膜相关性淋巴组织的、恶性度低的 B 细胞淋巴瘤，也称作 marginal zone B-cell lymphoma。
- 表面光滑，可见微细血管，诊断为黏膜下肿瘤。
- 需要与良性淋巴滤泡性息肉相鉴别，单克隆免疫球蛋白有助于本病的诊断。

淋巴瘤（弥漫性大细胞型 B 细胞性淋巴瘤）

diffuse large B-cell lymphoma

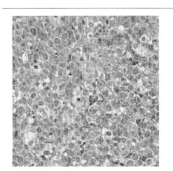

大的淋巴瘤细胞弥漫性生长

- 原发性的大肠恶性淋巴瘤很少见，占全消化道恶性淋巴瘤的 3%~10%。
- 组织学上，B 细胞性最多，除本例弥漫性大细胞性淋巴瘤(diffuse large B-cell lymphoma, DLBL)以外，Burkitt 淋巴瘤、MALT 淋巴瘤比较多。
- 呈现隆起、溃疡、巨大皱襞等多种多样的表现，大多数表现为黏膜下肿瘤的形态。

(5) 小的半球形病变

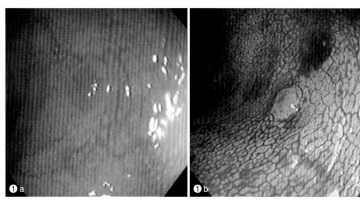

乙状结肠，2mm
- 颜色稍发红的无蒂性息肉。
- 普通内镜观察（①a），边界不清晰，色素喷洒后（①b）可识别。

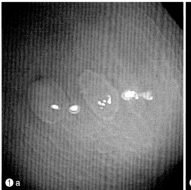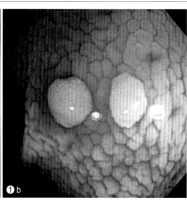

直肠，3mm
- 边界清晰，白色的无蒂性息肉。
- 表面光滑。
- 靠近观察可见均一的小圆形小凹（Ⅱ型）。

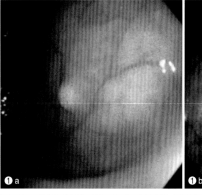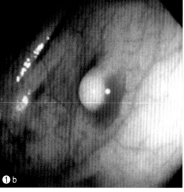

直肠，2mm
- 可见白色的无蒂性病变。
- 表面光滑，隆起平缓。
- 活检钳触之较硬，但是可以活动。

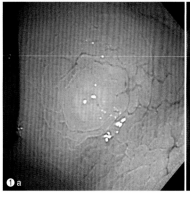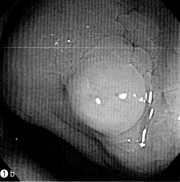

直肠 Rb，3mm
- 直肠下段可见坡度较缓的隆起。
- 减少肠腔内气体量，则半球状的隆起更加明显。
- 隆起的表面光滑，有光泽，中心部呈黄白色。

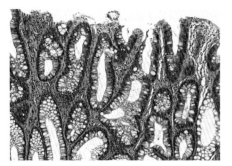

可见有异型性的管状腺管增生

管状腺瘤 tubular adenoma

- 小的病变大多数无蒂，变大后则为亚蒂性、有蒂性，扁平的病变也不少见。
- 小腺瘤大多数为管状腺瘤，表面光滑，没有光泽。
- 大多数的颜色与周边黏膜相比略显暗红。
- 大多数 5mm 以下的小腺瘤经长期观察并未增大。

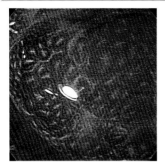

可见 II 型小凹

增生性息肉 hyperplastic polyp

- 增生性息肉是由腺管化生而形成的，不是肿瘤性病变。
- 组织学上，基本上由没有分支、延长的腺管构成，可见腺管扩张和呈锯齿状的腺管。
- 半数以上好发于直肠及乙状结肠，随着年龄的增长，其发病率增高。
- 与胃的增生性息肉的生物学特性不同，所以也称为化生性息肉。
- 内镜下可见白色的半球形至扁平隆起，大多数为多发。
- 大多数为 5mm 以下的小息肉。

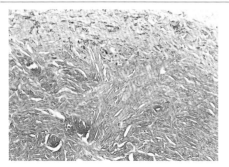

Elastica van Gieson 染色，肿瘤被染蓝

纤维瘤 fibroma

- 小的纤维瘤大多是偶然发现的，如果形成大的肿瘤，与其他的黏膜下肿瘤一样，也可引起出血和肠套叠。
- 在内镜下纤维瘤无特征性表现。
- 从内镜下所见仅能够诊断为黏膜下肿瘤，无法做出更进一步的诊断。

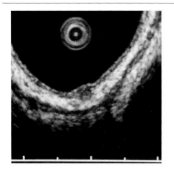

EUS：与第 2 层相延续，低回声肿瘤主要位于第 3 层

类癌 carcinoid

- 黏膜深层的、幼稚的内分泌细胞的肿瘤化，为上皮性肿瘤，呈黏膜下肿瘤形态。
- 大多数无症状，偶然发现的较多。
- 在直肠下段的黏膜下肿瘤中的发生率最高。
- 直肠类癌的 90% 发生于距肛缘 10cm 以内。
- 小的病变表现为黄色、平缓的隆起，缺乏其他特征性表现。

肿瘤性疾病——③无蒂性·广基性病变(5)小的半球形病变

133

(5) 小的半球形病变

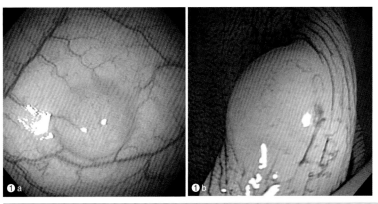

乙状结肠，4mm
● 坡度较缓的、颜色正常的小半球形隆起。
● 喷洒色素后隆起部分的无名沟消失。

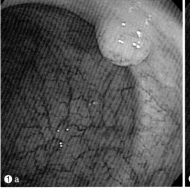 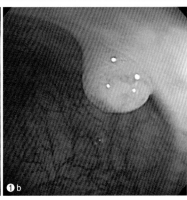

直肠，5mm
● 可见比较明显的小半球形隆起。
● 局部可见轻度发红，颜色大体上正常。

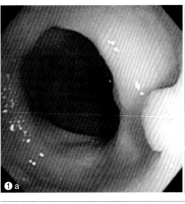 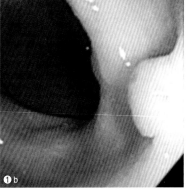

乙状结肠，3mm
● 颜色正常的小半球形隆起。
● 表面光滑，缺乏光泽。

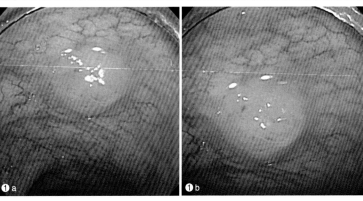

降结肠，5mm
● 坡度较缓的小隆起，颜色微微呈白色。
● 可见小的、散在的红斑。
● 用活检钳触之较软，活检可见透明的液体流出，而且随之隆起变得低平。

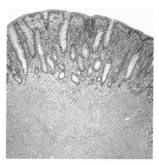

正常的隐窝下可见肿瘤呈纺锤形增生，未见黏膜肌层

平滑肌瘤 leiomyoma

- 小的病变没有症状，偶然发现。
- 好发于直肠，其次是横结肠、直肠。
- 颜色正常的黏膜下肿瘤，除此之外内视镜下未见特殊特征。
- 来源于固有肌层的病变，坡度平缓的情况比较多，来源于黏膜肌层的病变坡度非常急，与上皮性肿瘤鉴别比较困难。

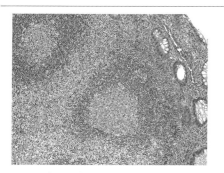

黏膜下滤泡形成，伴随着淋巴组织的增生

良性的淋巴滤泡性息肉 benign lymphoid polyp

- 良性的淋巴滤泡性息肉一直以来就曾以良性淋巴瘤、直肠扁桃体这样多种名称报道，考虑是由于慢性炎症引起的反应性病变。
- 直肠下部后发的单发情况比较多，多发性疾病占 20% ~ 30%。
- 应该鉴别的疾病：MALT 淋巴瘤，multiple lymphomatous polyposis (MLP)，类癌等。与这些疾病鉴别比较困难，多依靠组织学的检查。

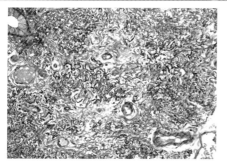

黏膜下见 Elastica van Giesson 染色着色的纤维

弹性纤维瘤 elasofibroma

- 1961 年 Jävi & Saxén 首次报道，考虑为反应性变化。
- 高龄患者、女性，肩胛骨下部和胸部之间有境界不明显的固定肿瘤形成的情况比较多，称为 elastofibroma dorsi。
- 消化道内很少见此种病变，多发生在大肠下段数毫米的小半球形隆起。
- 表面颜色正常，不伴糜烂、凹陷。
- Elastica van Giesson 染色单纤维被染色。

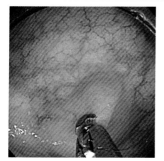

通过活检可见透明的内容液体流出，隆起扁平化

淋巴管瘤 lymphangioma

- 先天性淋巴管组织的形成异常，脂肪瘤好发于右侧结肠。
- 外观呈现苍白的透明感。
- 用活检钳触之非常柔软，活检的时候可见透明液体流出，隆起消失。

(6) 凹陷・浅溃疡病变

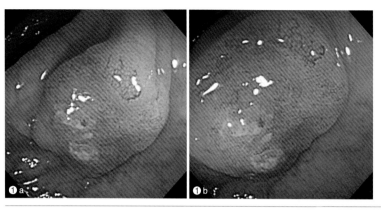

横结肠，12mm
- 发红的、界限明显的、比较矮的隆起性病变。
- 边缘部被覆有光泽的、正常的黏膜。
- 顶部略凹陷，它的内部可见小的糜烂面。
- 可见皱襞集中。

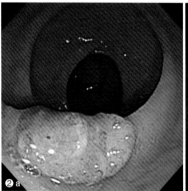
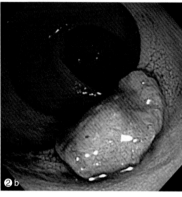

直肠，15mm
- 界限明显的无蒂性病变，中央部更加隆起。
- 边缘部比较低矮、褪色，隆起的部分呈红色。
- 喷洒色素后，边缘部可见凹陷面，轮廓不规整，中央部更加隆起的部分是由凹陷内部隆起出来的。
- 未见壁的伸展不良。

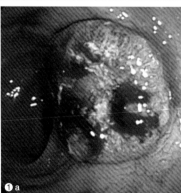
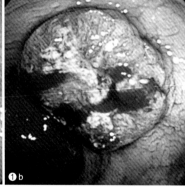

直肠，30mm
- 广基性病变，病变隆起坡度较陡，与周围黏膜界限清楚。
- 病变的中央部可见较浅的、不规整的溃疡，伴有出血。
- 活动度较差。

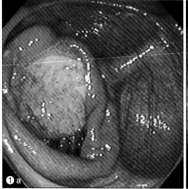
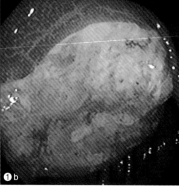

盲肠，45mm
- 病变顶部可见界限明显的、较浅的溃疡。
- 边缘部表面光滑，被正常黏膜覆盖。
- 溃疡面可见凹凸不平，淡红色和乳白色混杂在一起，局部可见出血。

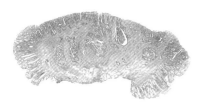

黏膜下可见大量的高分化腺癌浸润，伴有间质反应

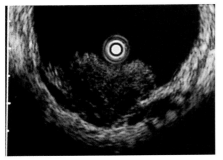

黏膜下可见大量的高分化腺癌浸润，伴有间质反应

早期癌（SM ≥ 1000μm）

early carcinoma（SM ≥ 1000μm）

● 无蒂性的早期癌，具有 SM ≥ 1000μm 深度浸润的表现，有明显的凹陷，糜烂，溃疡，紧绷感，二次隆起病变，病变周围伸展不良或者皱襞集中。

● 提示深度浸润，内镜像就可以确诊。

● 近距离观察病例①的话，可见边缘呈 I 型小凹形态，内部伴有糜烂浅的凹陷面，疑为 SM 深部浸润癌。

● 病例②可见凹陷边缘呈锯齿状，凹陷内部因 SM 深部浸润而隆起。

进展期癌（MP）advanced carcinoma（MP）

● 根据隆起较陡，边缘凹凸不平、不规整的溃疡，疑为上皮性恶性肿瘤（癌）。

● 更进一步，根据肿瘤的大小及溃疡的存在考虑为进展期癌。

● 病变虽然属于 2 型，如果浸润限于固有肌层，即使有溃疡，大多数也较浅。

● 本例是固有肌层浸润癌。

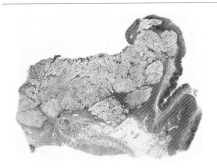

较低回声的肿瘤向固有肌层浸润

进展期癌（SS）advanced carcinoma（SS）

● 肿瘤呈现黏膜下肿瘤的形态，表面有浅的、边缘不整的溃疡。

● 膨胀性生长，根据其溃疡部呈乳白色，怀疑组织型为黏液癌。

● 本病例在溃疡的周围可见高分化的黏膜癌。

以黏液癌为主的腺癌浸润到浆膜下层

137

（6）凹陷·浅溃疡病变

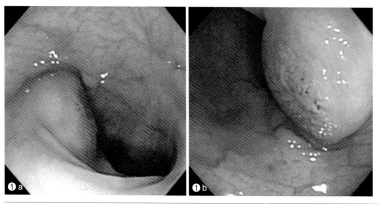

乙状结肠，15mm
- 病变的隆起坡度比较陡，无蒂性病变。
- 隆起表面尚光滑，与周围黏膜颜色一致。
- 顶部伴有轻度的发红和糜烂。

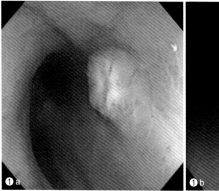
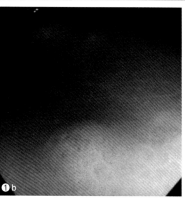

直肠，7mm，5mm
- 在直肠上段可见隆起平缓、表面可见范围较大的糜烂病变（① a）。
- 偏口侧另可见一隆起平缓的浅隆起，表面光滑（① b）。

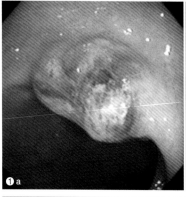
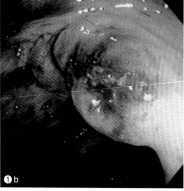

直肠，15mm
- 可见隆起比较平缓的隆起性病变。
- 隆起表面可见界限不清楚的溃疡和凹凸不平。
- 肿瘤周围的肠壁受到牵拉。
- 边缘覆盖着正常黏膜。

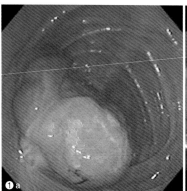
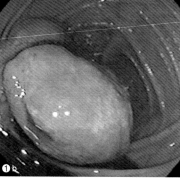

升结肠，30mm
- 在回盲瓣附近，可见广基、比较大的肿瘤突出。
- 肿瘤表面可见界限清晰、浅的、比较大的溃疡面。
- 周围有正常黏膜覆盖。
- 溃疡底硬而光滑。

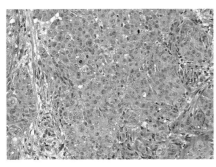

在凹陷部分取活检证实为鳞癌

转移性结肠癌（肺原发）

metastatic carcinoma（lung origin）

- 无蒂性、被覆正常黏膜的黏膜下肿瘤。
- 病理检查时，为取得肿瘤成分，应在凹陷处钳取标本。
- 本例的病理检查证明为鳞癌，追查原发灶，发现为肺癌。
- 转移性结肠癌，多发的情况比较多见，好发于横结肠、乙状结肠，与血流量有关，在黏膜下层形成转移灶的情况较多见。

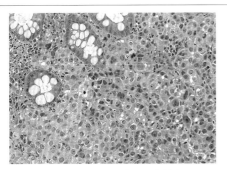

在糜烂处取活检，病理检查结果为鳞癌

转移性结肠癌（子宫原发）

metastatic carcinoma（uterus origin）

- 本例在子宫癌的术前检查中发现直肠病变，诊断为转移性结肠癌。
- 由于血行转移，在黏膜下层形成转移灶，表现为黏膜下肿瘤的形态。
- 尽管是小的无蒂性病变，但糜烂面很大，所以上皮性肿瘤还是非上皮性肿瘤的鉴别就很困难。
- 在转移性结肠癌的原发灶中，以胃癌最多，也可以由卵巢癌、子宫癌、胰腺癌、肺癌、乳腺癌转移而来。

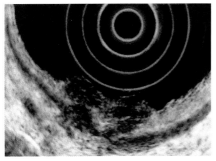

大小不等的椭圆形低回声病变的集合，达固有肌层

淋巴瘤（MALT 淋巴瘤）

mucosa-associated lymphoid tissue lymphoma

- 伴有溃疡的、较矮的、广基性肿瘤的边缘可见正常黏膜，故考虑为存在于黏膜下的病变。
- 根据溃疡的形态，怀疑是恶性肿瘤。
- 结肠的 MALT 淋巴瘤形成隆起，较为早期的病变多呈黏膜下肿瘤形态。
- 大多数为单发，也存在多发的情况。

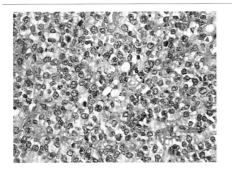

可见异型的淋巴细胞浸润

淋巴瘤（弥漫性大细胞性B细胞淋巴瘤）

diffuse large B-cell lymphoma

- 恶性淋巴瘤几乎都是非霍奇金 B 细胞淋巴瘤，好发于盲肠、直肠。
- 本例有溃疡，较浅，属于混合型。
- 溃疡底部很干净，溃疡边缘光滑，根据这些有助于与结肠癌的鉴别诊断。

应鉴别的疾病　结肠癌，单纯性溃疡。

（7）深溃疡病变

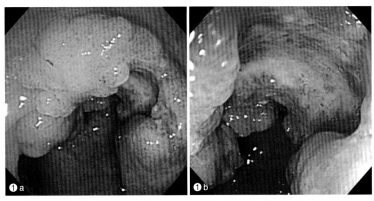

直肠，50mm
- 直肠 Ra 可见非常明显的隆起，环 1/2 周，中央部可见非常深的穿凿样溃疡。
- 溃疡部的白苔比较薄，露出了红色的底部。
- 隆起边缘牵拉肠壁可致伸展不良。

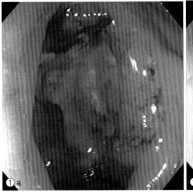
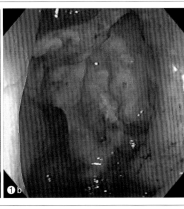

直肠，50mm
- 深的、大的、溃疡性病变。
- 周围的隆起不明显，溃疡有明显下凹的倾向。
- 溃疡底部凹凸不平，有污秽的白苔附着。
- 肠管的伸展性差。

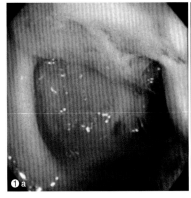
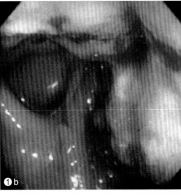

升结肠，50mm
- 肝曲可见约半周的、伴有研钵状溃疡的肿瘤。
- 肿瘤的隆起界限比较清楚，但是溃疡的轮廓不清。
- 溃疡底部凹凸不平，可见出血。
- 肠管的伸展性差。

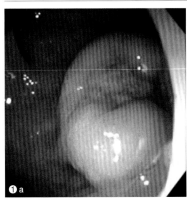
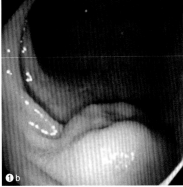

乙状结肠，15mm
- 病变的隆起坡度比较急（①a）。
- 中心部伴界限清晰、不规整的溃疡。
- 溃疡部以外的肿瘤表面覆盖正常黏膜。
- 可见皱襞集中（①b）。
- 活检钳触之较硬，缺乏活动性。

进展期癌（SS）advanced carcinoma（SS）

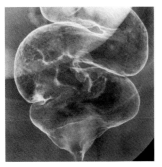

- 结肠癌与胃癌不同，纯粹的 3 型进展期癌非常少见。
- 本例的病变周围可见比较低的环堤隆起，深溃疡非常明显，为 2 型进展期癌。
- 肿瘤边缘可见黏膜下肿瘤样的、坡度平缓的隆起，另一方面还可见粗大的结节状隆起，因此癌的诊断就比较容易。

直肠 2 型进展期癌的灌肠 X 线造影像

其他脏器癌的浸润（子宫原发癌）

invasion of uterus carcinoma

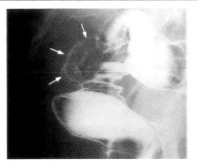

- 继发性结肠癌可分为转移性和直接浸润性两种。
- 可由前列腺癌、卵巢癌、子宫癌、胃癌、胰腺癌、胆囊癌直接浸润而来。
- 可呈隆起性病变、溃疡性病变、平坦病变、狭窄等形态，但是至少局部都可见黏膜下肿瘤的形态。
- 本例为子宫癌复发的浸润。

直肠后壁可见深溃疡，周边可见狭窄

转移性结肠癌（肺原发）

metastatic carcinoma（lung origin）

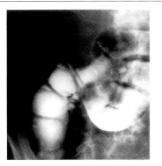

- 病变处形成较大的溃疡，虽然很难观察其全貌，但是根据溃疡的形状，高度怀疑为恶性肿瘤。
- 本例活检，癌未得到证实。
- 术前检查发现肺癌，手术结果，结肠的病变也是鳞癌，诊断为转移性结肠癌。
- 伴有如此大的溃疡的转移肿瘤，大多数情况下在溃疡部分活检只能取到坏死组织，而在边缘活检只能取到正常组织，为提高诊断率，必须在溃疡边缘活检。

肝曲可见直径 5cm 的充盈缺损

类癌 carcinoid

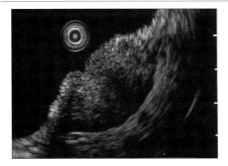

- 根据内镜下图像怀疑是黏膜下肿瘤。
- 可见界限非常清晰的溃疡形成，怀疑恶性肿瘤。
- 从溃疡部活检证明为类癌，如果伴有溃疡，不是内镜治疗的适应证。
- 超声内镜检查有助于判断浸润深度。

回声非常低的肿瘤向固有肌层浸润

治疗 外科手术。

(7) 深溃疡病变

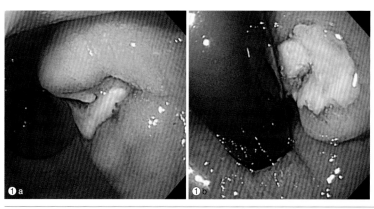

直肠 Rb，30mm
- 齿状线的上方前壁可见坡度较缓的隆起性病变。
- 边缘部可见正常的黏膜覆盖，中央部可见界限清晰的、大的溃疡。
- 溃疡底部可见厚的白苔覆盖。

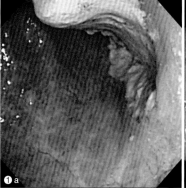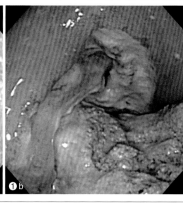

乙状结肠，30mm
- 可见轮廓不规整的、较深的溃疡。
- 未见明显的环堤形成。
- 溃疡底部，局部微微发红，考虑为肿瘤露出（①b）。
- 溃疡深部有白苔覆盖的部分为坏死组织附着。

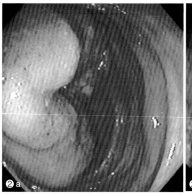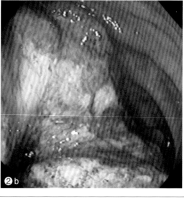

升结肠~盲肠，50mm
- 环 1/2 周比较大的肿瘤。
- 肿瘤的中心部有界限不清晰的溃疡，越往中心越深，呈研体体状。
- 肿瘤的外周有正常黏膜覆盖。
- 因为病变比较大，肿瘤隆起起始的部分观察比较困难。

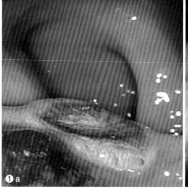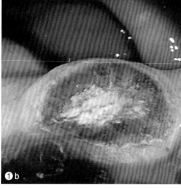

直肠肛门部，10mm
- 多发性的、界限清晰的圆形溃疡。
- 溃疡的周边略隆起。
- 溃疡底部的边缘为黑色。
- 溃疡底部比较平坦，凹凸不明显，可见血管。
- 病变部位的伸展性非常差。

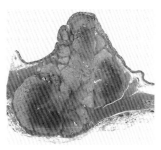

含有嗜酸性胞浆的纺锤形细胞在黏膜下层至固有肌层形成肿块，肿瘤细胞经过特殊的染色，c-kit 阳性，desmin ，S-100 蛋白阴性

GIST gastrointestinal stromal tumor

- gastrointestinal stromal tumor（GIST）中结肠原发的占 6%，结肠 GIST 是非常少见的疾病。
- 好发于直肠，尤其是直肠下段比较多。
- 症状：便血、肛门痛、排便困难、腹泻、腹痛、排尿障碍等。
- 鉴别诊断疾病：平滑肌肿瘤、神经肿瘤等其他的间叶肿瘤、类癌、黏液癌等。
- 在 EUS 的指引下做 fine needle aspiration 有助于诊断，溃疡形成的话从溃疡深部进行活检。

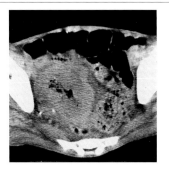

CT：可见乙状结肠壁明显增厚

淋巴瘤（弥漫性大细胞型 B 细胞淋巴瘤）

diffuse large B-cell lymphoma

- 消化道的淋巴瘤的大多数是非霍奇金 B 细胞淋巴瘤，好发于直肠和盲肠。
- 病例①是溃疡型病变，组织学上是弥漫性大细胞型 B 细胞淋巴瘤。本例中，溃疡呈锐利的、圆弧状的轮廓，周围未见隆起，病变比较大但是伸展性良好，这是淋巴瘤的特点。
- 病例②是混合型，同样是弥漫性大细胞型 B 细胞淋巴瘤。虽然与癌的鉴别诊断比较困难，但是肿瘤的边缘部呈黏膜下肿瘤的特点，支持淋巴瘤的诊断。

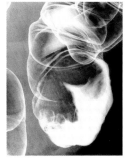

升结肠至盲肠，可见中心部有深溃疡的肿瘤

应鉴别的疾病　结肠癌、单纯性溃疡。

恶性黑色素瘤 malignant melanoma

- 结肠的恶性黑色素瘤是罕见的结肠疾病，大部分发生于直肠、肛门。
- 大多数为广基性和无蒂性息肉样病变，形成溃疡的比较少见，病变呈黑色，这在诊断上是最重要的。
- 考虑来源于移行上皮或复层鳞状上皮的基底层细胞，与皮肤的恶性黑色素瘤一样，可能出现广泛的血行及淋巴转移，预后非常差。
- 因为活检有可能引起转移，所以应尽量根据特征性内镜所见进行诊断。

（8）绒毛状外观的病变

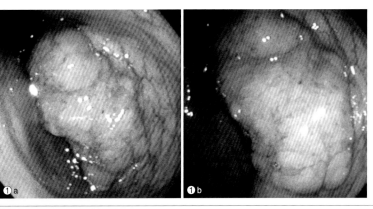

直肠，60mm
- 可见较大的、伴有粗大的、凹凸的广基性肿瘤。
- 病变的界限清晰，隆起的坡度比较陡。
- 表面呈天鹅绒状，白色。
- 表面附着大量黏液。

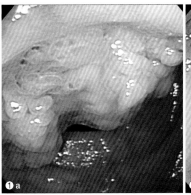 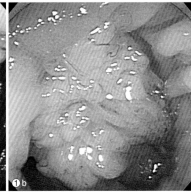

乙状结肠，30mm
- 有粗的、绒毛状结构的广基性病变。
- 颜色正常，因有黏液附着而呈现光泽。
- 病变非常软。

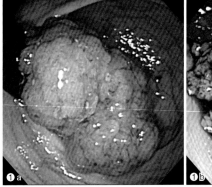 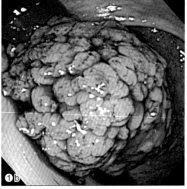

直肠，80mm
- 直肠下段粗大的凹凸不平的广基性肿瘤。
- 病变边缘比较平坦，越过齿状线，累及肛管。
- 色调微微发红。
- 表面有大量的黏液附着，有光泽。
- 整个呈现鳞状的表面结构（Ⅳ型小凹形态）。

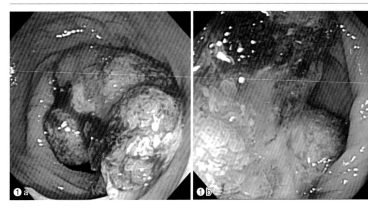

乙状结肠，40mm
- 大概占据了管腔的一半，颜色正常至轻度发红的广基性病变。
- 周边部可见绒毛状结构。
- 病变的中央可见溃疡，有厚的白苔和黏液附着。
- 溃疡部易出血。
- 病变固定，比较软，内镜比较容易通过。

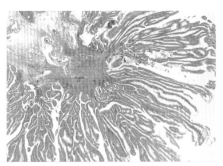

由笔直延伸的、缺乏分支的肿瘤腺管构成

绒毛状腺瘤 villous adenoma

● 腺瘤中非常少见的组织型，好发于直肠。
● 组织学上腺管呈绒毛状至乳头状，黏膜固有层比较窄小。
● 大的病变比较多，表面呈绒毛状，白色。
● 只由纯粹的绒毛状腺瘤构成的病变非常少见，管状腺瘤或者绒毛管状腺瘤的成分混杂的情况比较多见。
● 一般来说，绒毛状腺瘤的成分占整体的 50% 以上时即诊断为绒毛状腺瘤。

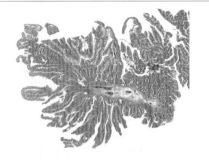

呈绒毛状的、锯齿状腺瘤的放大镜像

锯齿状腺瘤 serrated adenoma

● 组织学上与增生性息肉一样，腺腔呈现锯齿状结构是其特征。
● 有蒂性、亚蒂性的病变发红，松塔状至脑回状结构比较多见，扁平的病变与增生性息肉相鉴别比较困难。
● 有的病变表面呈现绒毛状，与绒毛状腺瘤或者绒毛管状腺瘤相比，锯齿状腺瘤绒毛结构比较粗。
● 本例实施了 EMR 治疗。

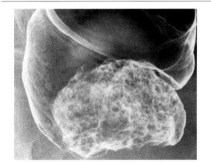

占据直肠下段管腔大部分的广基性病变，表面呈绒毛状

早期癌（M，绒毛管状腺瘤的癌变）

early carcinoma

● 大型的绒毛管状腺瘤多发生在直肠下段。
● 呈绒毛状外观，与绒毛状腺瘤相比表面结构比较清晰。
● 大的病变常合并上皮内癌，在内镜下很难确定部位。
● 像本例直径 80mm、大的病变，表面结构一致、软的病变，是内镜下切除的适应证，通过 ESD 治疗。
● 病理组织学诊断为伴高分化腺癌（M）的绒毛管状腺瘤。

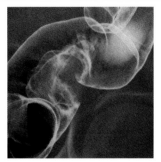

灌肠 X 线造影检查：病变侧面像见基底部呈平台形状的变形

进展期癌（SS，绒毛管状腺瘤癌变）

advanced carcinoma

● 在组织学上，绒毛状的广基性肿瘤由绒毛状腺瘤、绒毛管状腺瘤、锯齿状腺瘤组成。
● 即使合并上皮内癌，在内镜下不能确定其部位，如果合并 SM 深部浸润癌，可以形成溃疡、糜烂，绒毛结构消失。
● 本例是在绒毛管状腺瘤的基础上形成的深达 SS 的进展期癌。

（9）多发的无蒂性病变

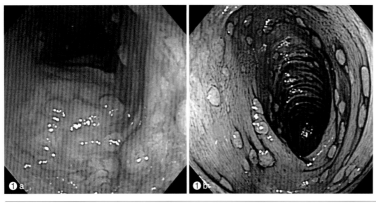

大肠全程，3 ~ 5mm
- 大肠全程多发，从正常颜色至轻度发红的、小的无蒂性病变。
- 喷洒色素后，每个病变都显得非常清楚，特别是普通内镜无法观察识别的病变也可以清楚地辨认。

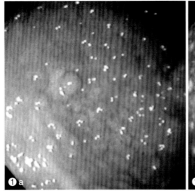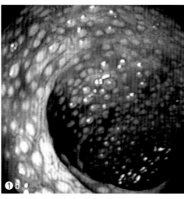

直肠，2 ~ 3mm
- 密集分布的、有光泽的半球形小隆起。
- 隆起的表面光滑，不伴糜烂、发红。
- 每个隆起的大小都均匀一致。

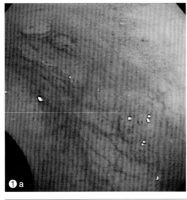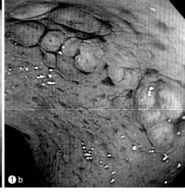

直肠下段，4 ~ 6mm
- 可见多发的、有光泽的、无蒂性隆起，每个隆起都呈红色。
- 隆起比较低、坡度比较缓的病变占大多数，隆起比较高、坡度比较陡的也有。
- 喷洒靛蓝胭脂红后可明确病变存在，轮廓非常清晰，顶部未见凹陷。

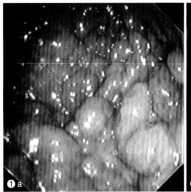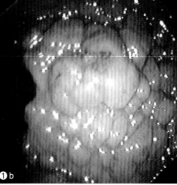

直肠、乙状结肠
- 密集分布的、有光泽的无蒂性小隆起。
- 每个病灶的大小不等，从半球形到毛虫状不一，部分融合。
- 肿瘤为白色，局部伴有糜烂。

肿瘤性疾病—③无蒂性·广基性病变

146

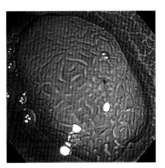

Ⅲ∟型小凹

大肠腺瘤病 adenomatosis coil

- 通过观察每个病变的小凹形态，很容易诊断为腺瘤。
- 大肠腺瘤病的腺瘤为多发，随诊过程中发现其癌变几率比较高，为常染色体显性遗传病，致病基因为 APC 基因。
- 根据息肉的分布密度，可以分为密生型和非密生型。
- 息肉分布于全程，呈现各种各样的形态。

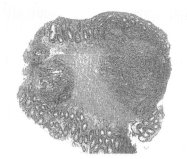

证明为肿大的淋巴滤泡

淋巴滤泡增生症 lymphoid hyperplasia

- 看起来正常的大肠黏膜的淋巴滤泡，呈现异常肿大的状态，考虑为对某种刺激的反应性变化。
- 通常为直径 2 ~ 3mm、大小均一、有光泽的多发性小隆起。

应鉴别的疾病　multiple lymphomatous polyposis，衣原体肠炎

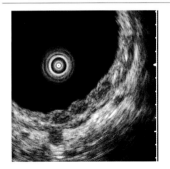

第 3 层内可见多发、小的、椭圆形的低回声

良性淋巴滤泡性息肉

benign lymphoid polyp

- 考虑为慢性炎症引起的反应性病变。
- 好发于直肠下段，单发的情况比较多见，多发病变占 20% ~ 30%。
- 良性的淋巴滤泡性息肉，即使是多发，病变也比较小，未见明显的大小不等。而 MALT 淋巴瘤和 MLP 病变比较密集，明显大小不等。

应鉴别的疾病　MALT 淋巴瘤、multiple lymphomatous polyposis（MLP）、类癌

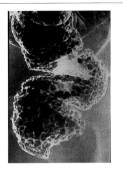

直肠内弥漫性分布的小隆起，肠壁保持良好的伸展性

淋巴瘤（弥漫性大细胞型 B 细胞型淋巴瘤）

diffuse large B-cell lymphoma。

- 呈现 multiple lymphomatous polyposis（MLP）样所见的弥漫性大细胞型 B 细胞型淋巴瘤。
- 可发生在整个消化道，好发于直肠。
- 引起 MLP 淋巴瘤的组织型中，mantle cell lymphoma 最多，有时 follicular lymphoma、MALT 淋巴瘤等也可引起同样的病变。
- 与淋巴滤泡增生症的鉴别诊断是主要问题，MLP 的隆起相对来说比较大，而且大小不等、形态多样也是其特点。

（9）多发的无蒂性病变

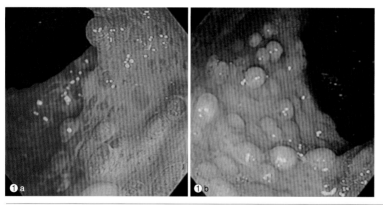

直肠，4～5mm
- 轻度发红的、多发的无蒂性息肉。
- 表面可见 I 型小凹。

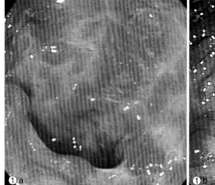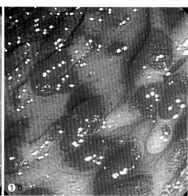

结肠全程
- 明显发红的多发无蒂性息肉。
- 息肉比较低矮，大小也多种多样。
- 周边黏膜呈水肿状，未见血管透见。
- 可见扩张的小凹形态。

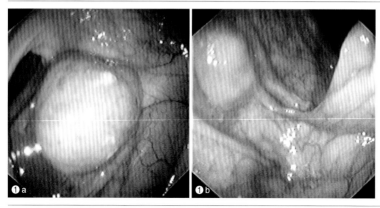

升结肠
- 大小不等、多发的无蒂性隆起。
- 隆起表面光滑而柔软。
- 颜色为正常至白色，有透明感。

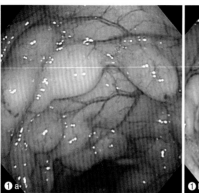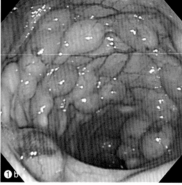

乙状结肠，5～10mm
- 表面光滑、有光泽的多发半球形隆起，有时可见融合。
- 颜色正常至微微发白，有透明感。
- 一部分病变伴红斑。
- 病变之间的黏膜可见正常的血管透见。

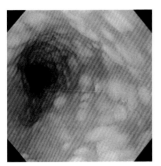

食道内可见密集的白色息肉

Cowden 病 Cowden disease

● 为常染色体显性遗传，可以发生于全身各脏器，由 3 个胚层发育而来的、多发的、增生性、错构瘤性息肉。
● 大多数为发生于皮肤、乳腺、甲状腺、口腔黏膜、消化道的错构瘤性病变。
● 作为消化道病变，其特征性表现为食道可见多发的白色扁平隆起，组织学上为鳞状上皮肥厚，过度角化。
● 结肠病变主要为直肠～乙状结肠的无蒂性、亚蒂性息肉，组织学上为错构瘤性息肉。

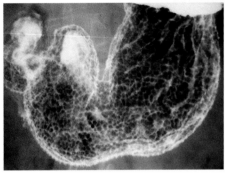

胃病变

Cronkhite–Canada 综合征

Cronkhite–Canada syndrome

● 原因不明的后天性疾病，导致消化道多发性息肉、脱毛、指甲萎缩、皮肤色素沉着、低蛋白血症。
● 常见于高龄者，男性。
● 自觉症状：腹泻，味觉异常，水肿，腹痛，食欲下降，体重下降等。
● 息肉可发生在全消化道，大小在数 mm ～ 20mm，无蒂性、明显发红的情况比较多见。
● 组织学上以腺管的扩张、间质的水肿为特征。

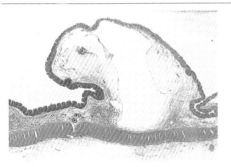

黏膜下层可见扩张的淋巴管

淋巴管瘤　lymphangioma

● 大多数为先天性淋巴组织的发育异常。
● 由于无症状，大多数是偶然发现的，也有因腹痛、出血而发现的。少数引起腹泻、蛋白漏出、肠套叠。
● 内镜下表现为表面光滑、柔软的隆起，随体位变化而变形，有波动感。颜色在正常至白色之间，有透明感。
● 大多数为单发，多发的情况很少见。

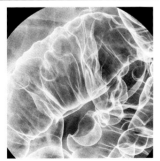

乙状结肠内多发表面光滑的、大小不等的半球形隆起

肠管囊肿样气肿症 pneumatosis cystoides intestinalis

● 肠管壁内有气体潴留的、非常少见的疾病。
● 气体潴留多发生在浆膜下，其次是黏膜下。
● 症状是血便、腹胀、腹痛等，无症状的情况也比较多。
● 内镜所见，以多发各种各样大小的黏膜下肿瘤样隆起集簇为特征。
● 病变颜色正常，大多数伴透明感，大的隆起顶部可见发红及糜烂。

149

（1）扁平的病变

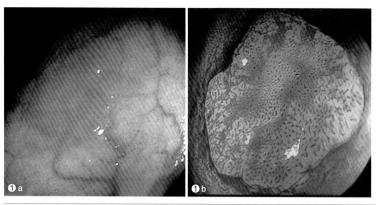

乙状结肠，7mm
- 略发红，界限不清，平坦的病变（Ⅱa），该处血管网模糊（①a）。
- 喷洒色素后界限明显，显示得非常清楚（①b）。
- 肿瘤边缘可见规则排列的Ⅲ_L型小凹，中心部位为Ⅲ_s型小凹（①b）。

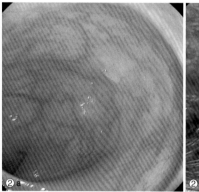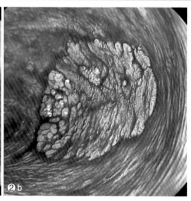

乙状结肠，23mm
- 略微发红的扁平病变。
- 喷洒色素后界限非常清晰，可见规则的Ⅲ_L型小凹形态。

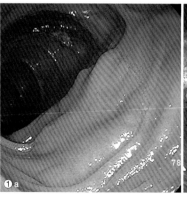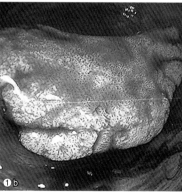

横结肠，27mm
- 界限不清的扁平病变，表面光滑（①a）。
- 喷洒色素后，界限显示得非常清晰，病变表面全部是规则的小管状小凹。

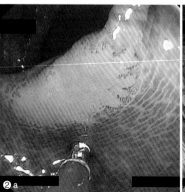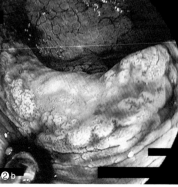

横结肠，20mm
- 与周围的黑色病变的颜色差相比，可见扁平的表浅型病变。
- 喷洒色素后可见密集的小管状小凹形态（Ⅲ_s型）。

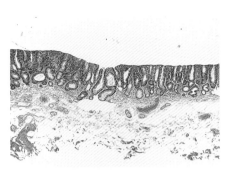

由中度异型的腺管组成的腺瘤

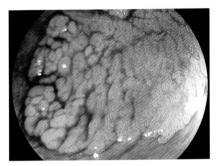

FICE（图像分析）图像：可见规则的ⅢL型小凹形态

管状腺瘤 tubular adenoma

● 小而平坦的病变很难发现，可以根据略发红、毛细血管消失来发现。

● 喷洒色素后，界限显示得非常清楚，可见规则的管状小凹（ⅢL型）至Ⅲs型小凹。没有恶性表现。

● 因为与周围的正常黏膜几乎没有颜色差，因为其毛细血管网消失，所以喷洒色素后才发现病变的存在。扁平的病变大多数仅有微小的改变提示病变的存在，应该引起重视。

● 放大观察可见病变全体呈ⅢL型小凹形态，未见怀疑恶变的所见，诊断为腺瘤或者黏膜内癌，行ESD切除。

鉴别诊断的要点 血管网的消失、ⅢL型小凹形态。

早期癌（M）early carcinoma（M）

● 所谓的LST的非颗粒型（non-granular type）。与有颗粒、结节的颗粒型（granular type）相比较，其恶化度随病变大小的增大而增高。

● 病变比较浅，在内镜下沿着水平方向观察很容易漏诊。毛细血管消失以及有颜色差有助于发现病变。

● ①的病变中喷洒色素后界限非常清楚，表面可见规则的小凹形态，可以诊断为腺瘤以及SM < 1000μm的肿瘤。

● ②的病例因其周围的黑色改变而使之易被发现。

● 喷洒色素后可见比较规则密集的小凹形态，可以诊断为腺瘤或者SM < 1000μm的肿瘤。

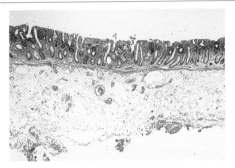

癌限于黏膜内

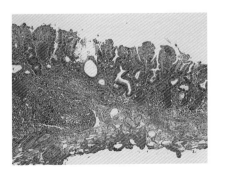

黏膜内癌

鉴别诊断的要点 毛细血管消失，轻度的颜色差，小凹形态。

（1）扁平的病变

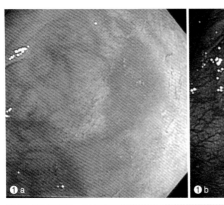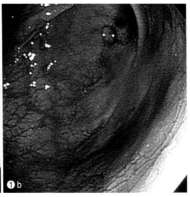

乙状结肠，25mm
- 可见轻度的颜色变化，为平坦的病变（Ⅱb）。
- 即使喷洒色素（靛蓝胭脂红）后未见明显凹凸，为平坦的病变。

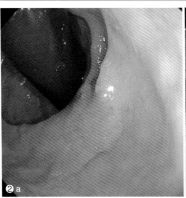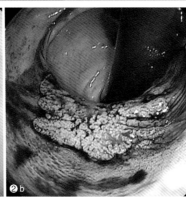

升结肠，34mm
- 可见发红的、扁平的病变。
- 喷洒色素后界限非常明显，未见明显的糜烂、溃疡。
- 为了观察全貌，有必要于升结肠内翻转观察。

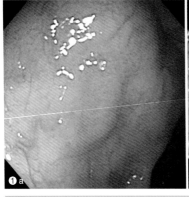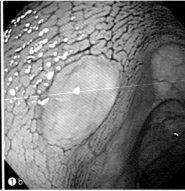

横结肠，6mm
- 即使用普通内镜观察也可以发现微微发红的、比较低的隆起病变，与周围黏膜的界限不清晰。
- 表面光滑，即使喷洒色素后，表面结构也不清晰。
- 同样的病变也散在分布于结肠的其他部位。

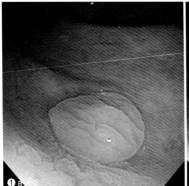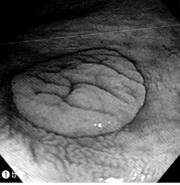

直肠，8mm
- 轮廓清晰、比较低矮的病变，微微发白。
- 病变内部可见并行的、浅的小沟。
- 喷洒色素后近距离观察，可见均一的、小圆形的小凹形态。

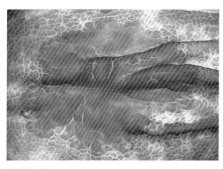

切除标本

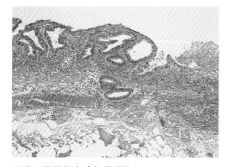

黏膜下层局部有癌细胞浸润

早期癌（SM < 1000μm ）

early carcinoma（SM < 1000μm）

- ①的病变大小约 25mm×20mm，与周围的正常黏膜没有差异的平坦病变。
- 中心部仅小范围浸润至 SM100μm，大部分为限于 M 的早期结肠癌。
- ②的病变中可见有轻微的颜色变化。
- LST 的非颗粒型（non-granular type：NG）病变。
- 小凹形态是规则的ⅢL型，从小凹形态诊断 SM 比较困难。
- LST-NG 里有比较高的 SM 浸润率，以及 SM 的浸润部位的预测比较困难，应该施行内镜下黏膜下层剥离术（ESD）。

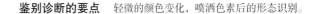

鉴别诊断的要点　轻微的颜色变化，喷洒色素后的形态识别。

转移性结肠癌 metastatic carcinoma

- 发生在其他部位的癌转移到大肠的继发病灶。
- 转移到大肠的癌，根据发生率依次是胃、胰腺、卵巢、乳房等。
- 前列腺、胃、卵巢、胰腺等与大肠相邻的脏器的癌直接浸润。
- 肿瘤、狭窄、平坦的病变等为特征，本病变是小的、扁平的多发病例，确定诊断时活检很必要，可以推测原发病灶。

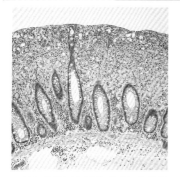

可见与黏膜固有层的原发部位的胃癌同样的印戒细胞癌

增生性息肉 hyperplastic polyp

- 增生性腺管的水平排列形成的病变，大部分是数毫米及小的平坦病变，有时（例如肠蠕动）可能会表现为隆起。
- 颜色和周围黏膜一致，比较苍白，呈现Ⅱ型小凹形态。
- 本病例的表面可见无名样的小沟样结构，是扁平的增生性息肉的特征。

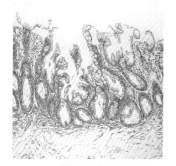

可见无异型性的增生性腺管分布

鉴别诊断的要点　无名沟样所见，Ⅱ型小凹形态。

（2）伴有轻微凹陷的病变

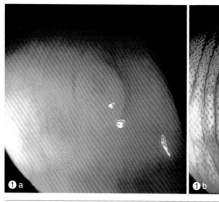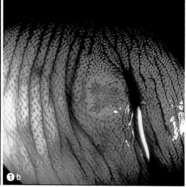

横结肠，2mm
- 可见淡红色的扁平病变（① a）。
- 喷洒色素后，中央部可见轻微凹陷和小型的管状小凹（① b）。

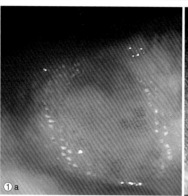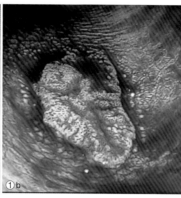

乙状结肠，11mm
- 可见比较淡的、发红的平坦病变，边缘部有白斑（① a）。
- 喷洒色素后界限明显清晰，表面有轻微凹陷（棘状凹陷）和管状小凹（Ⅲ_L型）（① b）。

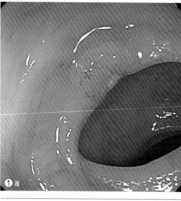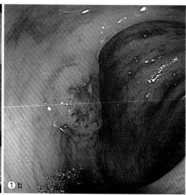

乙状结肠，5mm
- 可见小的、有白苔的发红病变。
- 周围黏膜微微隆起，界限不清晰。
- 喷洒色素后可见平坦隆起，中心部可见不规整的刺状凹陷。

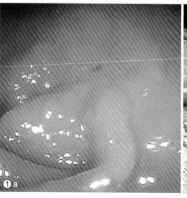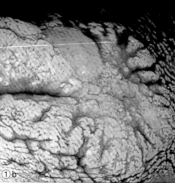

横结肠，16mm
- 为褪色的、浅凹陷性病变。
- 血管网模糊。
- 虽然可见轻度的皱襞集中，但是给气后消失。
- 喷洒色素后，病变界限变得清楚，凹陷面的颗粒样改变较为突出。
- 可见Ⅲ_L型小凹形态（① b）。

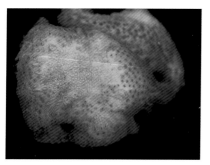

可见小的管状小凹（实体显微镜）

管状腺瘤 tubular adenoma

● 大小为 2mm、有轻微凹陷的、微小的表浅型病变，如果给气量很少、不细致观察的话，很难发现。
● 为浅表隆起型，喷洒色素后仅见星芒状凹陷，不是癌的表现。

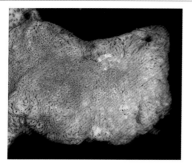

切除标本的实体显微镜像（Ⅲ_L 型小凹）

绒毛管状腺瘤 tubulovillous adenoma

● 因淡的发红及边缘的白斑而被发现。
● 放大观察可见 Ⅲ_L 型小凹形态，可以诊断腺瘤或者浅的浸润癌（SM < 1000μm），内镜下行黏膜切除。
● 为了识别凹陷面的形态，有时色素的潴留有一定的干扰，尽可能地喷洒比较薄的色素。

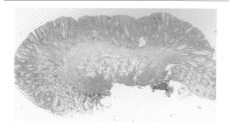

EMR 病理组织像：可见腺瘤内癌

早期癌（M）early carcinoma（M）

● 大小约 5mm 的腺瘤内癌，未见脉管侵袭。
● 行 EMR 切除，术前与腺瘤鉴别比较困难。
● 可以进行诊断性治疗，虽然是小的病变，但是凹陷部比较明确，应该考虑到恶性肿瘤的可能性。

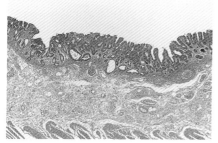

大部分为黏膜内癌，一部分浸润至黏膜下

早期癌（SM < 1000μm）

early carcinoma（SM < 1000μm）

● 略凹陷，但是界限及形状不清晰，可见 Ⅲ_L 型小凹，诊断为腺瘤或是浸润至 SM₁ 的癌。
● 管状小凹（Ⅲ_L 型）密集排列，推测其异型性高。

鉴别诊断的要点　血管网模糊、凹陷面密集排列着规整的管状小凹（Ⅲ_L 型）。

(3) 伴有广泛凹陷的病变

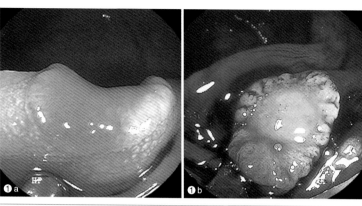

横结肠，9mm
- 伴有凹陷的扁平病变，周围可见白斑（① a）。
- 喷洒色素后凹陷更加清楚，但是未见明显的凹凸不平。
- 因为附着黏液，凹陷面的小凹形态观察不清。

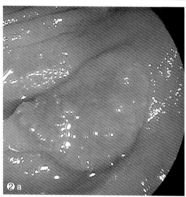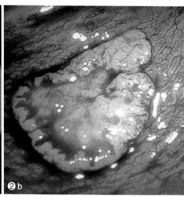

升结肠，13mm
- 表面略微凹凸不平的扁平病变。
- 稍发红（② a）。
- 喷洒色素后，可见面状凹陷，交界处可见锯齿状形态（② b）。

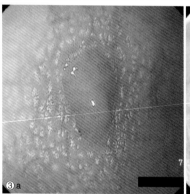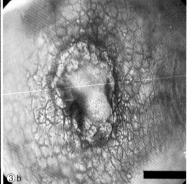

乙状结肠，11mm
- 通过普通内镜观察可见轻微隆起的病变，喷洒色素后可见比较广的、凹陷面变得清晰的表浅型病变。
- 凹陷内可见轻微的隆起（③ b）。

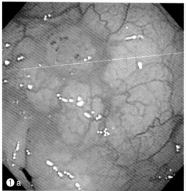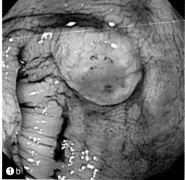

直肠，5~8mm（多发）
- 直肠内可见多发、比较低矮的、平缓的小隆起。
- 喷洒色素后表面可见大面积、浅的、不规整糜烂。
- 隆起边缘的黏膜被正常黏膜覆盖。

早期癌（SM < 1000μm）

early carcinoma（SM < 1000μm）

● 有凹陷的表浅型肿瘤凹陷面的形状是棘形、星芒状及平面状，呈棘状的组织学上腺瘤比较多，而星芒状及平面状的在组织学上有时为腺瘤，有时为癌。

● 隆起的表面可见平面状凹陷的病变。

● ①的病例中边缘可见沟状的小凹形态，凹陷面有黏液附着，未见明显的微小表面构造，因此无法通过腺管开口形态进行诊断。从凹陷面比较大这一点来看，癌的可能性比较大，未见明显的提示深部浸润癌所见。

● ②的病例中通过普通内镜观察表面有轻微的、凹凸不平的、扁平状病变，喷洒色素后可见明显的凹陷。伴有 Zig-zag 形态的平面状凹陷提示为恶性度比较高的病变。凹陷部的小凹呈 V_I 型，强烈怀疑是癌，普通内镜观察，合并放大观察可以诊断为浅的浸润癌（SM < 1000μm）。

● ③的病例中通过普通内镜观察，从边缘到中心部可见轻微的隆起病变，喷洒色素后凹陷比较明显。凹陷没有变深，也未见 zig-zag 形态，放大观察可见密集的 V_I 型小凹形态，该病变通过 EMR 可以完全治愈。

高分化腺癌，局部浸润至黏膜下

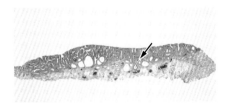

极少部分浸润至 SM 的癌（SM < 1000μm）

鉴别诊断的要点　面状凹陷，zig-zag 形态，V_I 型小凹形态。

转移性结肠癌（胃癌原发）metastatic carcinoma

● 从其他的脏器转移而来比较少，本例是从胃癌转移而来。

● 远隔转移的病例，中心部的凹陷伴有黏膜下肿瘤样的、多发的小隆起。本病例呈小的、发红的、多发的病变，喷洒色素后轮廓变得清楚。前列腺、胃、卵巢、胰腺等与大肠相邻的脏器的癌都可以直接浸润。

活检可见在黏膜固有层有与原发灶同样的低分化腺癌

鉴别诊断的要点　多发的、伴随中心凹陷的黏膜下肿瘤样小隆起。

(3) 伴有广泛凹陷的病变

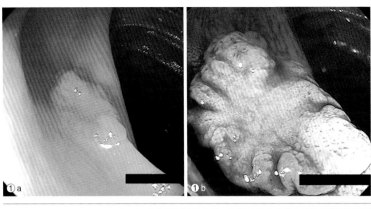

升结肠，10mm
- 凹陷范围非常大的扁平病变。
- 未见明显的皱襞集中。
- 喷洒色素后可见小圆形小凹密集排列（Ⅲ_S型小凹形态）。

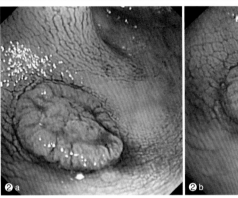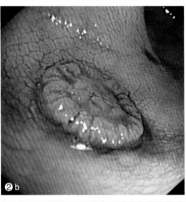

乙状结肠，12mm
- 比较低的、隆起性病变的中心部可见面积比较大的凹陷（Ⅱa + Ⅱc）。
- 凹陷面凹凸不明显。

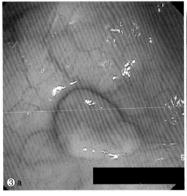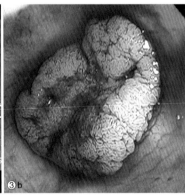

乙状结肠，12mm
- 凹陷部可见发红，凹陷面积比较大。
- 喷洒色素后边缘和中央部小凹的密度不同。
- 中央部可见密而不规整的 V_I型小凹形态。

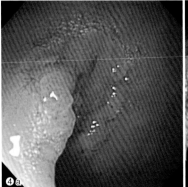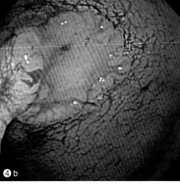

直肠，10mm
- 发红的Ⅱc + Ⅱa型病变，病变周围的黏膜可见白斑。
- 喷洒色素后可见明显的范围较大的凹陷面，轮廓不规整。
- 凹陷部易出血。

早期癌（SM ＜ 1000μm）

early carcinoma（SM ＜ 1000μm）

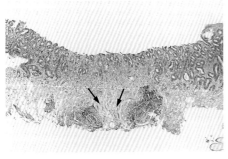

SM 浸润癌（SM ≥ 1000μm）在前行部能够确认簇状突起

● 假如是分化型腺癌的结肠癌，黏膜下层浸润达到 1000μm 以下的情况下，10%～15% 有淋巴结转移的可能性，属于外科手术切除的适应证。在内镜切除病例中，黏膜下层的浸润深度即使是 1000μm 以内，如果是 SM 垂直断端阳性、脉管侵袭阳性、低分化型癌、未分化型癌中的任何一个的话，都具有淋巴转移的可能性，应该追加外科切除手术。黏膜下层浸润深度的诊断对于决定治疗方案非常重要。
● 具有凹陷的浅表型肿瘤的凹陷面的形状有棘状、星芒状、平面状。呈现棘状的肿瘤在组织学上腺瘤比较多。呈现星芒状、平面状的肿瘤在组织学上既有腺瘤，也有癌。
● 在浅表型肿瘤中，仔细观察肿瘤的表面尤其重要，所以喷洒色素是不可缺少的。
● ①的病例中，是具有广泛凹陷的星芒状凹陷，凹陷部分的小凹为 V_1 型，可诊断为浅 SM 浸润癌（SM ＜ 1000μm）并进行 EMR 治疗。但在黏膜下层的癌前行部位可见簇状突起（癌的低分化倾向），由于切除断端阳性，必须追加进行外科肠切除术。通过内镜进行簇状突起的诊断是非常困难的。
● ②的病例中，虽然是非常小的病变，但是具有边缘呈现锯齿形的凹陷面，具有容易出血的性质，比较脆。凹陷和边缘部位的分界线如果能够确认是锯齿形，可以确定癌浸润至 SM。
● ③的病例中，通过普通内镜观察可以发现中心凹陷部位的颜色变化（发红）。通过喷洒色素，在凹陷部位可见密集的小凹（V_1 型）。可以诊断为浅 SM 浸润癌并进行 EMR 治疗，但是有一部分浸润至深部（SM ≥ 1000μm），是深部浸润诊断困难的一个病例。
● ④的病例中，凹陷面边缘呈现锯齿形，SM 浸润癌的诊断非常简单。

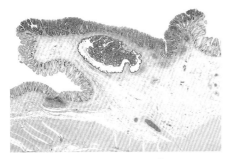

SM 浸润癌（SM ≥ 1000μm）

组织学上显示 INFα 浸润的 SM 癌

鉴别诊断的要点　凹陷的形状，锯齿形，脆，皱襞牵拉

（4）以凹陷为主体的病变

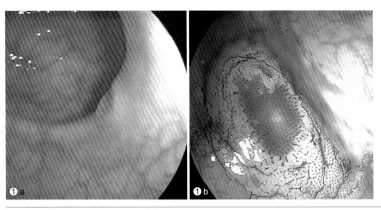

乙状结肠，3mm
- 淡红色，血管网模糊的凹陷型病变（①a）。
- 浅的平面状凹陷，微小的圆形小凹（Ⅲ$_s$型）（①b）。
- 凹陷的边缘可见Ⅰ型小凹。

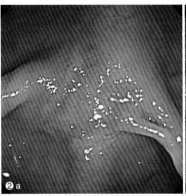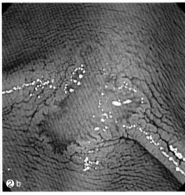

横结肠，10mm
- 普通内镜观察可以发现形状不规整的发红。
- 喷洒色素后，可以清晰地看到边缘呈星芒状的、浅的凹陷面。
- 凹陷部位的边缘可见微小的隆起。
- 凹陷的内部未见凹凸不平。

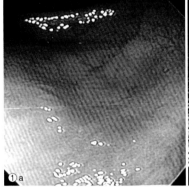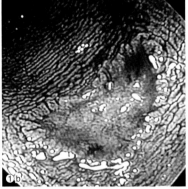

横结肠，10mm
- 普通内镜观察可见轻微的发红。
- 喷洒色素后，可见伴有凹陷的病变，边缘局部呈锯齿状。
- 凹陷部位的小凹形状是Ⅲ$_s$型。

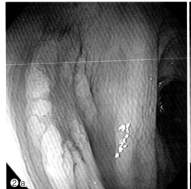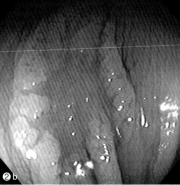

横结肠，10mm
- 可见平面状的凹陷，边缘为锯齿状。
- 凹陷的周边有微小的隆起，黏膜面正常。
- 凹陷面无法观察到小凹。

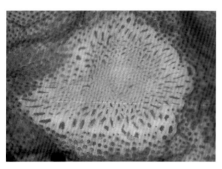

凹陷部分的Ⅲs型小凹（实体显微镜像）

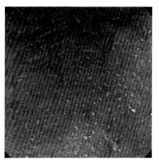

凹陷部可见Ⅲs型小凹

管状腺瘤 tubular adenoma

● 普通内镜观察可见淡红色、小的病变，需费力观察。

● 喷洒色素后放大观察，则可见微小的圆形小凹（Ⅲs型）密集存在。

● 凹陷型肿瘤比隆起型肿瘤小，颜色差别不明显，随着肿瘤的增大恶性度增高。如果是癌，深部浸润发生较早，在临床上是非常重要的病变。

● 即使是腺瘤，也有这种呈凹陷型的病变。

鉴别诊断的要点 淡红色，Ⅲs型小凹。

早期癌（M）early carcinoma（M）

● 以凹陷为主体的表浅型病变较难发现，淡红色、颜色稍有变化、凹凸不平、结肠皱襞弧线中断、血管网模糊等所见是非常重要的。

● 凹陷面呈星芒状、平面状。SM < 1000μm 的癌其凹陷底部大多数尚平坦，SM ≥ 1000μm 的深部浸润癌则可见明显的凹凸不平。

● 如果减少给气量，边缘的小隆起变得明显，有利于发现。

● 如果凹陷部分有规则排列的微小圆形或微小管状小凹（Ⅲs型），则黏膜内病变的可能性较大。

● 凹陷型肿瘤的诊断非常困难，捕捉其黏膜面微小的颜色变化和色素的喷洒是诊断的关键。

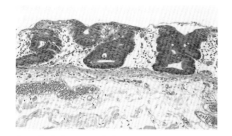

高分化腺癌浸润深度达 m 层

鉴别诊断的要点 微小的颜色变化，凹陷面的Ⅲs型小凹。

（4）以凹陷为主体的病变

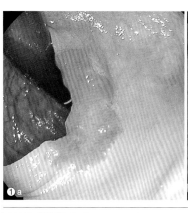
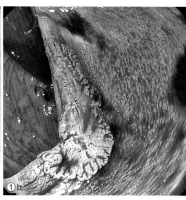

结肠肝曲，41mm
- 以凹陷为主的病变，被称为 LST-NG-PD 的表浅型病变。
- 一部分伴有皱襞的牵拉（所谓的伪足样所见）。
- 喷洒色素后，凹陷内的活检瘢痕引起的沟变得非常明显（①b）。

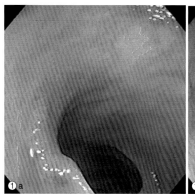
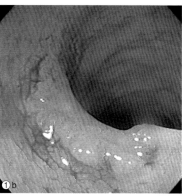

横结肠，25mm
- 界限不明确，仅有微微发红的扁平病变。
- 中心部位有凹陷。
- 伴有皱襞的变形。
- 喷洒色素后，周围可见不规则的肿瘤（所谓的伪足样所见）（①b）。

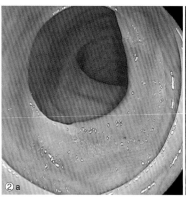
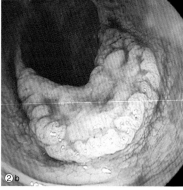

横结肠，25mm
- 微微发红的凹陷为主体的病变。
- 无法确认明显的皱褶集中现象及弧的伸展不良。
- 喷洒色素后，可以清楚地看到凹陷的边缘呈锯齿状。

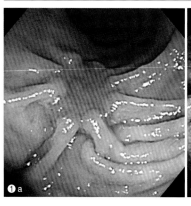
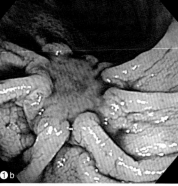

升结肠，15mm
- 升结肠可见伴随黏膜集中的、以凹陷为主的病变，病变全体稍稍隆起。
- 凹陷面积非常大，颜色很红。无法确认小凹结构，无结构。
- 可见边缘呈锯齿状。

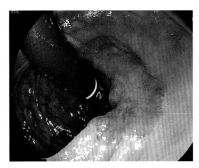

FICE（影像分析）影像：血管集合部的特写

早期癌（SM < 1000μm）

erly carcinoma（SM < 1000μm）

● 工藤等人称之为 LST-NG-PD（laterally spreading tumor non-granular type pseudo-depressed type）。

● LST-NG-PD 与其他形态的肿瘤相比，癌变率、SM 癌率很高，应该特别注意其形态。

● 对于凹陷部的确定，色素喷洒是必不可少的，2cm 以上的大型病变中，由于其 SM 癌率很高，必须施行 ESD 进行切除。

治疗 ESD

早期癌（SM ≥ 1000μm）

erly carcinoma（SM ≥ 1000μm）

● 呈现轻微发红，因为毛细血管网消失，可以发现病变，色素喷洒对于诊断来说是不可缺少的。

● 属于 LST-NG-PD，仔细观察病变周围所见和病变内的情况都是特别重要的。

● 病例①，从中心部的凹陷和边缘的皱襞变形来看，很容易诊断为 SM 深部浸润（SM ≥ 1000μm）。

● 病例②，未见皱襞的变形。但是凹陷的边缘呈锯齿形，喷洒色素后面状凹陷的表面可见凹凸不平，通过放大观察可见 V_I 型小凹和 V_N 型（无结构）腺管开口的混合存在，可以诊断为 SM 深部浸润（SM ≥ 1000μm）。

接近放大观察可以确认 V_N 型小凹

鉴别诊断的要点 凹陷的存在，皱襞的变形，锯齿形，V_N 型小凹。

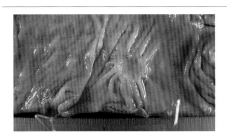

大体标本：与内镜所见相同，可见明显的皱襞集中

进展期癌（SS）advanced carcinoma（SS）

● 虽然凹陷和皱襞的集中现象作为特征性的病变，但是像这样全周性的皱襞集中在结肠癌中也是非常少见的。

● 明显的皱襞集中现象提示浸润癌，根据凹陷部的无结构所见（V_N 型）和较多的粗大血管，很容易诊断为进展期癌。

鉴别诊断的要点 明显的皱襞集中，无结构，存在粗大的血管。

结节集簇、侧向发育的病变

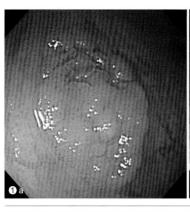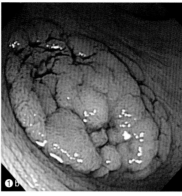

直肠，15mm

● 颜色正常或者有点轻微发白、较浅的隆起性病变。

● 表面呈现细小的结节状。

● 喷洒色素后，确切地观察到结节样结构是通过浅沟勾勒出来的。

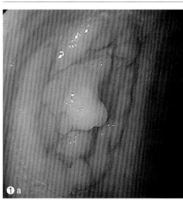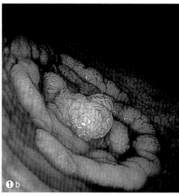

直肠，18mm

● 颜色正常、界限清楚的广基性病变（①a）。

● 肿瘤表面凹凸不平，中央部分略隆起。

● 喷洒色素后，病变的结节样隆起得清晰，可见管状小凹（Ⅲ_L型）。

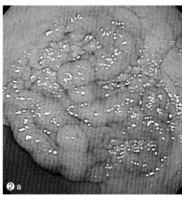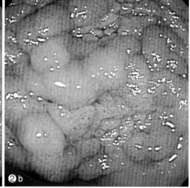

直肠，40mm

● 约1/3周可见结节集聚成簇的病变。

● 颜色从正常颜色到轻度发红。

● 结节大小从2~7mm大小不等，结节大的部位高度非常高，小的部位高度非常低。

● 无糜烂和凹陷面。

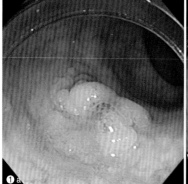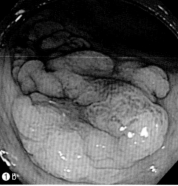

直肠，13mm

● 普通内镜观察可见界限不明显的、低的隆起型病变。

● 颜色轻微发白，部分发红。

● 表面可见大小不等的结节。

● 喷洒色素后，可见都不是独立的结节。

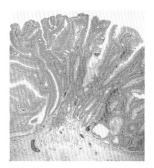

病变的大部分由管状腺瘤构成，可以确认一部分区域的腺瘤呈高度异型性

管状腺瘤 tubular adenoma

- 沿肠管的水平方向生长，隆起不明显，表面呈结节样或者粗大颗粒样的肿瘤，称之为结节样集簇样大肠病变。
- 有 creeping tumor、LST 等病名，但是主要是 Ⅱa 的特殊型（➔ 50 页）。
- 尤法确认怀疑 SM 浸润的溃疡、糜烂和失去规则性的小凹。

绒毛管状腺瘤 tubulovillous adenoma

- 结肠息肉中，沿着肠管水平方向生长，隆起不明显，表面呈结节状或者粗大颗粒样的凹凸不平的病变。
- 病变的局部可能并存癌，病理组织学上大多数为绒毛管状腺瘤及管状腺瘤，与典型的绒毛状腺瘤在大体上和组织学上都不同。
- 病例①，由于呈现规则的 ⅢL 型小凹，无 SM 浸润癌的征象。
- 病例②，虽然病变巨大，但是无 SM 浸润的特征，即糜烂和溃疡，所以于内镜下进行切除治疗。

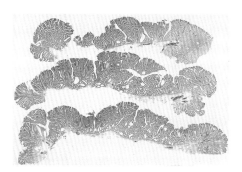

病变的大部分由绒毛管状腺瘤构成

锯齿状腺瘤 serrated adenoma

- 组织学上与增生性息肉相同，腺腔呈现锯齿状结构是其特征。
- 有蒂性、亚蒂性的病变呈现发红，在大多数情况下可见松塔样或者脑回状，扁平的病变与增生性息肉的鉴别诊断非常困难。
- 组织学上锯齿状腺瘤与增生性息肉及普通的腺瘤并存的情况也并不罕见。

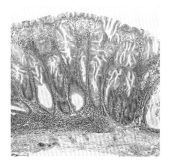

拥有嗜酸性胞浆的细胞所构成的锯齿状腺管

结节集簇、侧向发育的病变

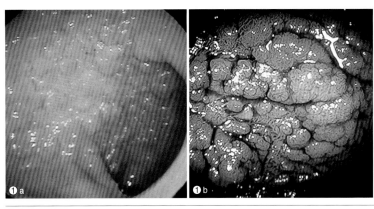

直肠，50mm
- 黏膜面凹凸不平，病变界限不清（①a）。
- 喷洒色素后，界限变得清晰，肿瘤表面的结节样凹凸不平变得更加明显（①b）。
- 结节的大小区别不大，病变整体呈脑回状小凹（Ⅳ型）。

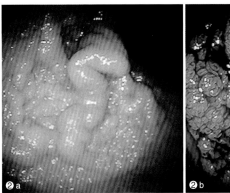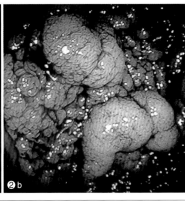

乙状结肠，40mm
- 界限比较清楚，呈毛虫样，隆起明显（②a）。
- 肿瘤整体呈白色，未见明显的糜烂、溃疡。
- 喷洒色素后，结节变得明显，可见脑回状小凹（Ⅳ型）（②b）。

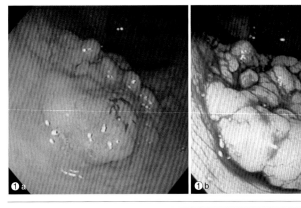

直肠，30mm
- 肿瘤略隆起，颜色正常，界限不清（①a）。
- 喷洒色素后，肿瘤的隆起与表面的凹凸变得清晰（①b）。
- 肿瘤的肛侧有明显高出来的部分，口侧为多发的、大小基本一致的结节样隆起。
- 高出来的部分表面尚光滑，有紧绷感。

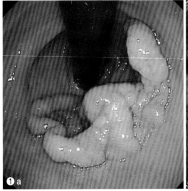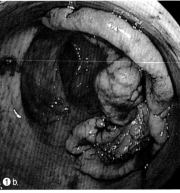

乙状结肠，88mm
- 混合样结节，巨大的结节集簇样病变。
- 喷洒色素染色后，表面的凸凹不平变得更加明显。
- 可见明确的糜烂、溃疡。
- 腺管开口形态全部呈Ⅳ型。

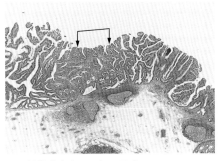

绒毛管状腺瘤内，局部可见癌

早期癌（M）early carcinoma（M）

● 结节样的隆起大小不等，大的病变表面为规则的脑回状小凹（Ⅳ型）。

● 因为没有糜烂、溃疡、大结节等黏膜下浸润征象，即使是恶性，也可以进行内镜下治疗。

● 结节集簇样大肠病变的发生部位以直肠为多，其次为盲肠和升结肠，大小在 20 ～ 40mm 的占一半以上，也有超过 100mm 的。

● 病变越大，其内癌的存在比率较大，大多数为腺瘤内癌，癌向黏膜下层深部浸润的病例比较少见。

鉴别诊断的要点　规则的脑回状小凹（Ⅳ型）。

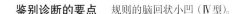

早期癌（SM < 1000μm）

early carcinoma（SM < 1000μm）

● 尽管病理组织学上以管状腺瘤及管状绒毛腺瘤为多，在结节较大的部位，很多情况下可以见到恶性的表现。

● 进行活检的时候，一定要在该部位取材，同时也要注意分析内镜所见的结果。

● 本例肛侧隆起较明显部分的活检结果为癌，但是超声内镜检查证实无 SM–massive 浸润，行 EMR 治疗。

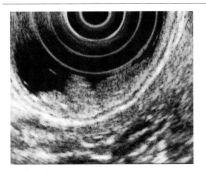

肿瘤高出来的部分，第 3 层（黏膜下层）略有浸润

早期癌（SM ≥ 1000μm）

erly carcinoma（SM ≥ 1000μm）

● 表面呈结节样和粗大颗粒样，局部隆起较明显的、巨大的病变。

● 无法确认提示 SM 浸润的糜烂和溃疡，小凹也呈现规则的Ⅳ型，黏膜下层的局部存在黏液癌浸润。

● 大部分为绒毛管状腺瘤和 M 癌，较高的结节部下方可见黏液癌浸润至 SM 以下，从表面所见无法进行诊断。

● 本病例通过 ESD 进行切除后追加外科的切除，但是无淋巴结转移。

较高的结节处黏膜下层有黏液癌的浸润

鉴别诊断的要点　病变内隆起较明显的结节。

伴有狭窄的病变

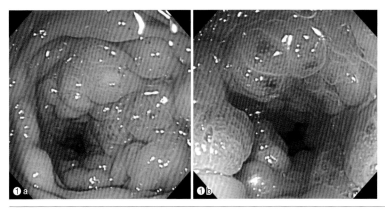

乙状结肠，200mm
- 可见乙状结肠狭窄。
- 狭窄与正常部位相移行并逐渐加重。
- 狭窄内部可见多发的、具有光泽的小结节，没有发现溃疡。

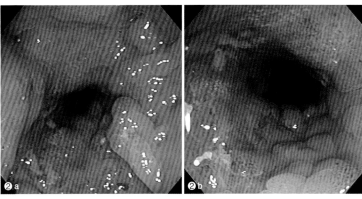

直肠，50mm
- 可见很长的全周性狭窄。
- 狭窄部分的肛侧可见多发、形状不规则的无蒂息肉。
- 镜身勉强可以通过狭窄部分，未见明显的隆起及溃疡。
- 狭窄部分的界限不清。

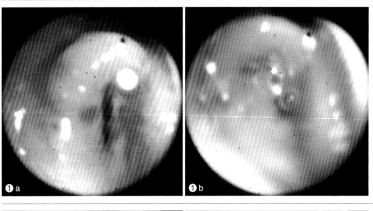

回肠，50mm
- 通过小肠镜于回肠中段可见环周性的狭窄。
- 狭窄部可见周边隆起的肿瘤，也可确认部分出血（a）。
- 即使是极细的内镜也无法通过狭窄部位。如果尽可能地观察狭窄内部的话，可见白色绒毛状凹凸不平（b）。

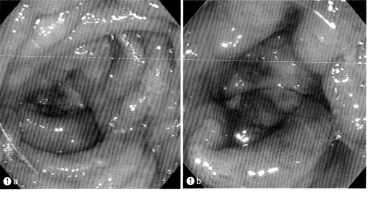

空肠，50mm
- 环周性的溃疡性病变，伴有狭窄。
- 溃疡底覆污秽的白苔，溃疡的口侧黏膜呈黏膜下肿瘤样不规则隆起，伸展性差。

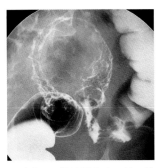

通过灌肠 X 线造影检查可见乙状
结肠呈范围非常广的狭窄

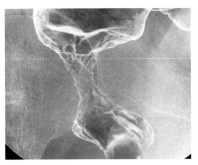

通过灌肠 X 线造影检查可见直肠下段的
环周性狭窄

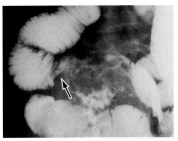

通过小肠造影可以确认回肠中央部位
的狭窄（箭头所示），并且于肛侧可见
凹凸不平的大小为 5cm 的肿瘤阴影。

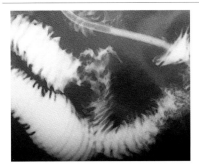

空肠可见伴有不规则溃疡的狭窄

弥漫浸润型结肠癌 diffusely infiltrating carcinoma

- 没有形成明显的隆起及溃疡，伴有肠管狭窄，黏膜面粗糙或呈颗粒状，肿瘤显露部分很少，即使活检也很难诊断。
- 弥漫浸润型（4 型）结肠癌的特点是没有形成明显的溃疡及环堤，病变较长，环周性肠管壁僵硬、肥厚，病灶界限不清，呈浸润性生长。
- 好发部位为直肠至乙状结肠，在结肠癌中很少见。
- 分类：低分化腺癌、印戒细胞及间质纤维化为特征的 linitis plastica 型；分化型腺癌组成、伴有明显的淋巴管浸润的 lymphangiosis 型。
- 病例①为低分化腺癌，病例壁层结构尚存，由于印戒细胞癌的浸润而造成肠壁的肥厚。

应鉴别的疾病 憩室炎、子宫内膜异位症、肠系膜脂膜炎、放线菌病、周围脏器的炎症累及、转移性结肠癌。

恶性绒毛上皮瘤 cholionepithelionma

- 属于极其少见的小肠恶性肿瘤。绒毛状，粗大结节状的肿瘤聚集成簇，形成凹凸不整的较大肿瘤。
- 在本例中，由于肿瘤占据着肠管腔，导致肠管明显狭窄，即使是细径的小肠镜也无法观察到肿瘤的表面结构和整体图像。
- 不仅是在本例中，狭窄性病变的诊断还有必要结合 X 线检查等进行辅助检查，必须获得病变的整体图像、大小、肿瘤的表面结构。

小肠淋巴瘤（弥漫性大细胞型 B 细胞性淋巴瘤）diffuse large B-cell lymphoma（DLBL）

- 溃疡呈穿凿样倾向，可见污秽的白苔附着。
- 特征：黏膜下肿瘤样病变随着溃疡的增大而向周围扩展（局限溃疡型）。
- 恶性淋巴瘤最多见于胃，其次为小肠。
- 小肠中，多发的局限溃疡型及弥漫型多见。
- 本例为溃疡型恶性淋巴瘤，伴有狭窄。
- 恶性淋巴瘤的溃疡与肿瘤的大小相比较浅，溃疡底部比较干净。

（1）直肠肛门部的病变

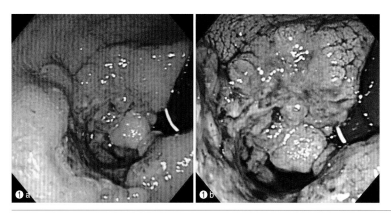

直肠下段至肛管，20mm
- 直肠下端部可见亚全周性的病变。
- 环堤形成，伴有界限不明显的溃疡。
- 环堤部分颜色发红，表面粗糙。
- 在插入内镜时，肛门部有疼痛感。

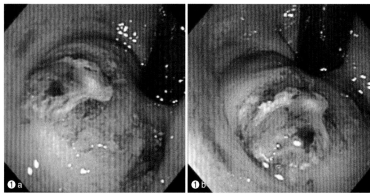

直肠下段，40mm
- 直肠内翻转观察，可见光滑的隆起性病变。
- 隆起的外周表面光滑，与周围黏膜具有相同的性状。
- 隆起中央部可见界限清楚的溃疡，覆厚的白苔并且稍稍隆起。
- 溃疡和边缘的高低差别不大。
- 白苔即使冲洗也不容易冲掉。

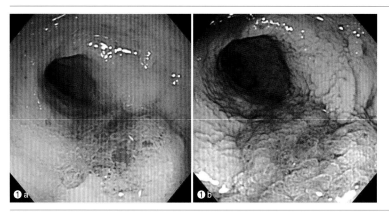

直肠下段，约30mm
- 下部直肠的伸展不良。
- 在约1/5周的界限不清楚的边缘可见发红的轻度隆起。
- 喷洒色素后，在发红的区域可以观察到沟的扩大和小凹样的结构。

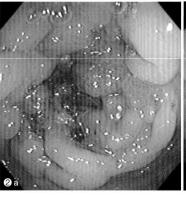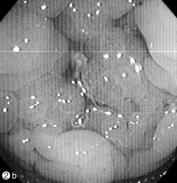

直肠下段，约50mm
- 距齿状线约3cm可见环周性狭窄。
- 狭窄部分可见多发的、具有光泽的节，并且发红。
- 周边黏膜到狭窄部的界限并不清楚。
- 内镜无法通过狭窄部。

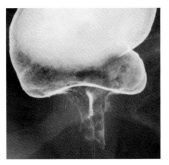
通过灌肠 X 线造影检查可以观察到肿瘤造成的肛门管环周性狭窄

进展期癌（A₂；肛管癌）advanced carcinoma

- 癌的中心位于外科学所述肛管的范围。
- 组织学分类：腺癌・黏液癌，鳞癌，腺鳞癌，类基底细胞癌，未分化癌等。
- 腺癌・黏液癌进一步分为四型：直肠型，肛门腺由来型，合并痔瘘型，其他管外性。
- 示例的直肠型腺癌与通常看到的结肠癌相同。
- 作为其症状可有肛门出血、肛门疼痛、肛门部肿瘤等，长年以为痔疮而放置不理的情况也并不少见。

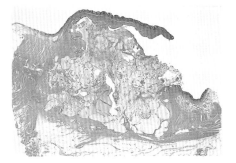
可见侵及外膜的黏液结节

进展期癌（A₂；黏液癌）advanced carcinoma

- 黏液癌在结肠癌中是比较特殊的组织型，非常少见，大多数发生于直肠。
- 一般来说，肛门管旁黏液癌大多数呈黏膜下肿瘤样形态。
- 溃疡部位充满黏液，厚厚地堆积，即使用水进行冲洗也很难冲洗掉。
- 肛门管的黏液癌属于肛门腺由来的癌，虽然也能看到痔瘘癌，但是本例于溃疡边缘的黏膜可见高分化腺癌，考虑是直肠黏膜发生的病变。

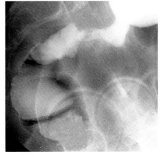
通过灌肠 X 线造影检查于直肠 Ra 可见明显的伸展不良

转移性结肠癌 metastatic carcinoma

- 腹腔脏器的原发癌可通过腹膜种植形成转移癌灶，特别是转移至直肠膀胱窝的肿瘤，由于在直肠指诊时可以感知到比较硬的肿瘤，也称为 Schnitzler 转移。
- 示例的病例①原发为胆囊癌，示例的病例②原发为胃癌。
- 即使发生了 Schnitzler 转移，一直到肿瘤生长到非常大的时候，内镜下也很难发现病变。
- 从肠壁外逐渐浸润至全层，浸润至黏膜下后可看到发红的、粗糙的黏膜，这时如果进行活检可以取到病变。
- 如果转移灶生长至直肠全周，就会造成直肠的狭窄，这时淋巴回流障碍导致水肿。

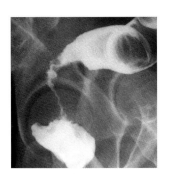
通过灌肠 X 线造影检查于直肠 Rb ~ Ra 可见长约 5cm 的环周性狭窄

（1）直肠肛门部的病变

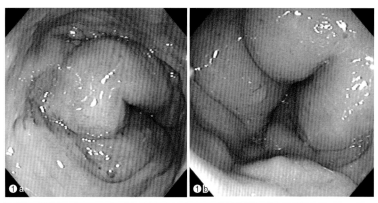

直肠，亚全周性

- 直肠下段黏膜隆起、水肿，环周，腔窄，范围约 10cm。
- 隆起部分非常柔软，表面光滑，没有看到发红和糜烂。
- 内镜可以容易地通过狭窄的部位。

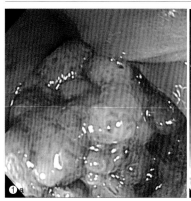
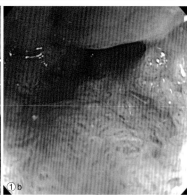

肛门，90mm

- 肛门可见较大的隆起性病变，环 1/2 周。
- 凹凸不整，局部呈颗粒状。
- 可见比较粗的异常血管。
- 只能够看到整体的一部分，无法确定整体的形态和凹陷的有无。

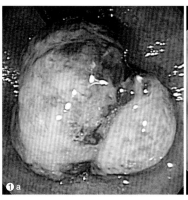
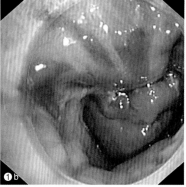

下部直肠，40mm

- 通过翻转观察，可以在齿状线旁看到从黑褐色到黑色的、呈粗大分叶的亚蒂性肿瘤。
- 肿瘤具有良好的可动性。
- 隆起的肛侧可见表面光滑的黑色结节。

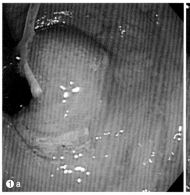
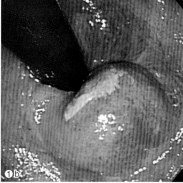

直肠下部，15mm

- 接近肛门齿状线的部位可见半球状的隆起性病变。
- 突起非常平滑，表面由正常的黏膜覆盖，局部可见有糜烂形成。
- 病变的颜色略呈黄色。
- 使用活检钳进行按压，发现病变有弹性，稍硬。

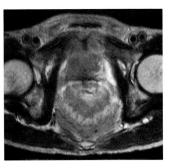

MRI 上可看到前列腺的肿大和直肠壁的全周性肥厚

其他脏器癌的浸润（前列腺）

- 前列腺癌造成直肠浸润的情况下，于直肠 Rb 的前壁侧出现伴随着溃疡的肿瘤的情况非常多。
- 但是，由于存在 Denonvillier 筋膜，出现直肠周围全周性包绕浸润造成的水肿，导致了直肠狭窄。
- 所示病例进行直肠黏膜的活检，仅见水肿，未见肿瘤细胞。
- 通过对前列腺进行活检确诊为前列腺癌。
- 化疗后，随着肿瘤的缩小，直肠的水肿也消失了。

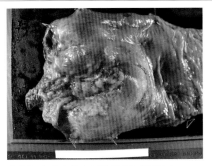

大体标本肿瘤的大部分浸润至黏膜下

鳞癌 squamous cell carcinoma

- 肛管癌中，鳞癌占 20%。
- 癌变发生于移行上皮和肛门上皮。
- 从肉眼形态上来看，局限溃疡型、浸润溃疡型比较多，隆起型也比较多。
- 偶尔也可见癌转移至腹股沟淋巴结。

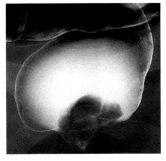

从直肠下段至肛管可见分叶状的亚蒂肿瘤

恶性黑色素瘤 malignant melanoma

- 直肠肛门部的恶性黑色素瘤非常少见，占恶性黑色素瘤的 0.4%～5.6%，占肛门恶性肿瘤的 0.25%～1.25%。
- 发生于直肠肛门移行部位的黑色素细胞。
- 典型病例呈黑色，呈肿瘤型或者息肉型，较硬，有弹性。
- 不含有黑色素的无色素性黑色素瘤呈灰白色至白色，大概占 20%。
- 与皮肤科的恶性黑色素瘤不同，发生于消化道的恶性黑色素瘤，活检不属于禁忌。

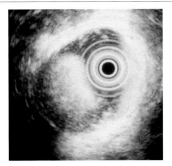

超声内镜影像：高回声的肿瘤

脂肪瘤 lipoma

- 脂肪瘤的好发部位位于右侧结肠，发生于直肠的情况非常稀少。
- 从黄色质软的性质上来看非常容易考虑为脂肪瘤。
- EUS 下可于黏膜下层发现高～较高回声、均一的肿瘤，较大的病变可伴有回声的后方衰减。
- 在本病例中，通过活检可以证明是脂肪组织，结合 EUS 影像，可以诊断为脂肪瘤。

（2）回盲部的病变

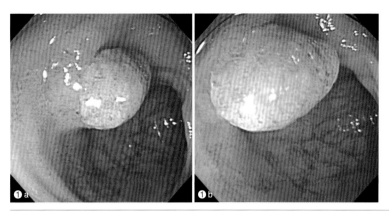

末端回肠，10mm
- 界限清晰的亚蒂性息肉，活动度良好。
- 与背景黏膜相比略呈白色，息肉的表面呈绒毛状。

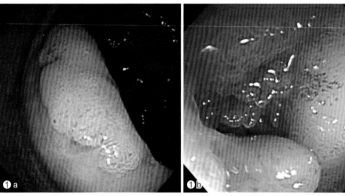

回盲瓣，20mm
- 回盲瓣的结肠侧可见界限清楚、白色、较浅的隆起。表面均一，未见凹陷和糜烂。
- 发红的结节状、绒毛状的病变延续至回盲瓣口内侧。
- 病变处内镜可以通过。

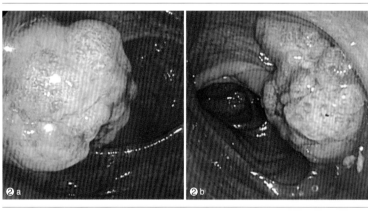

末端回肠，30mm
- 升结肠可见表面呈粗大结节状的有蒂息肉。
- 周边黏膜为大肠黑变病。
- 对息肉的基部进行仔细观察，可以明确其从末端回肠脱出。

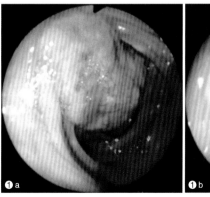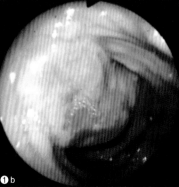

回盲瓣，40mm
- 相当于回盲瓣的位置可见平缓的隆起。
- 表面尚光滑，顶部可见发红的浅凹陷。
- 肿瘤非常硬，活动度差。
- 内镜无法插入末端回肠。

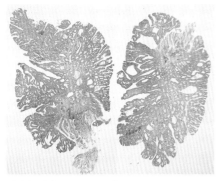

腺瘤性腺管增殖呈绒毛状

绒毛管状腺瘤 tubulovillous adenoma

● 关于小肠腺瘤的资料非常少。
● 根据八尾等人统计（胃和肠 16:1049，1981）的 195 例小肠良性肿瘤中，腺瘤仅占 12 例（6.1%），非常少见。均为单发病例，基本上是超过 2cm 的大型的病变，大多数都伴有腹痛 11 例（91.7%）和肠套叠 9 例（75.0%）的症状。
● 其形态大多数为有蒂性和亚蒂性的病变，也可看到表浅型病变的报道。
● 表面为颗粒状，伴有轻微的发红，较大的病变呈现分叶结节状。

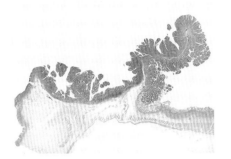

周边部位为腺瘤，中央部可见高分化腺癌

早期癌（M）early carcinoma（M）

● 根据八尾等人统计（胃和肠 16:1049，1981）的 481 例小肠恶性肿瘤中，癌占了 157 例（32.6%）。
● 原发性小肠癌的发生部位 56.7% 存在于空肠内，其中距离 Treitz 韧带 60cm 范围内的占一半以上，为 83.9%。回肠癌占 43.3%，距离回盲瓣 60cm 以内的占 83.3%。癌有好发于空肠上段和回盲瓣附近回肠的倾向。
● 大部分为进展期癌并且伴随着狭窄，像病例①早期癌的报道比较少见。
● 病例②是发生于末端回肠的有蒂的 M 癌，因其表面呈绒毛状，故考虑为上皮性肿瘤。
● 因其蒂比较粗，所以行外科手术切除，为腺瘤内伴有高分化腺癌的 M 癌，没有脉管侵袭。
● 小肠癌的报道中早期癌占的比例较低，从其形态上来说隆起型的比较多。

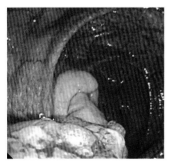

有蒂息肉越过回盲瓣，脱出到结肠内

类癌 carcinoid

● 根据曾我医生的统计（外科 48:1397，1986），消化道类癌发生于回盲部的占 1.5%，与直肠的 36.4% 相比比较低。
● 类癌属于上皮性肿瘤，发生于黏膜深层，大多呈黏膜下肿瘤的外观。
● 颜色呈现正常的颜色或者是黄白色。
● 随着肿瘤直径的增大，表面具有呈结节状、形成糜烂和溃疡的倾向。

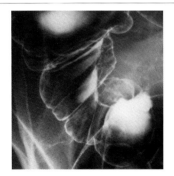

灌肠 X 线造影影像：回盲瓣上可见较大的肿瘤阴影

（2）回盲部的病变

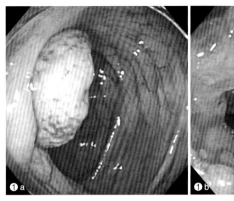

回盲瓣，末端回肠（多发）

● 回盲瓣肿大，伴有斑状的发红。

● 回盲瓣内腔至末端回肠多发小半球状或者有蒂的隆起。

● 多发的小隆起表面光滑，颜色正常或者轻度发红。

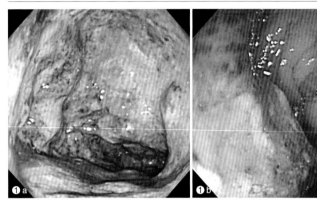

末端回肠，环周性

● 回肠终末部可见全周性的溃疡，内腔的伸展性正常。

● 溃疡底部为黄绿色，一部分可见红色和褪色混合的岛状区域。

● 溃疡的口侧可见颜色暗淡的台形隆起。

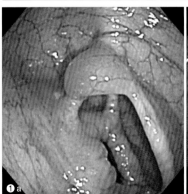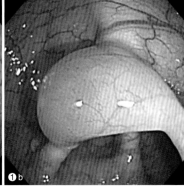

回盲瓣，20mm

● 回盲瓣下唇可见覆厚厚白苔的溃疡，其附近可见其他小溃疡。

● 溃疡间的黏膜明显发红。

● 溃疡周围未见环堤。

盲肠，15mm

● 回盲瓣旁可见具有透明感的微微发黄的光滑病变。

● 突起明显，表面可见正常血管，可以诊断其为黏膜下肿瘤。

● 用活检钳子按压会变形，质地非常柔软。

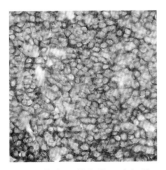

组织活检发现其为淋巴瘤细胞，CD20 瘤见胞浆染色

淋巴瘤（滤泡性淋巴瘤）follicular lymphoma

● 消化道恶性淋巴瘤的大部分为 B 细胞性淋巴瘤，其中弥漫性大细胞型 B 细胞性淋巴瘤和 MALT 淋巴瘤的比例较高。

● 近年来，于十二指肠发现滤泡性淋巴瘤增多。

● 滤泡性淋巴瘤呈白色颗粒状隆起的聚集，形成十二指肠、小肠的多发病变。

● 组织学上类似中胚层细胞的 B 细胞形成淋巴滤泡样结节，免疫组织化学上 CD5 阴性，CD10 阳性，bcl-2 蛋白阳性。

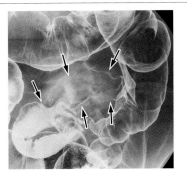

末端回肠扩张，凹凸不平，钡不易附着

淋巴瘤（弥漫性大细胞型 B 细胞性淋巴瘤）diffuse large B-cell lymphoma

● 大约 70% 的恶性淋巴瘤发生于回盲部。

● 恶性淋巴瘤从肉眼形态上分为局限性和弥漫性，前者分为隆起型、溃疡型、混合型。

● 示例的病例均为溃疡型的病变，其组织学为弥漫性大细胞型 B 细胞性淋巴瘤（diffuse large B-cell lymphoma）。

● 恶性淋巴瘤的特征性的病变有，病变很大但是管腔还是保持着良好的伸展性，溃疡边界清楚，溃疡周围隆起较少。

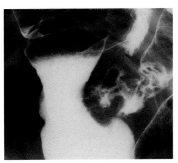

回盲瓣肿大，末端回肠可见狭窄和凹凸不平

淋巴管瘤 lymphangioma

● 淋巴管瘤的好发部位与脂肪瘤相同，为右侧结肠。

● 半球形的病变非常多，如果病变非常大的话偶尔会出现蒂。

● 颜色为淡蓝色或者正常颜色，具有透明感。

● 质地非常柔软，即使变换体位也会造成其形状的变化。

（2）回盲部的病变

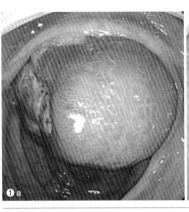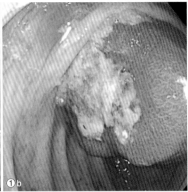

盲肠，50mm
- 发红的、较大的肿瘤。
- 对大的肿瘤，其基底部观察起来非常困难。
- 肿瘤的表面覆盖有正常的黏膜，推测其为黏膜下肿瘤。
- 基底部可见有白苔的糜烂。
- 用活检钳子按压的话，可以发现肿瘤的质地有弹性、稍硬。

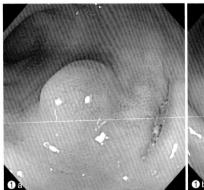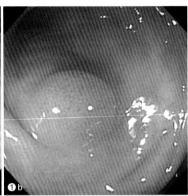

盲肠，6mm
- 阑尾开口旁可见平缓的隆起，为颜色发黄的无蒂性病变。
- 表面光滑，小凹正常。
- 用活检钳子按压的话，可以发现肿瘤有弹性、稍硬。

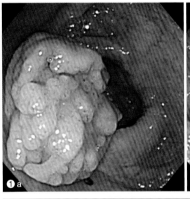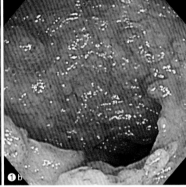

回盲瓣，末端回肠（多发）
- 回盲瓣非常大，表面有多发的小结节。
- 每个隆起大小相同，颜色基本也相同。
- 末端回肠也可看到多发的、相同的小隆起，密度很低。

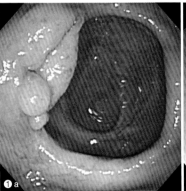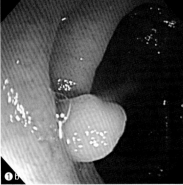

回盲瓣，5mm
- 从回盲瓣内腔到结肠侧可见颜色正常、表面光滑的亚蒂性息肉的脱出。
- 表面覆盖有正常的回肠黏膜。
- 随着蠕动，病变可以向末端回肠移动，从结肠侧无法观察到。

脂肪瘤 lipoma

● 脂肪瘤呈现黄色的情况非常多，但是也会由于蠕动造成机械性的刺激，导致发红。

● 较大的病变中，肿瘤通过肠蠕动的牵引，造成肠套叠的情况非常多。

● 在本病例中，发生于末端回肠的脂肪瘤经回盲瓣向结肠侧脱出，由于回盲瓣的开闭以及机械性的刺激，导致发红及溃疡。

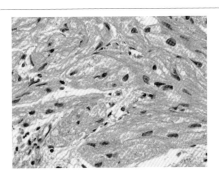

颗粒细胞瘤 granular cell tumor

● 其为来源于 Schwann 细胞的肿瘤。

● 颗粒细胞瘤在消化道最好发于食管，其次是大肠的频率较高。

● 大肠病变大约 70% 见于右侧结肠，大多数为 10mm 左右的发病病变。

● 大多数为没有特征的、半球形的黏膜下肿瘤，一般不伴有糜烂和凹陷。

● 在黏膜内浸润生长，形成阶梯状隆起的形态（→ 125 页）。

可见具有纺锤形核的细胞增生。细胞为 PAS 染色阳性的嗜酸性细胞

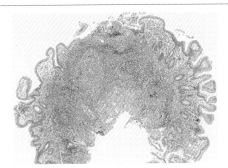

淋巴滤泡增生症 lymphoid hyperplasia

● 本病为黏膜下正常淋巴滤泡中淋巴组织的增生。

● 其发病的原因考虑为炎症，或者脱垂所致机械性刺激造成的。

● 虽然其无症状的情况比较多，但是由于肠套叠会造成反复性的腹痛。

● 活检可见淋巴滤泡增生和不同程度的炎性细胞浸润。

活检可见伴随滤泡形成的淋巴组织的增生

良性淋巴滤泡性息肉 benign lymphoid polyp

● 良性淋巴滤泡性息肉作为反应性的淋巴组织增生，好发于直肠、回盲部。

● 本病例中回盲瓣内腔的病变脱出至结肠侧，呈小型的、亚蒂性黏膜下肿瘤的形态。

（3）阑尾的病变

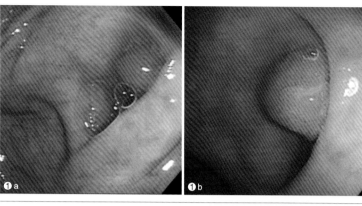

阑尾，6mm
- 于阑尾开口内隐约可见息肉。
- 无法观察到息肉的全貌，未见明显的凹陷，表面光滑。
- 无黏膜下肿瘤征象。
- 接近观察，能够确认Ⅱ型小凹的存在。

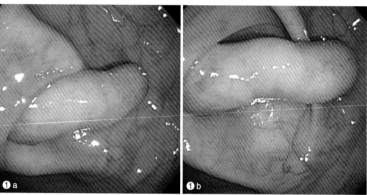

阑尾，30mm
- 阑尾开口部可见宽约10mm左右细长的息肉样病变。
- 病变由阑尾内部脱出。
- 表面非常光滑，能够确认其为黏膜下肿瘤。

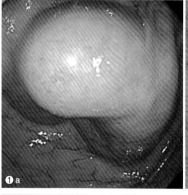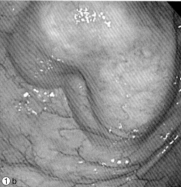

阑尾，约25mm
- 阑尾开口部周围可见较大的隆起。
- 具有黏膜下肿瘤的特征，表面无法观测到炎症性病变。
- 病变非常柔软，其形状随肠腔内充气量的多少而改变。

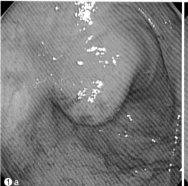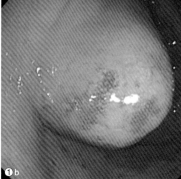

阑尾，20mm
- 无法确定阑尾开口部位，故推测其为来源于阑尾的病变。
- 病变被正常的黏膜覆盖，怀疑其为黏膜下肿瘤。
- 病变的颜色正常，很硬，活动度差。

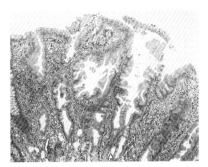

呈锯齿状的腺管结构

增生性息肉 hyperplastic polyp

● 有关在阑尾上发生的增生性息肉的发病率，Mac–Gillivray 等人（J clin pathol 25：809–11，1972）通过对 100 例进行阑尾切除的病例进行检索，其中只有 2 例存在增生性息肉，非常少见。
● 有时会引起阑尾堵塞，形成黏液囊肿，有报道黏液囊肿有时也会引起阑尾炎。
● 根据内镜所见而将其与腺瘤和类癌等进行鉴别诊断比较困难。
● 如果能够确认 II 型小凹的存在，就可以将其与腺瘤进行鉴别。

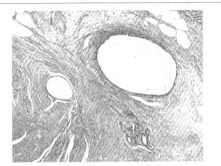

可见异位子宫内膜组织的增生

子宫内膜异位症 endometriosis

● 阑尾子宫内膜异位症占肠管子宫内膜异位症的 10%～18%，有报道称可见于切除阑尾的 0.05%～0.8%。
● 虽然无症状的情况比较多，但是有时也会造成急性、慢性的右下腹部疼痛。
● 有报道称大约有 8% 的病例合并阑尾套叠。

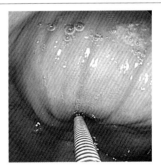

用活检钳子按压的话，可见 cushion sign 阳性

黏液囊肿 mucocele

● 由于阑尾根部的狭窄造成阑尾内腔内黏液的潴留，阑尾呈现囊泡状扩张的状态。
● 在组织学上，分为非肿瘤性的潴留囊肿与肿瘤性的黏液囊泡腺瘤、黏液囊泡腺癌。
● 肿瘤性的病变，囊泡内容物的破裂造成向腹腔内的漏出，有时可导致腹膜假黏液瘤。

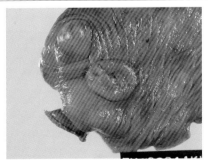

通过外科手术治疗（回盲部切除术），可以将正常黏膜下覆盖的黏膜下肿瘤摘除

淋巴瘤（弥漫性大细胞型 B 细胞性淋巴瘤）diffuse large B–cell lymphoma

● 回盲部为恶性淋巴瘤的好发部位之一，当发现黏膜下肿瘤样病变时，有必要考虑到本病。
● 作为其症状，大部分出现阑尾炎，并可触及肿物。
● 内镜所见：以阑尾开口部为中心可见表面光滑的半球形隆起，很少伴有糜烂和溃疡。
● 活检的关键是反复地在同一位置采集组织。

肿瘤性疾病——⑦病变部位·分布(3)阑尾的病变

（4）吻合部的病变

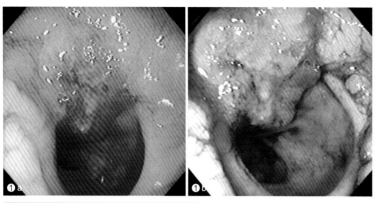

吻合口，20mm
- 直肠癌施行低位前方切除术后的吻合口上可见约环 1/4 周的浅隆起。
- 隆起表面发红粗糙，中心部伴浅而细的溃疡。

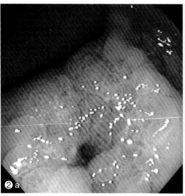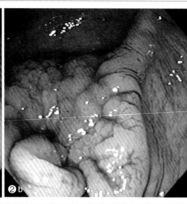

横结肠，全周性
- 在对横结肠的 SM 深部浸润癌施行 EMR 后追加的肠切除术（横结肠部分切除术）的吻合部位，可见高度的全周性狭窄。
- 狭窄部位的肛侧，可见非对称的、伴有发红的颗粒像。
- 内镜无法通过狭窄部。

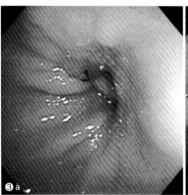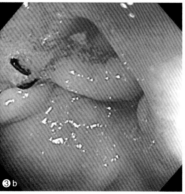

吻合口，半周性
- 直肠癌低位前方切除术后的吻合口可见狭窄。
- 在狭窄部，可见不规则的发红。
- 内镜无法通过狭窄部。

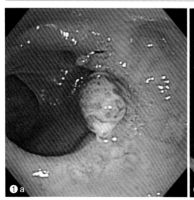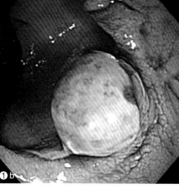

吻合口，12mm
- 在对乙状结肠癌进行手术切除后的吻合口可见半球状的隆起。
- 隆起的表面糜烂，故呈白色且散在红斑。
- 隆起起始部位的黏膜发红。

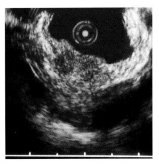

EUS 下于第 3、4 层可见低回声的肿瘤回声像

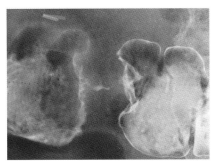

与横结肠吻合部一致的、全周性高度的狭窄

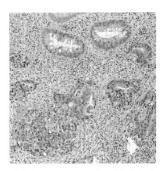

狭窄部的活检可见中～低分化腺癌

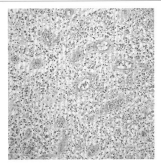

组织活检只能确认肉芽组织的增生

结肠癌术后复发

● 在结肠癌术后吻合口复发的癌中，可见从肠壁的不同深度发生的癌。

● 于肠壁表层复发的，很容易观察到具有上皮性肿瘤的特征。

● 但于肠壁深层复发的，由于不易波及至黏膜面，所以大多数情况下只能观察到伸展不良及黏膜下肿瘤样变化。

● 虽然癌复发的程度各不相同，但是均可导致吻合口的狭小甚至狭窄。

● 狭窄为非对称性的情况比较多，但是也可看到对称的情况。

● 狭窄部的表面发红、黏膜粗糙，或者伴有发红的颗粒状变化，在这些部位进行活检将非常有利于诊断。

● 进行 EUS 检查的话，于壁内可见不规则的低回声区域。

肉芽肿性息肉 polypoid lesion made of granulation tissue

● 肠管切除后的吻合口和肿瘤的内镜治疗后发生的非肿瘤性隆起性病变。

● 是创伤治愈过程中肉芽组织异常增殖、隆起。

● 有时因缝线和自动吻合器的针所致。

● 内镜下可见发红的隆起，并且伴有糜烂的情况非常多。

● 在组织学上为小血管增生、炎性细胞浸润形成的肉芽组织。

结肠炎相关性结肠癌（colitic cancer）

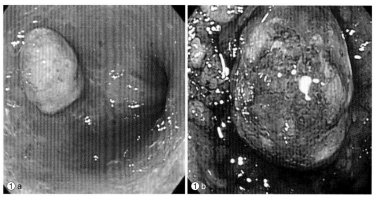

56 岁，女性，患病 12 年，全结肠炎型，慢性持续型。

- 于横结肠上可见亚蒂性息肉。
- 大小在 1cm 左右，表面非常光滑。
- 于其背景黏膜上可以确认活动期的溃疡性结肠炎。
- 息肉的小凹属于 V_N 型，怀疑是恶性肿瘤。

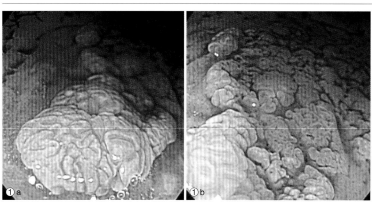

57 岁，女性，患病 22 年，全结肠炎型，慢性持续型。16 年前由于属于难治性，接受了保留直肠、结肠全切除术。

- 在监测保留的直肠过程中发现大小约 15mm、扁平的隆起性病变。
- 肿瘤由两种成分构成。
- 近前的小凹呈 III_L 型，远处的小凹呈现不规则的、细小的小凹集合，与普通肿瘤的形态不同。

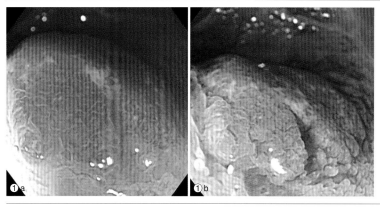

30 岁，男性，患病 12 年，左半结肠炎型，慢性持续型。

- 于直肠可见大小为 15mm 的、高度较低的隆起性病变（IIa 型）。
- 通过色素内镜可见表面的凹凸非常少，可见普通的结肠癌中无法看到的小凹类型。

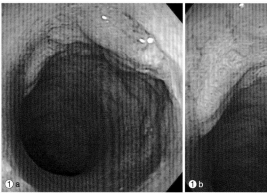

患病 9 年，左侧结肠炎型，复发缓解型。

- 齿状线的下部直肠后壁侧可见环 1/4 周、高度较低的隆起。
- 隆起的表面可见轻度的凹凸不平。
- 周围可见隆起程度较低的隆起向周围扩展。
- 背景黏膜未见活动性炎症。

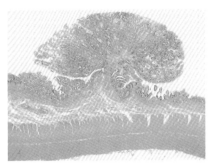

切除标本的组织像

溃疡性结肠炎相关性结肠癌（Is 型，M）

- 中分化腺癌，黏膜肌层不明显。
- 无法确认明显的黏膜下层的浸润，诊断为 M 癌。
- 在与炎性息肉的鉴别上，小凹的诊断非常有用。

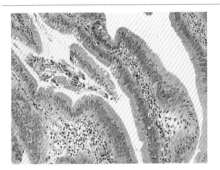

活检病理组织学上确诊为高分化腺癌

溃疡性结肠炎相关性结肠癌（IIa 型，M）

- 通过活检可诊断为高分化腺癌。
- 虽然可以施行 EMR 进行治疗，但是黏膜因为长期的病变形成溃疡性结肠炎，所以施行直肠全切除术。
- 属于腺瘤和高分化腺癌混合存在的病变（M 癌）。

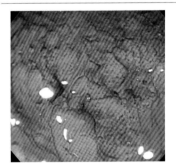

龙胆紫染色下的放大内镜影像

溃疡性结肠炎相关性结肠癌
（IIa 型，SM ≥ 1000μm）

- 呈现与普通大肠肿瘤的小凹不同的影像。
- 如果不考虑溃疡性结肠炎的存在，是比较轻微的内镜下改变。
- 手术切除标本组织所见中，中分化腺癌浸润到 SM 层深部。

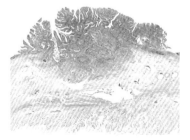

切除标本中，黏膜癌部属于高分化腺癌，SM 浸润部为中分化腺癌

溃疡性结肠炎相关性结肠癌
（IIa 型，SM ≥ 1000μm）

- 切除标本中齿状线附近的下部直肠中可见直径约 20mm 的伴有凹凸的隆起。
- 组织学上属于 SM 浸润癌，表层为高分化腺癌，浸润部为中分化腺癌。
- 周围可见异型增生。

结肠炎相关性结肠癌（colitic cancer）

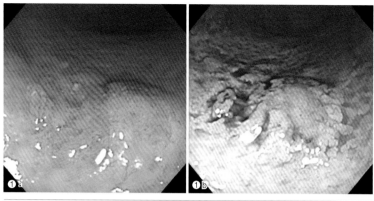

乙状结肠，15mm。患病 27 年，全结肠炎型溃疡性结肠炎。

● 于乙状结肠可见由不规整的凹陷和隆起构成的病变，隆起部分十分饱满。其形状不因肠腔内充气量的多少而发生改变。

● 喷洒色素可以发现凹陷部分的边缘不整齐，隆起部分可见很浅、范围很广的凹陷。

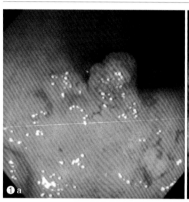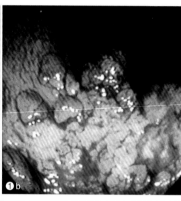

直肠，15mm，患病 19 年，全结肠炎型溃疡性结肠炎。

● 可见直肠 Ra 上有小的结节状隆起和息肉样病变。

● 其周围的黏膜由于褪色、有光泽，也可看到小的不规整的溃疡。

● 可见轻度的伸展不良。

● 通过喷洒色素，褪色区域的周边无名沟消失，伴有糜烂和溃疡（① b）。

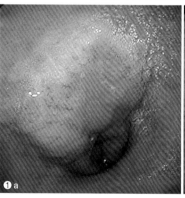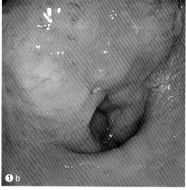

乙状结肠，50mm，患病 15 年，全结肠炎型溃疡性结肠炎。

● 病变色泽暗淡，周围可看到白斑。

● 肛侧的突起非常平缓，头部可看到发红的凹陷，但在口侧则非常不清楚（① a）。

● 继续将内镜向前推进的话，可看到口侧具有很深的凹陷，其底部龟裂，不规整（① b）。

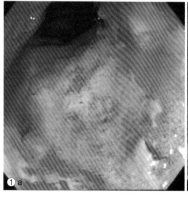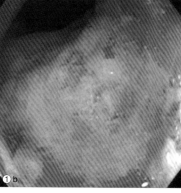

直肠下段，55mm，患病 24 年，慢性持续型溃疡性结肠炎。

● 在超过肛门齿状线的地方，可见界限非常不清楚、不规整的、凹凸不平的僵硬黏膜。

● 颜色为白色，一部分可看到不规则的血管网。

● 周围的黏膜可见轻微的凹陷，具有易出血性。

● 肠管的伸展性非常差。

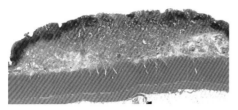

放大像：浸润深度 SM，高分化腺癌

溃疡性结肠炎相关性结肠癌
（Ⅱa+Ⅱc，SM ≥ 1000μm）

● 通过内镜探查发现的病变。
● 属于中分化腺癌，向黏膜下层深部浸润，淋巴管浸润阳性，未见淋巴结的转移。
● 于乙状结肠上段也可看到 SM 癌，术前未发现。在其他部位没有发现癌和异型增生。

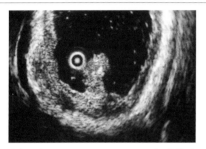

癌组织侵及黏膜下层深层，可以很清楚地看到低回声。组织学上为低分化腺癌·黏液癌·印戒细胞癌，局部侵及浆膜下层

溃疡性结肠炎相关性结肠癌
（Ⅱc 样进展期癌，SS）

● 直径约 15mm 的Ⅱc 样病变，混合有低分化腺癌、印戒细胞癌、黏液癌，主病灶侵及黏膜下层深部，于浆膜下层也见到黏液癌巢，浸润深度为 SS。
● 内镜所见表现为退色且有光泽，应该注意其扩张血管，肠壁伸展不良，色素喷洒后无名沟不明显等特征。
● 在本病例中通过 EUS 可描绘出侵及第 3 层深层的低回声影像，提示在溃疡性结肠炎相关性大肠中 EUS 的有效性。

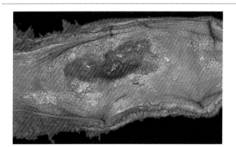

中央部具有很深的溃疡，病变全体如黏膜下肿瘤样隆起。中－低分化腺癌，浸润深度为 SM（alcian blue 染色）

溃疡性结肠炎相关性结肠癌（5 型，SS）

● 黏膜下肿瘤样隆起和较深的溃疡并存的中－低分化型腺癌。
● 根据黏膜下肿瘤样隆起和较深的凹陷，诊断为进展期癌。
● 癌浸润至黏膜下层后，由于急速生长形成黏膜下肿瘤样的形态。

鉴别诊断的要点　黏膜下肿瘤样隆起，较深的凹陷。

溃疡性结肠炎相关性结肠癌
（Ⅱc 样进展期癌，A₁）

● 直肠下部很容易成为内镜观察上的盲点。
● 如果在这个部位发生肿瘤的话，内镜插入时很容易损伤脆弱的肿瘤导致出血，使观察变得困难。
● 长期炎症持续不断的情况下，肠管的伸展性消失，无法在直肠内翻转进行观察。
● 内镜观察前通过直肠指诊触摸到较硬的肿瘤是诊断肿瘤是否存在的关键点。

放大内镜下观察见中小凹消失呈无结构改变。黏液癌，浸润深度为 A₁

结肠炎相关性结肠癌（colitic cancer）

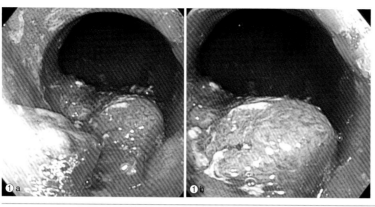

64 岁，男性，患病 20 年，全结肠炎型，慢性持续型。

- 直肠下部可见环 1/3 周的隆起性病变（Ⅰ$_s$ 型）。
- 呈数个隆起聚集成簇的形态，凹凸不平。
- 明显糜烂，呈 V$_1$ 型的小凹。

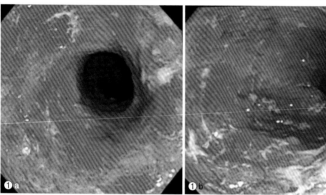

23 岁，女性，患病 16 年，全结肠炎型，慢性持续型。

- 乙状结肠（①a）的肠管狭窄，肠管失去伸展性，为活动期的内镜所见。
- 降结肠（①b）可看到黏膜面凹凸不平，由于持续的炎症，导致不易观察。

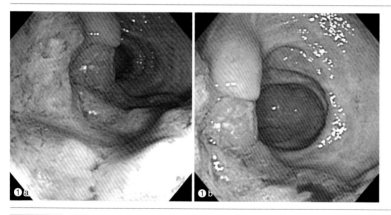

81 岁，女性，升结肠，40mm。

- 无肺结核治疗史。
- 回盲瓣的肛侧可见约环 1/2 周的溃疡性病变。溃疡面被很厚的白苔覆盖，易出血性非常明显。
- 从盲肠到升结肠可见范围非常广泛的溃疡瘢痕。

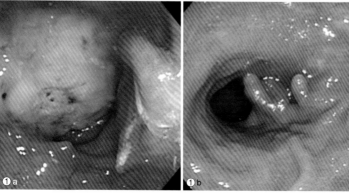

升结肠，74 岁，女性，无肺结核既往史。

- 可见占据升结肠到盲肠的管腔的巨大肿瘤。表面覆盖有污秽的黏液。
- 周边黏膜可见散在的炎症性息肉，黏膜可看到血管网，血管不规则。
- 白色的瘢痕也随处可见，也可看到陈旧性肠结核中所见的萎缩瘢痕带。

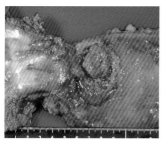

切除标本的肉眼所见：下部直肠
可看到凹凸不平的肿瘤

溃疡性结肠炎相关性结肠癌（4 型，A₂）

- 直肠下部可看到低分化腺癌（大小为 35mm）。
- 浸润至黏膜下深部，直接浸润至外膜下。
- 这个病变在 5 个月前还是较小的无蒂性息肉，但是突然地快速增大。

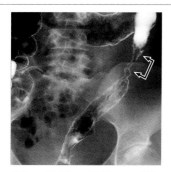

灌肠 X 线影像：降结肠可见非常明显的狭窄，
从肠壁的硬度来看高度怀疑癌的存在

溃疡性结肠炎相关性结肠癌（4 型，SS）

- 手术标本中可以确认界限不明显的肠壁肥厚，肉眼观察癌的部位不明确。
- X 线对于侵袭性生长的癌，诊断非常有效。
- 组织学上为低分化腺癌，呈侵袭性生长，浸润至浆膜下。

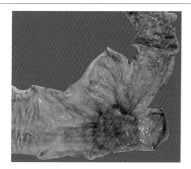

大范围的萎缩瘢痕带的内部可看到 2
型结肠癌

陈旧性肠结核合并结肠癌（2 型，SS）

- 此病比较稀少，为肠结核的基础上合并的发生。
- 本例于升结肠陈旧性肠结核的背景黏膜上可见浸润深度为 SS 的进展期癌，于边缘部位见高分化腺癌，主体为黏液癌。
- 合并肠结核的癌，多见于女性，好发于右半结肠。
- 肉眼型中 2 型较为多见，环堤隆起较低为其特征。
- 组织型为高分化腺癌，偶尔伴有黏液癌。

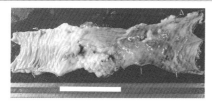

可以确认其为在盲肠上浸润深度为 SE 的黏
液癌，周围可以确认萎缩的瘢痕带

陈旧性肠结核合并结肠癌（1 型，SE）

- 从盲肠到升结肠可见大小为 65mm 的黏液癌。
- 周围虽然可见萎缩瘢痕带，但是看不到活动性溃疡。
- 组织学上无法确认其周围有异型增生。
- 肠结核相关性结肠癌的肉眼型中通常的 2 型占 3%，较少见，环堤较低的 2 型癌和 5 型癌较多见。
- 组织学上为黏液癌或者含有黏液成分的比较多见，为 43%。

炎症性疾病的内镜所见及鉴别诊断

　　肠管的炎症性疾病种类繁多，其中包括我们一生都可能没有遇见过的极罕见的疾病。如果不知道那些病名和它们的大概内容，就无法进行鉴别诊断。因此，与肿瘤性疾病不同，炎症性疾病的鉴别诊断需要非常广博的知识。下面对内镜下炎症性疾病鉴别诊断中的要点进行阐述。

1 炎症性肠病的种类及分类

　　炎症性肠病（inflammatory bowel disease），从狭义上讲是指溃疡性结肠炎和克罗恩病。从广义上讲是指所有肠管的炎症和类似疾病（代谢性疾病、缺血引起的坏死性疾病等）。在临床实际的鉴别诊断中，不能仅停留于溃疡性结肠炎和克罗恩病的鉴别，必须考虑到所有可能的疾病。因此，这里进行广义的阐述。

　　将炎症性肠病分为病因明确的肠炎（特异性肠炎）和病因不明确的肠炎（非特异性肠炎），以便于理解（**表** 5-1）。这里所说的非特异性肠炎是指在现在的科学水平上病因尚未明了的疾病，如果将来病因明确了，则可以归为特异性肠炎。

2 炎症性肠病鉴别诊断的要点

　　针对炎症性肠病的鉴别诊断，在分析各种内镜所见之前，有必要充分理解上一章所讲述的背景因素，对发病的方式、病变范围等进行诊断。

　　即使是内镜下凹凸改变很少的轻微炎症，由于其颜色的改变具有特征性，有助于了解病变范围和发现细微的黏膜变化。

　　当然病理诊断是很重要的，但是当病理组织学上不能发现特征性的炎症表现时，应如何诊断呢？不能只是简单的手术或摘除活检，这就有赖于临床医生高超的医术了。

根据炎症的扩散方式进行鉴别诊断

　　了解炎症的扩散方向（病变范围），在鉴别诊断和治疗方针的制定上都很重要（**表** 5-2）。根据炎症是弥漫性、局限性或孤立性，可以对许多疾病进行鉴别。如果炎症从直肠开始呈连续性扩展，可以是溃疡性结肠炎和伪膜性结肠炎、弯曲菌肠炎、阿米巴痢疾等。但是溃疡性结肠炎中病程长的病例，直肠炎症轻微，近端大肠的炎症明显，与教科书中的记述不相符的病例并不少见。弯曲菌肠炎在恢复期也可以表现为局限性肠炎。重症型阿米巴痢疾呈弥漫性结肠炎，中度阿米巴性痢疾也可以在直肠和回盲部等部位表现为 skip lesion，有时与溃疡性结肠炎等非特异性肠炎不易鉴别。

表 5-1　肠管炎症性疾病的分类（依据病因）

- 原因明确的肠炎（特异性肠炎）
  - 细菌、病毒感染
    - 肠结核、痢疾、肠伤寒、耶尔森菌性肠炎、弯曲菌性肠炎等
  - 物理刺激
    - 放射性肠炎、外伤、黏膜脱垂综合征等
  - 寄生虫
    - 各种寄生虫感染、阿米巴痢疾等
  - 药物性、食物性
    - 抗生素性肠炎、KCL 溃疡等
  - 伴随胶原病、白血病等全身性疾病的炎症
  - 血管性
    - 缺血性肠炎等
- 原因不明的肠炎（非特异性肠炎）

  溃疡性结肠炎、克罗恩病、肠型贝赫切特病、单纯性溃疡、淀粉样变性、嗜酸粒细胞性胃肠炎、非特异性多发性小肠溃疡等

表 5-2　炎症性肠病的鉴别诊断（根据病变范围）

1. 弥漫性病变：始于直肠、呈连续性扩展的炎症

    溃疡性结肠炎、抗生素性肠炎（伪膜性肠炎）、弯曲菌结肠炎、细菌性痢疾等

2. 局限性病变：炎症之间可见正常的肠黏膜

    a. 局限性病变

    黏膜脱垂综合征、放射性肠炎、缺血性肠炎、抗生素性结肠炎（出血性肠炎）、耶尔森菌性结肠炎等

    b. skip lesion

    克罗恩病、肠结核、阿米巴痢疾、放线菌病、肠型贝赫切特病的一个时期、非特异性多发性小肠溃疡、肠伤寒等

3. 孤立性溃疡性病变：单发或少数的溃疡散在分布

    肠型贝赫切特病、单纯性溃疡、宿便性溃疡、黏膜脱垂综合征（直肠孤立性溃疡）等

4. 其他　憩室炎等

在局限性肠炎中，有些炎症局限于肠管的一部分（局限性肠炎），有些炎症性病变呈跳跃性分布，病变之间可见正常黏膜（skip lesion）。黏膜脱垂综合征和放射性肠炎属于局限性肠炎，主要发生于直肠。缺血性肠炎的好发部位为乙状结肠和降结肠，抗菌药物引起的出血性肠炎多以横结肠为中心呈局限性分布。出现 skip lesion 的疾病以克罗恩病和肠结核为代表，其炎症形态是与溃疡性结肠炎相鉴别的要点。溃疡和溃疡之间存在正常黏膜，有时病变跳跃至小肠等可以作为鉴别诊断的指标。

但是即使是溃疡性结肠炎也可以表现为 skip lesion。直肠炎型溃疡性结肠炎患者阑尾开口处作为 skip lesion，可以出现炎症，但是如果在其间看似正常的黏膜处活检，存在炎症改变。因此，从根本上说，溃疡性结肠炎应该属于连续性病变。

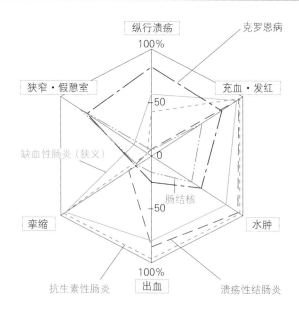

图 5-1　从局部所见对炎症性肠病的鉴别诊断

肠型贝赫切特病的易发部位是回盲部，但是急性恶化期可以在全消化道形成口疮样的糜烂。此时，口疮样糜烂也可表现为 skip lesion，呈散在性分布。

孤立性单发（少数为多发性）的炎症，如果发生在回盲部，应首先考虑肠型贝赫切特病或单纯性溃疡。如果是发生在直肠的孤立性溃疡或糜烂，必须考虑到黏膜脱垂综合征中的溃疡型（即直肠孤立性溃疡综合征）、宿便性溃疡、STD（sexually transmitted disease）等疾病。

憩室炎因为其发生部位和炎症的轻重程度不同，其表现也各不相同。

根据局部的炎症所见进行鉴别诊断

虽然炎症性肠病的镜下表现多种多样，但是发生频率高而且具有特异性的炎症表现：纵行溃疡、充血、发红、水肿、出血、挛缩、狭窄、假憩室等。为了说明它们在各种疾病中出现的情况，利用 6 轴图来表示（图 5-1），可以反映出不同疾病的特征，但是内镜检查也有它的局限性。当狭窄明显时内镜则不能观察到口侧的病变，克服内镜视野上的盲点成为一个新的课题。在实际的临床工作中，为了确诊，还有各种各样的问题有待解决。

以下对具有代表性的炎症表现及其鉴别要点加以介绍。

1）溃疡

溃疡在病理学上是指达 Ul Ⅱ 的深部黏膜缺损，因内镜下观察溃疡的深度很困难，所以与"糜烂"鉴别有困难，大多数就直接应用"溃疡"这个词了。溃疡的形状有圆形、椭圆形、不规则形、纵行、环形、带状、穿凿样溃疡等表现（**表 5-3**）。

表 5-3　鉴别诊断（根据溃疡、糜烂的形态）

溃疡、糜烂的形态	炎症性疾病（括号内是发病率低的疾病）
口疮样	所有的炎症性疾病
圆形、椭圆形	肠型贝赫切特病、单纯性溃疡
不规则形	黏膜脱垂综合征、宿便性溃疡、耶尔森菌性肠炎、克罗恩病、肠结核、阿米巴痢疾、（放射性肠炎）
纵行	克罗恩病、缺血性肠炎、（溃疡性结肠炎、出血性肠炎）
环状·带状	肠结核、克罗恩病
弥漫性·连续性	溃疡性结肠炎、沙门氏菌肠炎、弯曲菌肠炎、痢疾、致病性大肠埃希菌肠炎、出血性肠炎、放射性肠炎

纵行溃疡是指与肠管长轴方向（纵）平行的长的溃疡，通常在 4 ~ 5cm 以上。但是与 X 线相比，内镜检查无法准确地确定溃疡的长度。纵行溃疡是克罗恩病和缺血性肠病的特征性表现，但是抗生素性肠炎中也不少见。虽然也可以见于溃疡性结肠炎的长期慢性的病例，但那是由于慢性缺血性引起的继发性改变，其长度较短。

环形溃疡是与长轴成直角、环绕肠管的溃疡，是肠结核常见的溃疡形态。

带状溃疡是比环形溃疡宽的溃疡，可见于肠结核、克罗恩病等，多伴有不同程度的肠管狭窄。

穿凿样溃疡的溃疡部分与其边缘之间连接处的坡度非常陡峭，边界清楚，是很深的溃疡，但是在急性炎症时比较浅的溃疡也可以出现同样的改变，所以在判断溃疡深浅时要十分注意。虽然穿凿样溃疡犹如单纯性溃疡和贝赫切特病的溃疡的代名词，但是也经常见于克罗恩病和宿便性溃疡等其他疾病中。

2）糜烂

糜烂是指病理学上黏膜层及黏膜下层的黏膜缺损，临床上习惯于将即使黏膜没有缺损，如果存在炎症、黏膜变红也称为糜烂。根据其分布，有单发性、散在性、多发性、弥漫性等。形态上有纵行、圆形等，小的散在分布的糜烂称为口疮样糜烂。肿瘤表面由于机械性摩擦也可以出现糜烂，所以糜烂并不是炎症的特异性表现。

3）口疮样病变

大小约 5mm 以下的局限性发红、小糜烂、小溃疡散在分布称为口疮。口疮的形状各种各样，内镜下可以分为 4 型（表 5-4）。有的黏膜局部有局限性的发红、水肿，有的糜烂周围有小结节状隆起、白苔等多种表现（图 5-2）。

口疮这一用语是糜烂、小溃疡的别称，并不是一个公认的用语，与欧美经常使用的 discrete ulcer 等无明确的差别。

表 5-4　口疮样病变的形态分类

Ⅰ型：无明显的白苔，局限性混浊，呈水肿状，数毫米大的发红、糜烂
Ⅱ型：伴有红晕的小糜烂
Ⅲ型：周边略隆起，表面覆有圆形或不规则形白苔的糜烂及溃疡、轮廓清晰
Ⅳ型：糜烂的周围呈小结节状隆起，白苔更加明显

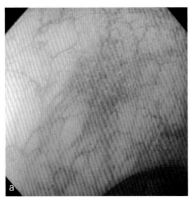
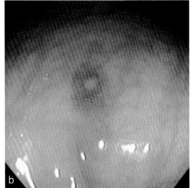
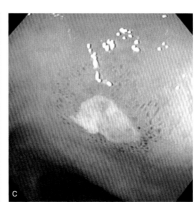
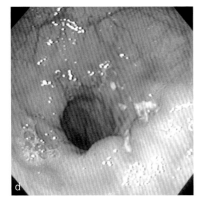

图 5-2　各种口疮样改变
a. 呈混浊水肿状的数毫米大的发红、糜烂（Ⅰ型）
b. 伴有红晕的小糜烂（Ⅱ型）
c. 有圆形或不规则形白苔的糜烂、溃疡（Ⅲ型）
d. 周围呈小结节状隆起，白苔明显（Ⅳ型）

　　无论是急性口疮样表现，还是慢性口疮样表现，可以出现在所有炎症性肠病中，可以是炎症初期至修复期的表现（**表 5-5**）。溃疡性结肠炎的急性期可以表现为Ⅰ型及Ⅱ型，其出现频率比其他疾病低，数目也仅为 5 ~ 6 个。发生部位局限于邻近炎症部分的口侧肠管，是炎症向口侧蔓延的先兆。

　　克罗恩病可以出现从Ⅰ型至Ⅳ型各种形态的口疮样表现。

　　肠型贝赫切特病、单纯性溃疡可见Ⅰ型至Ⅲ型的病变，其特点是口疮样改变的白苔界限清楚。口疮样改变继续发展则会成为穿凿样溃疡。肠结核表现为Ⅲ型、Ⅳ型，阿米巴痢疾表现为Ⅲ型。

表 5-5　各种疾病中口疮样病变出现的频率

疾病（例）	出现频度	Ⅰ型	Ⅱ型	Ⅲ型	Ⅳ型
溃疡性结肠炎　192	5 (2.6%)	4 (2.1%)	2 (1.0%)		
克罗恩病　31	24 (77.4)	9 (29.0)	10 (32.3)	8 (25.8%)	11 (35.5%)
肠型贝赫切特病　7	7 (100)	7 (100)	5 (71.4)	4 (57.1)	
单纯性溃疡　5	4 (80.0)	3 (60.0)	3 (60.0)	3 (60.0)	
肠结核　4	4 (100)			2 (50.0)	4 (100)
阿米巴痢疾　4	4 (100)			4 (100)	
弯曲菌肠炎　10	2 (20.0)		2 (20.0)		
耶尔森菌性结肠炎2	2 (100)	2 (100)	1 (50.0)		
抗菌药物性结肠炎					
出血性肠炎　21	2 (9.5)		2 (9.5)		
伪膜性肠炎　5	2 (40.0)	1 (20.0)	1 (20.0)		

内镜观察到口疮样改变，应考虑到所有疾病并进行鉴别诊断。注意观察其形态、发生部位以及随着时间推移病变的情况等，鉴别诊断并不困难。

4）发红

充血、发红和水肿等炎症改变可以出现在各种疾病中，所以不能作为鉴别诊断的指标，而且受炎症程度、时间因素的影响。

5）出血

出血（易出血）在溃疡性结肠炎和缺血性肠疾病、抗菌药物性结肠炎中出现频度高，肠结核和克罗恩病很少有出血。出血与黏膜表面的病变面积和炎症的程度成正比。

6）挛缩

挛缩在急性炎症、缺血性肠疾病、抗生素性肠炎中经常出现。

7）狭窄·假憩室

狭窄·假憩室等肠管变形是炎症波及肠壁深层的克罗恩病和肠结核的特征性表现。在溃疡性结肠炎和一过性缺血性肠炎、抗菌药物性结肠炎中出现较少，但并不是完全没有。

8）铺路石征（cobblestone appearance）

铺路石征是指深溃疡边缘像铺路石台阶一样略微隆起的改变。虽然是克罗恩病的代名词，但是也可以出现在缺血性肠炎的慢性期。铺路石征也有很多种不同的表现，没有严格的定义，可以想象成欧美中世纪时用石子铺成的道路的样子。急性恶化期时发红，慢性期炎症减轻，表面的黏膜基本正常。淀粉样变性 AL 型由于淀粉样物质向黏膜下沉积，可以表现为凹凸不平、结节状的黏膜像，需注意鉴别诊断。

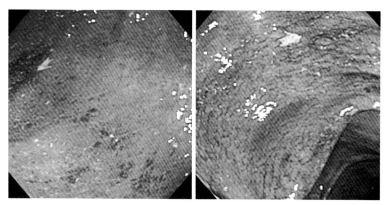

图 5-3　从横结肠至升结肠的弥漫性炎症表现

9）瘘

瘘即肠管内的深溃疡穿孔、穿透、累及到肠管的其他部分或其他脏器。见于克罗恩病、放射性肠炎、肠型贝赫切特病、单纯性溃疡等。内镜下不易发现瘘。虽然有时可以观察到瘘的开口，但是如果想观察到瘘的全貌，需要依靠 X 线的诊断。

10）指压痕征

指压痕征本来是 X 线的影像学用语，现在也经常用于描述内镜所见。是指急剧的急性炎症引起黏膜下肿胀明显，有如用拇指按压时出现的黏膜凹陷。黏膜表面因伴有糜烂、充血而发红。可见于缺血性肠炎和致病性大肠埃希菌性肠炎等严重的急性炎症，水肿改善后指压痕征即消失。

综合的鉴别诊断

正如反复讲述的那样，根据内镜下所见来分析局部炎症的情况对于炎症性肠病的鉴别诊断很重要，但是仅靠内镜检查通常无法确定诊断。在考虑患者的一般情况、临床表现、粪便的细菌学检查的同时，结合内镜下所见来明确诊断。

肠道的炎症是一个变化的过程，一次检查无法诊断时，应该反复进行内镜检查，观察炎症的演变也是鉴别诊断的要点。当仅仅根据结肠的病变不能鉴别时，应该注意观察回肠末端并且继续进镜观察其口侧的小肠，有的时候有必要检查上消化道。当然，不能仅注意消化道的影像，还应该参考胸部、皮肤、肛门部的检查，综合起来进行鉴别诊断。

下面用具体的病例来讲述鉴别诊断的方法。**图 5-3** 是从横结肠至升结肠的弥漫性炎症表现。可见水肿明显，未见血管透见，可见出血和覆白苔的糜烂。仅从内镜下表现来看，类似溃疡性结肠炎的炎症表现，但是也应该考虑到包括感染性肠炎在内的所有表现为弥漫性或局限性炎症的炎症性肠病。此时，通过临床症状来判断炎症是急性的或者慢性的，可以想到很多种疾病。患者一个月前自觉腹部不适，每日腹泻 2～3 次，考虑为慢性过程，可以排除急性感染性肠炎的诊断，所以需要考虑多种疾病。

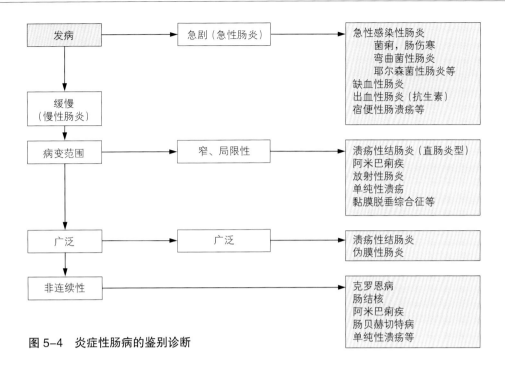

图 5-4　炎症性肠病的鉴别诊断

　　确定炎症在肠道中的发生部位也是鉴别诊断的要点。炎症分布于横结肠和升结肠，在内镜下看似正常的其他部位的黏膜处喷洒色素后可见 area pattern，对该部位进行活检以明确在病理学上是否有炎症表现，结果直肠和乙状结肠也有炎症细胞浸润，为弥漫性病变，所以高度怀疑为溃疡性结肠炎。按照溃疡性结肠炎进行治疗，几个月后横结肠的炎症消退，1 年后复发时弥漫性炎症波及直肠至乙状结肠，最后确诊为溃疡性结肠炎。

　　确诊需要一定时间，在炎症性肠病的诊断和治疗中，这样的病例经常出现。在确诊之前的这段时间内，有时诊断性治疗很必要的，但是应该注意在尽量避免无谓的治疗的基础上进行诊断性治疗。

　　炎症性肠病的鉴别诊断像"猜谜"一样，只要系统地观察就一定能找到解决的突破口。"无法分类的肠炎"是存在的，但是应该尽量减少这种肠炎的诊断。如果已经尽了最大努力仍无法正确诊断时，应重新考虑诊断的过程是否合理。

　　以上讲述的是主要的炎症性肠病的鉴别要点（**表 5-6**），总结如**图 5-5**。

表 5-6　主要的炎症性肠病的鉴别要点

炎症性肠病	炎症的扩展	溃疡的形状	其他
溃疡性结肠炎	始于直肠，呈连续性、弥漫性	弥漫性溃疡	
克罗恩病	小肠至大肠的 skip lesion 肛门部病变 少数有口腔、食管、胃部病变	纵行溃疡	铺路石征 瘘
肠结核	好发于回盲部	环形、带状溃疡	环形狭窄 萎缩瘢痕带
单纯性溃疡 肠型贝赫切特病	好发于回盲部	圆形至椭圆形的下凹溃疡	口腔内的口疮针刺反应
缺血性肠炎	好发于乙状结肠至降结肠	纵行溃疡	指压痕征
黏膜脱垂综合征	好发于直肠	不规则溃疡	也有隆起型
食物中毒 感染性肠炎	病原菌不同则表现多种多样	类似溃疡性结肠炎和缺血性结肠炎	粪便培养
STD	好发于直肠、乙状结肠，很少见于整个大肠	弥漫性溃疡 不规则溃疡 淋巴滤泡肿大	血清反应

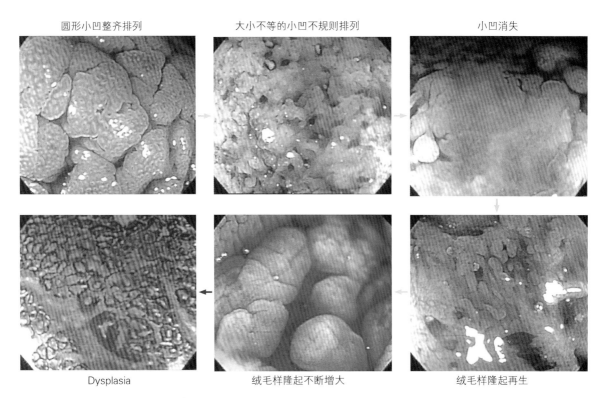

图 5-5　溃疡性结肠炎小凹的改变

3 结肠炎相关性结肠癌的临床病理诊断

长期患有结肠炎的患者发生结肠癌的情况少见，这也被称为结肠炎相关性结肠癌（colitic cancer）。通常在溃疡性结肠炎、克罗恩病、放射性肠炎、日本血吸虫病、肠结核等很多种结肠炎的基础上均可以发生癌，其中，在日本，在溃疡性结肠炎的基础上发生的结肠炎相关性结肠癌已经越来越受到重视。

溃疡性结肠炎合并结肠炎相关性结肠癌的特征

笔者之一的多田消化病院，曾经诊断治疗过 478 例溃疡性结肠炎的患者。其中全结肠炎型为 137 例（28.7%），左半结肠炎型 257 例（53.7%），直肠炎型 84 例（17.6%）。

其中的 11 例（2.3%）具有 12 处结肠炎相关性结肠癌（**表 5-7**）。诊断时的年龄为 23～68 岁，与通常的结肠癌好发年龄相比略年轻。患病年数在 12～25 年，活动期的时间为 9.8～22.0 年，不管哪一个都是长期病例。其中 10 例为全结肠炎型，1 例为左半结肠炎型，全结肠炎型中癌变率为 7.3%，左半结肠炎型占了 0.4%，特别是全结肠炎型，与健康者相比其发病率非常高。

12 个病变的发生部位，有 6 个发生于直肠，1 个发生于乙状结肠，2 个发生于降结肠，2 个发生于横结肠，1 个发生于阑尾。肉眼型进展癌的 6 个病变中，其中 3 型（浸润溃疡型）有 2 个，4 型（弥漫浸润型）有 5 个，没有常见的结肠癌中比较多的 1 型和 2 型。早期癌的 5 个病变中，Ip 型有 1 个，Isp 型有 1 个，IIa 型有 3 个。

表 5-7　结肠炎相关性结肠癌的比例

	年龄	性别	患病年数（活动期）	患病范围	发生部位	分型	浸润深度
1	68	女	25 (17.5)	全结肠	横结肠	3 型	SE
2	41	男	24 (21.4)	全结肠	直肠	4 型	a2
3	46	女	24 (15.6)	全结肠	降结肠	3 型	SS
4	57	女	22 (22.0)	全结肠	直肠	IIa	M
5	23	女	16 (15.5)	全结肠	降结肠	4 型	SS
6	40	男	13 (11.0)	全结肠	乙状结肠	Ip	M
7	56	女	12 (12.0)	全结肠	直肠	4 型	a2
					横结肠	Isp	M
8	64	男	20 (18.5)	全结肠	直肠	4 型	a2
9	30	男	12 (10.5)	左半结肠	直肠	IIa	SM
10	57	女	22 (13.4)	全结肠	直肠	IIa	SM
11	28	男	12 (9.8)	全结肠	阑尾	4 型	SS

从癌的浸润深度来看早期癌的 5 例病变中，有 3 例是 M 癌，2 例是 SM 癌，进展期癌浸润超过浆膜或者外膜。从病理组织学来看，有 2 个病变属于高分化腺癌，中分化腺癌有 3 例，低分化腺癌有 4 例，印戒细胞癌有 1 例，黏液癌有 1 例，这些低分化腺癌、印戒细胞癌、黏液癌等在一般的结肠癌中比较少见的组织类型是其特征。

早期诊断困难的原因

即使对结肠炎相关性结肠癌的发病率非常高这一点有了认识，很多病例也是发展到进展期癌之后才做出诊断。结肠炎相关性结肠癌的内镜诊断比较困难的原因是：①黏膜由于炎症较容易出血；②与周围黏膜的色差较小；③很难发现隆起较低的病变，此类病变的诊断较为困难；④与多发的炎性息肉的鉴别诊断较为困难；⑤早期即有深部浸润的情况比较多。因此，最好在缓解期的时候进行检查，慢性持续型中由于缓解期较少，所以早期诊断的机会较少。

内镜诊断的基本（根据小凹进行诊断）要点

在对有异型增生的结肠炎相关性结肠癌进行早期内镜诊断时，通过怎样的指标进行诊断比较好呢？为了解决这个问题必须收集许多病例，根据小凹进行诊断。

接下来阐述使用扩大内镜尝试根据小凹进行诊断的 7 个结肠炎相关性结肠癌病变。小凹结构基本上消失的有 3 个病变，绒毛样隆起的表面可以确认小凹结构，呈现与结肠癌小凹分类不一致的有 2 个，类似绒毛的集合那样的病例有 2 个，与普通的早期结肠癌的小凹不同。其原因为：①由于持续性的炎症，肿瘤的表面结构发生了变化；②与普通的结肠癌的病理组织类型不同；③很少见到黏液癌和低分化腺癌的小凹。无论哪一种，由于迄今为止所提出大肠肿瘤的小凹分类与结肠炎相关性结肠癌不同，所以非常期待能有新的诊断标准和分类的出现。

为了获得结肠炎相关性结肠癌的小凹的诊断要点，必须理解和掌握随着溃疡性结肠炎炎症的发展小凹的变化和变形（**图 5-5**）。这是因为在溃疡性结肠炎中隆起性病变或者凹陷性病变出现的情况下，很难判断是肿瘤性还是炎症性病变的情况并不少见。在不知道肿瘤性疾病的小凹形态的情况下，就无法对肿瘤性疾病进行诊断。当溃疡性结肠炎中炎症比较轻的情况下，黏膜表面圆形的小凹整齐排列。当炎症非常剧烈和反复发作的情况下，黏膜面不断遭到破坏，小凹的形状大小不等，排列非常紊乱。在严重病例的情况下，黏膜层会发生脱落并且小凹会消失。当小凹消失时，与不具有小凹的结肠炎相关性结肠癌的鉴别诊断会变得非常困难，如果只关注小凹的话，是炎症还是肿瘤就无法进行鉴别。必须对小凹以外的整体所见（小凹缺损部的形状、大小，整体是否发生了隆起）有一个全面的把握。

黏膜面反复脱落再生出现小的绒毛样隆起，这些病变不断增大愈合形成一个融合体，因此，与呈现绒毛样结构的结肠炎相关性结肠癌的鉴别诊断会变得困难。

表 5-8　合并溃疡性结肠炎的恶性肿瘤

结肠癌	11 例（2.3%）
胃癌	1 例（0.2%）
食管癌	1 例（0.2%）
肝脏癌	1 例（0.2%）
前列腺癌	1 例（0.2%）
肺癌	1 例（0.2%）
乳腺癌	2 例（0.4%）
甲状腺癌	1 例（0.2%）
合计	19 例（4.0%）

表 5-9　结肠炎相关性结肠癌的临床·病理学特征

1. 经过 10 年以上的慢性持续型，全结肠炎型较多
2. 与普通的结肠癌相比，在年轻的时候发病较多
3. 肉眼型为 4 型的并不少见
4. 低分化腺癌、黏液癌、未分化癌不少见
5. 发生于翻转内镜观察较困难的直肠肛门部的病变的诊断比较困难
6. 与普通结肠癌的小凹的诊断标准不同
7. 不仅是结肠癌，有必要进行全身癌的监督检查

　　无论哪一个在长时间的慢性持续型炎症的溃疡性结肠炎的黏膜上，小凹不断地被破坏和修复，其形态发生变化是非常正常的。虽然通过判断变形后的小凹是肿瘤性增殖的结果还是炎症的结果是诊断关键，但是实际上这是非常困难的，最后还是必须进行活检，病理医生也必须对溃疡性结肠炎中异型增生和结肠炎相关性结肠癌的存在充分地认识之后，再进行诊断。

　　人们现在尝试着使用 NBI 和 FICE 等新的手段对结肠炎相关性结肠癌进行诊断，直到现在也还没能得到明确结论。

合并溃疡性结肠炎的恶性肿瘤

　　478 例溃疡性结肠炎的患者中，除了结肠癌 11 例之外，还发现了 8 例其他脏器的癌症（**表 5-8**）。不仅是胃、大肠、肝脏等的消化器官癌，甲状腺癌和乳腺癌、前列腺癌、肺癌等所有的脏器都有恶性肿瘤的发生。在本病中所有的患者都出现了免疫功能低下的症状，提示大肠以外的其他地方也很容易发生恶性肿瘤。本病不仅应注意结肠炎相关性结肠癌，还要求注意全身的检查。

　　结肠炎相关性结肠癌的临床·病理学特征如**表 5-9**。

■ 参考文献

[1] 多田正大，磯彰格，大塚弘友，他：炎症性腸疾患の内視鏡診断．臨床消化器内科 4 ： 2067-75，1989.
[2] 多田正大：炎症性腸疾患の内視鏡診断と生検病理診断．綜合臨牀 45 ： 1603-9，1996.
[3] 特集：炎症性腸疾患1997．胃と腸 32 ： 1997.
[4] 飯塚文瑛，長廻紘：IBD の診断．診断と治療 81 ： 1552-62，1993.
[5] 渡辺英伸：炎症性腸疾患の病理形態学的鑑別．臨放 25 ： 789-800，1990.
[6] 多田正大，沖映希：潰瘍性大腸炎の内視鏡診断．朝倉均，他（編）：炎症性腸疾患の臨床．pp43-52，日本メディカルセンター，東京，2000.
[7] 宮岡正明，大下剛，芦沢真六，他：アメーバ性大腸炎の臨床．Gastroenterol Endosc 26 ： 1512-19，1984.
[8] 大川清孝，北野厚生，小畠昭重，他：アメーバ性大腸炎（自験例24例の臨床的検討）．Gastroenterol Endosc 31 ： 65-75，1989.
[9] 大川清孝，北野厚生，小林絢三：アメーバ性大腸炎．小林絢三（編）：最新内科学大系45．pp275-81，1992.
[10] 北野厚生，松本誉之，押谷伸英，他：アメーバ赤痢．胃と腸 32（増刊号）： 481-7，1997.
[11] 長廻紘，佐々木宏晃，青木暁，他：大腸結核の内視鏡診断．胃と腸 12 ： 1623-35，1977.
[12] 渡辺英伸，遠城寺宗知，八尾恒良：腸結核の病理．胃と腸 12 ： 1481-96，1977.
[13] 大川清孝，青木哲哉，佐野弘治，他：潰瘍性大腸炎における虫垂病変の臨床的特徴．胃と腸 33 ： 1197-230，1998.
[14] 樋渡信夫，渡辺浩光，前川浩樹，他：潰瘍性大腸炎（診断基準と診断の進め方）．胃と腸 32（増刊号）： 271-8，1997.
[15] 石黒信吾，真能正幸，春日井務，他：炎症性腸疾患における生検診断の現況．胃と腸 35 ： 137-42，2000.
[16] 星野恵津夫，徳富研二，茂木秀人，他：ベーチェット病の消化管病変．臨牀消化器内科 14 ： 1769-76，1999.
[17] 多田正大，傍島淳子，清水誠治，他：腸型 Behçet 病と simple ulcer の臨床経過．胃と腸 27 ： 313-8，1992.
[18] 谷礼夫：内視鏡と STD．消化器内視鏡 3 ： 1199-203，1991.
[19] 松井敏幸，飯田三雄，坂本清人，他：感染性大腸炎の X 線・内視鏡診断．画像診断 9 ： 1171-8，1989.
[20] 清水誠治，岡田博子，多田正大，他：Stercoral ulcer（宿便潰瘍）と思われる 4 症例．大腸肛門誌 39 ： 877-81，1986.
[21] 八尾恒良：Crohn 病診断基準（案）．厚生省特定疾患難治性炎症性腸管障害調査研究班平成 6 年度業績集．pp63-6，1995.
[22] 前川浩樹，樋渡信夫，織内竜生，他：Crohn 病の長期経過．胃と腸 34 ： 1211-26，1999.
[23] 大井秀久，島岡俊彦，西俣嘉人，他：潰瘍性大腸炎における非典型所見（縦走潰瘍）．胃と腸 33 ： 1227-42，1998.
[24] 武藤徹一郎，上谷潤二郎，堀江良秋：Crohn 病の鑑別と生検の意義．日臨 35 ： 1896-1900，1977.
[25] 中村恭一，喜納勇：消化管の病理と生検組織診断．医学書院，東京，1980.
[26] 多田正大．Aphthoid ulcer とその鑑別診断．Medicina 24 ： 245-7，1987.
[27] 多田正大，藤田欣也，伊藤義幸，他：腸管アフタ様病変の鑑別（内視鏡を中心に）．胃と腸 28 ： 411-8，1993.
[28] 多田修治：消化管アミロイドーシスの診断に関する研究．福岡医誌 82 ： 624-47，1991.
[29] 牛尾恭輔，志真泰雄，石川勉，他．Crohn 病における胃・十二指腸の微細病変．胃と腸 17 ： 1379-90，1982.
[30] 長廻紘：Colitic Cancer．内視鏡的大腸病学．pp195-205，医学書院，東京，1999.
[31] 鈴木麻子：IBD に伴う dysplasia と癌．藤盛孝博（編）：大腸の臨床分子病理学．pp51-5，メジカルビュー社，東京，1998.
[32] 多田正大：colitic cancer．長廻紘，他（編）：消化器腫瘍と内視鏡学．pp173-7，医学書院，東京，2004.
[33] 平井孝，加藤知行，金光幸秀：炎症性腸疾患と大腸癌．胃と腸 37 ： 887-93，2002.
[34] 松本主之，飯田三雄：潰瘍性大腸炎の癌化．Gastroenterol Endosc 44 ： 1153-61，2002.
[35] 清水誠治，南竜城，多田正大，他：colitic cancer/dysplasia の画像診断；超音波内視鏡を中心に．胃と腸 43 ： 1325-34，2008.
[36] 鶴田修，河野弘志，辻雄一郎，他：潰瘍性大腸炎における腫瘍の実態．胃と腸 37 ： 895-902，2002.
[37] 多田正大：Colitic cancer の臨床病理診断をめぐる諸問題．早期大腸癌 9 ： 343-9，2005.
[38] 渡邉聡明，他（編）：colitic cancer．日本メディカルセンター，東京，2006.
[39] 味岡洋一，渡辺英伸，高久秀哉，他：潰瘍性大腸炎での癌化のサーベイランス．臨牀消化器内科 18 ： 993-1002，2003.
[40] 鈴木公孝，渡邉聡明，畑啓介，他：潰瘍性大腸炎の癌化とサーベイランスの検討．大腸肛門病誌

56：62-8，2003．

[41] 五十嵐正広，佐田美和：Dysplasia, colitic cancer の診断．田尻久雄，他（編）：消化管拡大内視鏡診断の実際．pp219-29，金原出版，東京，2004．

[42] 厚生省特定疾患難治性炎症性腸管障害調査研究班（武藤徹一郎班長，他）：潰瘍性大腸炎に出現する異型上皮の病理組織診断基準．大腸肛門病誌 47：547-51，1994．

[43] 味岡洋一，渡辺英伸，小林正明，他：潰瘍性大腸炎に合併する大腸癌・dysplasia の肉眼・実体顕微鏡と生検組織診断．胃と腸 30：629-42，1995．

内镜所见及鉴别诊断

炎症性疾病

其他

(1) 发红

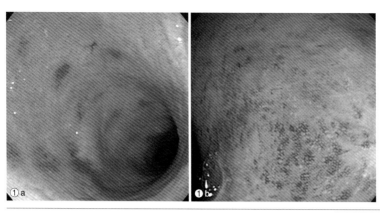

① a：24 岁，女性，腹泻，便血。
- 直肠可见散在性发红，周围黏膜血管透见差，水肿。
- 不易出血。

② b：53 岁，男性，腹泻、便血。
- 整个直肠黏膜呈水肿状，黏膜下散在出血斑。

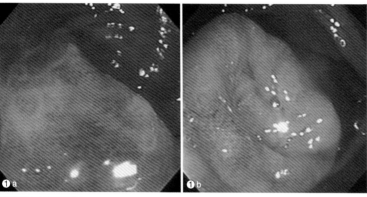

43 岁，男性，腹泻，便血，腹痛，发烧。
- 末端回肠见一不规则红斑（① a）。
- 肠管的伸张性良好，但是有明显的挛缩。
- 回盲瓣发红，呈水肿状肿大（① b）。
- 结肠未见异常。

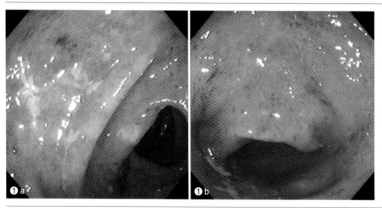

24 岁，男性，腹泻，血便。
- 全大肠非连续性发红和糜烂。
- 升结肠可看到发红斑和黏液附着，血管透见良好（① a）。
- 降结肠可看到弥漫性的糜烂，仅从这个部位来看考虑与溃疡性结肠炎不同（① b）。

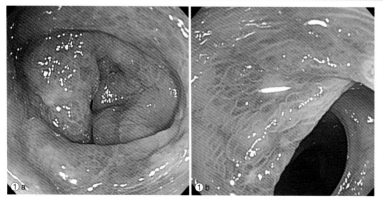

74 岁，女性，腹痛，腹泻，血便。
- 降结肠可看到全周性发红，看不到溃疡和白苔附着（① a）。
- 接近后可见呈所谓的鳞状（① b）。发红的程度并不均匀，不一致。

溃疡性结肠炎 ulcerative colitis

● 溃疡性结肠炎有很短的急性期，此期间没有特征性的腺管开口形态改变，所以有必要与感染性肠炎相鉴别。

● 急性期的表现在 X 线检查时不易观察到，所以有必要进行内镜检查。

● 急性期的表现可以是轻微水肿、发红、出血等。

● 多田（medicina 29:729，1992）根据病期和严重程度，把急性期分为

A_{C1} 期：散在性的小的发红、口疮样糜烂，

A_{C2} 期：黏膜全部呈水肿样，大的发红和漏出性出血等。

应鉴别的疾病 感染性肠炎。

霍乱弧菌性肠炎 Vibrio enterocolitis

● 夏季发生的食物中毒，进食海产品所致。

● 发生部位多见于小肠至升结肠。

● 症状很重，但是内镜下改变却较轻，大多数为末端回肠和回盲瓣炎症，大肠病变很少。特征性表现为末端回肠弥漫性糜烂、发红以及回盲瓣肿大、发红、糜烂。

● 感染性肠炎，根据观察时期以及病变程度的不同，如本例，可以表现为发红为主的病变。

鉴别诊断的要点 便培养。

弯曲杆菌肠炎 Campylobacter enterocolitis

● 患病部位从直肠开始弥漫性地蔓延到深部结肠，特别是乙状结肠，直肠的炎症比较重，末端回肠的发病率较低，是与沙门杆菌肠炎的鉴别点。

● 回盲瓣上偶尔可见较浅较大的溃疡，大肠病变以黏膜内出血、水肿、糜烂为主。

● 本病中出现的发红主要是由于黏膜内出血造成的，是在溃疡性结肠炎中比较少见的表现。

● 病变累及全结肠时并不是弥漫性的，具有一部分正常的黏膜，是与溃疡性结肠炎的鉴别点。

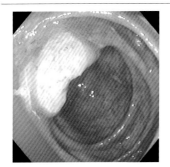

回盲瓣上可看到又浅又大的溃疡

应鉴别的疾病 UC。

缺血性肠病 ischemic colitis

● 仅表现为发红，考虑为轻症缺血结肠病。

● 缺血性肠病可在急性期看到发红的鳞样模样，是其特征。

● 鳞样模样的本质是黏膜内出血，上皮和腺管保持完好无损。

● 鳞样模样是由红色及将其划分的无名沟形成的。

● 出血、水肿程度的不同决定了发红程度和大小的不同，发红的程度和大小也呈现各种各样的形态。

内镜与病理的对比

内镜像	病理像
血管扩张	瘀血，扩张血管，出血（少量），水肿
鳞状	黏膜内出血，表层上皮无损伤，出血，水肿
薄的伪膜样所见	表皮有容易脱落的薄的伪膜样物质附着，腺管无损伤，出血，水肿，纤维样物质的析出
厚的伪膜样所见	表皮有较厚的伪膜样物质附着，腺管脱落，出血，水肿，纤维样物质的析出
发绀所见	出血坏死，缺血的程度较差

应鉴别的疾病 抗生素性出血性肠炎，感染性肠炎。

(1) 发红

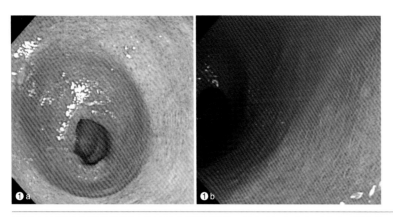

66 岁，女性，腹痛，血性腹泻。
- 横结肠可看到局限性的全周性发红。
- 没有伴随明显的糜烂，黏膜表面可看到光泽。
- 整体呈现水肿样，半月皱襞消失。

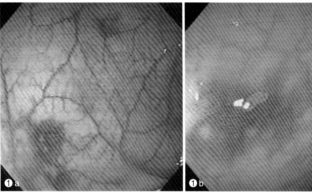

24 岁，男性，腹痛。
- 大肠可见散在性红斑（① a）。
- 肠管的伸展性良好。
- 接近的话，可见黏膜内出血（① b）。
- 周围的黏膜血管透见良好，基本上正常。

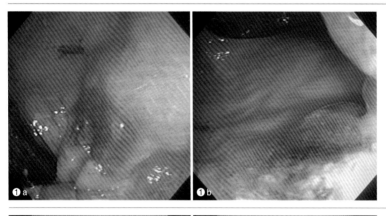

77 岁，女性，血便。
- 通过直肠内翻转观察，于直肠下部可见局限性的红斑，呈现鲜红色（① a）。
- 虽然不翻转的时候也可以观察到病变，但是整体像在翻转的时候非常容易观察（① b）。
- 红斑的周围未发现异常。

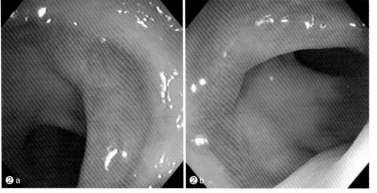

27 岁，男性，血便，腹部胀满，便不尽感。
- 于 Rb 上以前壁为中心包括侧壁，可见环 3/4 周的环形发红。
- 发红的周边部分与正常黏膜的移行并不清晰（② a）。
- 不易出血。

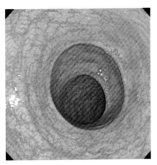

从直肠至降结肠未见炎症改变

抗生素性出血性肠炎

antibiotic–induced hemorrhagic colitis

- 服用合成青霉素后发病的情况非常多，最近青霉素的使用有所减少，这是由于新喹诺酮类药物使用增加造成的。
- 至发病的时间为 3~5 天。
- 会造成腹痛和番茄汁样的血性腹泻。
- 鲜红色是其特征，其本质是由于黏膜内出血。

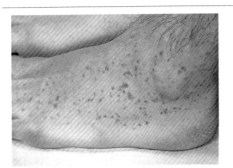

足背可见紫斑

Schönlein–Henoch 紫癜

Schönlein–Henoch purpura

- 以紫斑、关节痛、腹痛为主要特征的全身性疾病，小儿多见，成人比较少见。
- 原因不明，是与过敏有关的全身性细小血管炎。
- 好发部位依次为小肠、大肠、十二指肠。
- 据报道，在十二指肠以黏膜水肿、糜烂、小溃疡等表现为主，而在大肠则以黏膜发红、出血斑等表现为主。
- 针对腹部症状，类固醇类药物效果显著。

鉴别诊断的要点　特征性皮疹、十二指肠病变。

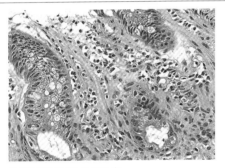

黏膜固有层可见黏膜肌病

黏膜脱垂综合征 mucosal prolapse syndrome

- 排便用力时引起黏膜脱垂，因黏膜的慢性缺血引起，分为隆起型、溃疡型、平坦型三类，像本例这样的平坦型较少见。
- 常见症状为排便时肛门出血、里急后重、肛门痛等。
- 好发部位为直肠前壁，隆起型多见于直肠下段，溃疡型多见于近端，平坦型多见于肛门处。
- 内镜下为平坦局限的红斑。
- 平坦型可以分为齿状线上前壁的斑状发红（①）和下部 Huston 瓣上的环形发红（②）两型。
- 斑状发红伴随着痔的情况比较多，不伴有临床症状。
- 环形发红是由排便时下部的 Huston 瓣被向肛门侧牵引产生的。腹部膨胀感、里急后重等的情况比较多。合并过敏性肠综合征的情况比较多。

(2) 血管透见的消失・减少

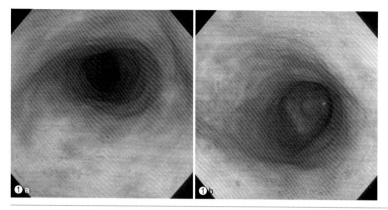

38 岁，女性，无症状。
- 降结肠的血管透见不良，结肠袋消失。
- 黏膜面轻微发红、水肿，但未见明显的糜烂、溃疡。

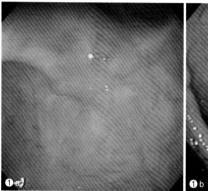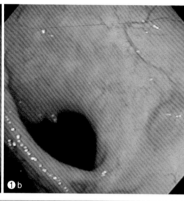

74 岁，男性，便潜血阳性。
- 病变见于升结肠到盲肠。
- 肠管腔变窄，可见皱襞集中以及炎性息肉。
- 血管透见低下、消失。
- 未见明显的糜烂、溃疡，仅见瘢痕。

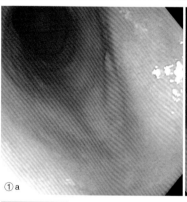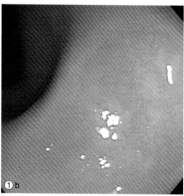

75 岁，男性，腹泻。
- 除了直肠之外大肠黏膜可见水肿，血管透见不良。
- 黏膜面未见发红、糜烂、溃疡等。

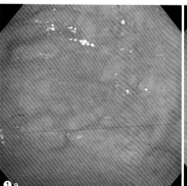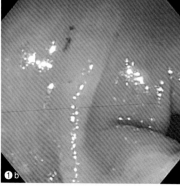

70 岁，男性，腹泻。
基础疾病：慢性风湿性关节炎。
- 结肠黏膜的血管透见性差。
- 黏膜面未见溃疡、糜烂。

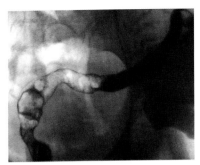

灌肠 X 线造影检查影像：结肠袋的结构消失呈现铅管状

溃疡性结肠炎 ulcerative colitis

- 本例活动期的炎症基本上消退，但是还是可见轻微的发红和水肿，血管透见未见完全恢复。
- 虽然不能认为是完全的缓解期，但是如果继续恢复，水肿可以消失，血管清晰透见。
- 缓解期黏膜萎缩、苍白，血管不规则，大多数与正常不同。

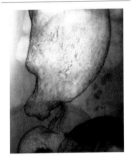

灌肠 X 线造影检查影像：肠管明显变形，呈现所谓的萎缩瘢痕带

肠结核 intestinal tuberculosis

- 肠结核治愈后，可见多发性溃疡留下的溃疡瘢痕以及称作萎缩瘢痕带的褪色黏膜。
- 由于黏膜的再生，内镜下可见血管模糊或者消失。
- 治愈期，除此之外还可见回盲瓣的开大、环形狭窄、回盲部变形等肠结核特有的改变。

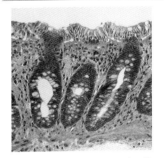

上皮下可见厚的胶原纤维束〔蓝色〕
（Masson's trichrome 染色）

胶原性结肠炎 collagenous colitis

- 由 Lindstrom 提出的炎症性疾病。
- 主诉为长期水样便，多见于中年以上的女性。
- 灌肠造影和结肠镜检查未见异常，通过活检确诊。
- 诊断有赖于组织学检查，上皮下可见厚的胶原纤维束（10μm以上），黏膜固有层间质的炎性细胞浸润。
- 病因不明，考虑与自身免疫有关，但是并没有发现特异性自身抗体。多见于长期服用非甾体类消炎药 NSAIDs 者，考虑其可能与本病的发生有关。

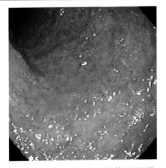

十二指肠可见细小颗粒状的黏膜

淀粉样病变（AA 型）AA amyloidosis

- 像本例这样仅有轻度沉积的，内镜下仅见血管透见的消失，或内镜下基本正常。
- 本例内镜下十二指肠有典型的改变。在消化道不同部位，沉积的程度不同。
- AA 型（239 页）主要沉积于黏膜固有层。如果继续进展，则可能占据黏膜下层血管壁内层及黏膜固有层全层，内镜下表现为由多发的细小颗粒状隆起构成的粗糙黏膜。

(3) 血管异常

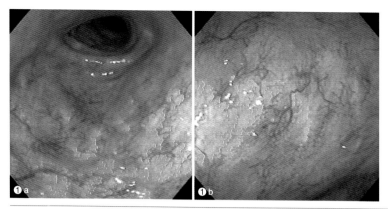

24 岁，男性，无症状。
- 从乙状结肠到降结肠可见散在扩张的血管。
- 周围黏膜苍白，未见正常的血管像。

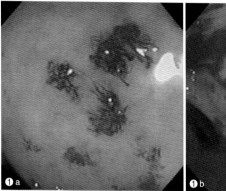
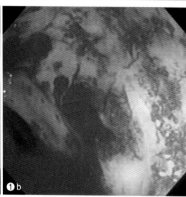

77 岁，女性，便血。
- 直肠内散在扩张的血管，给气后易出血。
- 周围黏膜呈水肿状。

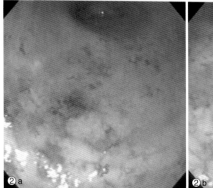
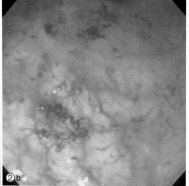

77 岁，女性，少量的便血。
- 直肠内散在轻度扩张的血管，周围黏膜的血管透见性低下。
- 不易出血。

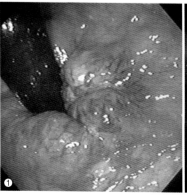
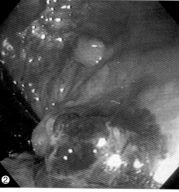

①73 岁，女性，血便。
- 直肠内翻转观察，于肛门部可见全周性静脉瘤样扩张的血管。

②69 岁，女性，血便。
- 于肛门部可见伴有出血的静脉瘤样病变。

溃疡性结结肠炎内镜下的分类（多田）

急性期 acute phase (Ac_1, Ac_2)	
活动期 active phase (A_1, A_2, A_3)	
基本缓解期 almost quiescent phase (AQ)	
缓解期 quiescent phase (Q_0, Q_1, Q_2)	

溃疡性结肠炎 ulcerative colitis

● 多田根据活动期内镜下表现的严重程度把缓解期的内镜下改变分为3级。

● 轻度（Q_0），内镜下完全没有炎症改变，与正常黏膜无法区分。中度（Q_1）残留血管透见的异常，但无发红、糜烂、易出血，未见肠管变形。重度（Q_2）可见炎性息肉、管腔狭窄、皱襞集中等肠管变形。

● 本例相当于中度的缓解期像（Q_1），可见黏膜苍白和异常血管增加，未见正常的血管像。

放射性肠炎的内镜下分类（分田）

0a 度	内镜下未见异常
0b 度	毛细血管变得稀疏，部分呈丛状扩张，无出血及易出血性
Ia 度	黏膜面散在发红和毛细血管，脆，易出血
Ib 度	无溃疡，弥漫性发红，更加易出血
II 度	形成有灰色黏膜性痂皮样白苔的溃疡
III 度	在 II 度表现的基础上，可见肠腔的狭窄
IV 度	在 III 度表现的基础上，形成瘘

放射性肠炎 radiation colitis

● 初期可见血管扩张

● 多田分类的 0b 度，可见毛细血管稀疏，部分呈丛状扩张，但无出血及易出血性。

● 病情继续进展，发展为 Ia 度。即黏膜面散在发红和毛细血管的扩张，脆，易出血。

● 继续发展，可形成溃疡、狭窄、以及形成瘘。

● 由扩张的血管渗出导致的出血。

● 因为支配区域的血管障碍引起的缺血性变化，是不可逆性变化，治疗依从性差。

● ①的病例，可见易出血性，属于 Ia。

● ②的病例，有部分血管扩张，但无易出血性，属于 0b。

痔 hemorrhoid

● 痔是内、外痔静脉丛的静脉瘤样改变。

● 齿状线口侧的痔叫内痔，肛侧的痔叫外痔。

● 引起便血最多的原因是痔出血，如果内镜下所见与②的病例一样，则可以确诊为痔出血。

215

(3) 血管异常

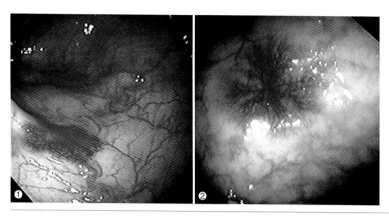

①：73 岁，女性，便潜血阳性。
- 升结肠可见红斑，为扩张血管的集簇。

②：65 岁，男性，便潜血阳性。
基础疾病：肝硬化。
- 乙状结肠可见蜘蛛网状血管扩张。

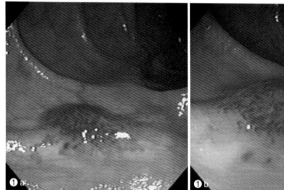

60 岁，女性，贫血。
- 升结肠可见明显发红的 1cm 的隆起性病变。
- 突起比较平缓。
- 如果接近观察可见血管集簇。
- 周边黏膜未见异常。

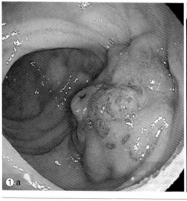
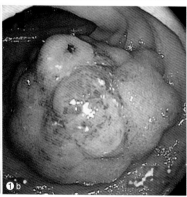

18 岁，男性，便血。
- 在上部空肠可见直径为 20mm 的陡峭突起。
- 边缘部位可见轻度凹凸，表面覆盖有正常的小肠绒毛。
- 病变的大部分为绿白色，顶部可见结节状的隆起并有明显的发红，有一个地方伴有小凹陷。
- 肿瘤口侧的黏膜下可见与曲张的血管相连。

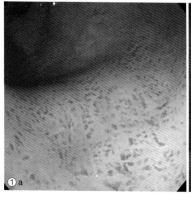
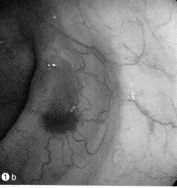

72 岁，女性。
过去曾反复出现大量的消化道出血，原因不明。
- 于直肠（①a）和升结肠（①b）可见毛细血管的扩张。
- 可见与蜘蛛网状血管瘤相同的内镜像。
- 通过经鼻内镜检查，于鼻腔黏膜可见同样的血管扩张所见。
- 与胃体部和前庭部也可看到同样的改变。

Moore 的 AV-malformation 分型	
1 型	后天性，位于右半结肠的孤立性局限性病变，55 岁以上多见
2 型	先天性，见于小肠，较大，大多数可以于手术时从浆膜侧确认
3 型	先天性，称作遗传性出血性血管扩张症（Osler 病）

vascular ectasia（平坦型）

vascular ectasia（flat type）

- 无确定的定义，是黏膜或黏膜下层小血管的集簇、扩张。
- Moore 分类的 1 型一般称为 vascular ectasia 或 angiodysplasia，2 型多称为 AV-malformation.
- 多为后天性，多见于高龄者的右半结肠。
- 高龄者大量出血的时候，应考虑到本病，大多数无症状，仅在内镜检查时被发现。
- 常见于心脏病或肝硬化患者。
- 内镜下大多数表现为平坦的、鲜红色的、界限清晰的局限性发红，为血管的集簇。

vascular ectasia（隆起型）

vascular ectasia（protruding type）

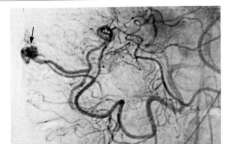

升结肠可见集簇的异常血管

- 形态上多为平坦的树枝状、蜘蛛网状血管瘤样或者稍微隆起的红斑，像本例这样明显隆起的很少见。
- 一般情况下血管造影不一定能够捕捉到本病的影像，本例见到血管的集簇，可以确诊。
- 本例并无大量出血史，随诊观察，考虑将来有出血的可能。
- 因为有出血的可能性，所以不能进行活检。

动静脉畸形 arteriovenous malformation（AVM）

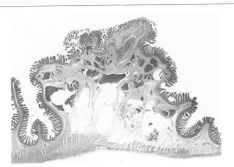

黏膜下层可见显著扩张的动静脉

- 属于 Moore 分类的 type2，属于先天性疾病，好发于年轻人的小肠。
- 能够通过肉眼进行确认的病变大多数都累及肠壁全层。
- 病变由扩张并且肥厚的静脉和动脉构成，这些血管弥漫性浸润至肠壁全层直至浆膜。
- 组织学上的特征，是由较大的静脉和动脉构成，可见动脉和静脉间的吻合和移行像。

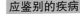

应鉴别的疾病　vascular ectasia，血管瘤

Rendu–Osler–Weber 病

Rendu–Osler–Weber disease

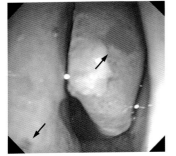

通过经鼻内镜检查可以确认鼻腔黏膜上的血管扩张

- 通常满足 2 项以上就可以诊断：①反复的鼻出血；②鼻黏膜以外的皮肤黏膜的毛细血管扩张；③常染色体显性遗传；④内脏的毛细血管扩张。
- 毛细血管扩张最多见于鼻黏膜，也可见于口唇、口腔黏膜、面部、胃和大肠等的消化道黏膜、呼吸道、眼、泌尿器官等。
- 经常可见合并肺动脉痿，脑血管的发育异常，肝血管的发育异常等。
- 在家族中有同样的疾病，可以诊断为 Osler-Weber 病，属于遗传性疾病。
- 使用组织胶进行凝固治疗。

（3）血管异常

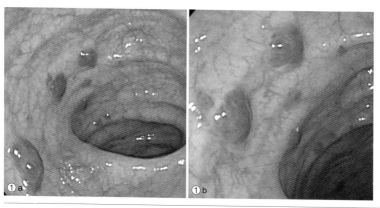

59 岁，男性，便潜血阳性。
- 可见多发于直肠的暗红色病变。
- 大小为米粒大小，呈现为黏膜下肿瘤的形态。
- 从病变的颜色来看可以判断为含有丰富的血管成分。

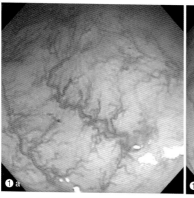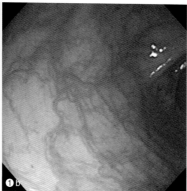

75 岁，女性，血便。
肝硬化非代偿期。
- 整个大肠可见增粗的血管，蛇行，可见愈合。
- 看到该血管出血，于内镜下进行止血治疗。

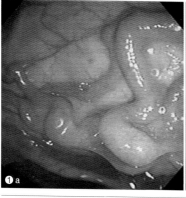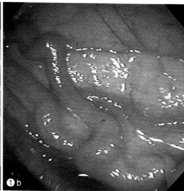

60 岁，女性，贫血。
基础疾病：胰腺癌。
- 局限于肝曲部，可见蛇行扩张的血管。
- 周围的黏膜可见血管透见，没有其他特别的异常。

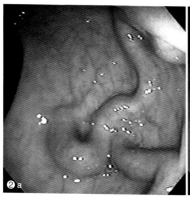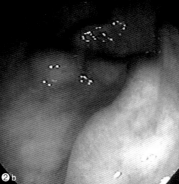

68 岁，女性，血便。
基础疾病：巨大肝肿瘤。
- 于直肠上可见蛇行的粗大血管。
- 颜色为蓝色。
- 即使充入大量的空气，血管也清晰可见。

血管瘤 hemangioma

- 血管瘤大多数是先天性的，发生于小孩和年轻人的情况比较多。
- 从发育的形态来看可以分为息肉状、弥漫浸润型、黏膜下肿瘤等。
- 从组织学上来看，可以分为毛细血管瘤、海绵状血管瘤、毛细血管瘤和海绵状血管瘤的混合型、脓性肉芽肿。
- 症状大多数类型为出血，从便潜血阳性到休克，各种各样。
- 结肠中主要好发于直肠，为黏膜下肿瘤的形态，多发的情况较多，呈现蓝色–暗红色。

肝硬化 liver cirrhosis

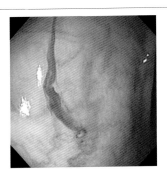

树枝状血管可见出血

- 伴随着门脉高压症的大肠病变称为 portal hypertensive colonopathy。
- 有静脉瘤、蜘蛛网状血管瘤样病变、树枝状血管等。
- 考虑伴门脉高压的肠黏膜的循环障碍是病变的原因。
- 树枝状血管的黏膜可见黏膜的瘀血和黏膜的水肿。
- 如本例那样，树枝状血管出血的病例非常少见。

大肠静脉曲张 colonic varices

- 原因分为两类：由先天性血管畸形引起及由血流障碍引起。前者极其少见，可见于结肠全程。后者主要是由于肝硬化的门静脉高压症引起的，约占70%。
- 此外，还有手术后粘连引起的血流障碍，癌的浸润引起的血管闭塞以及胰腺炎引起的血栓等。
- 内镜下如果见到黏膜下蓝色的蛇行、扩张血管，则内镜下诊断就比较容易，有时与黏膜下肿瘤、息肉等很难鉴别。
- ①的病例，其原因是胰腺癌的复发引起的血管闭塞。
- ②的病例，其原因是肝肿瘤引起的门静脉高压。

（4）水肿明显的病变

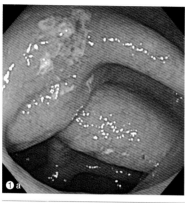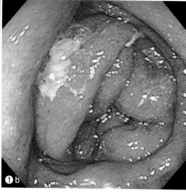

24 岁，男性，发热，腹泻。
- 病变部位为末端回肠至横结肠，升结肠最明显。
- 升结肠的水肿非常明显，可看到伴随有白苔散在性的小溃疡。①b 中可见几乎阻塞管腔的显著的水肿。

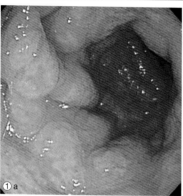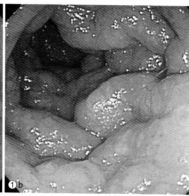

75 岁，男性，水样腹泻。
由于骨髓炎应用了多种抗生素。
- 从直肠至乙状结肠，可看到显著的水肿，皱襞肿胀，呈脑回状。
- 黏膜面可见形状不规整的、多发的白斑，未见糜烂。

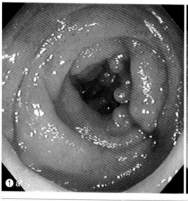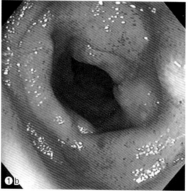

45 岁，男性，肠梗阻状态。
- 末端回肠略狭窄，表面凹凸不平（①a）。
- 狭窄部位可以允许内镜通过，可见伴有发红的结节状水肿、肥厚（①b）。

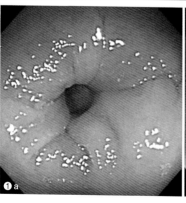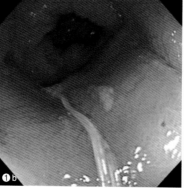

55 岁，女性，便潜血阳性。
- 可看到局限于横结肠的全周性水肿导致管腔的狭小化。
- 狭窄的范围大约有 5cm，可以允许内镜通过。
- 狭窄部分的肠管黏膜上可看到白色丝状的物体，其周围的黏膜有轻度发红。

沙门氏菌肠炎 Salmonella enterocolitis

● 沙门氏菌肠炎的病变部位中回盲瓣及末端回肠的发病率最高，为82%；乙状结肠 – 升结肠的病变大约占 60%；直肠病变为 20% 较少，特别是直肠下段基本未见病变的存在。

● 病变部位分为以回盲部为主的病变和以大肠为主的病变，前者如果不进行全结肠内镜检查的话就无法进行诊断，所以应该引起注意。

● 内镜所见可为从水肿、发红等轻微的病变至较深的溃疡，纵行溃疡等的病变多种多样，实际上临床上的病变大多数为糜烂、发红、水肿。

MRSA 肠炎 MRSA enterocolitis

● MRSA 肠炎的病变主要位于小肠，尸检病例中小肠的肉眼表现为水肿、糜烂性点状出血、散在的伪膜等。

● 腹泻为其特征，可见剥离脱落的黏膜和浓汁，以及由黏液构成的淡绿色的水样便和米泔似的水样便。这些都能在内镜观察时看到。

● 结肠炎的内镜像的报道较少，虽然有发红、糜烂、溃疡、水肿、伪膜等症状，但是并没有特征性改变。

● 病变部位位于右侧的报道较多，但是也有在左侧的报道。

旋尾线虫 X 型幼虫移行症 spiruriniasis

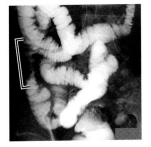

造影显示回肠可见凹凸不整的约 5cm 的全周性狭窄

● 旋尾线虫 X 型幼虫体长 5 ~ 10mm，体宽 0.1mm，非常小，肉眼无法看到。

● 有急腹症型和皮肤爬行型。摄入荧虫后数小时到两天会出现腹部胀满感，腹痛。虫体侵入小肠壁导致蜂窝组织炎、肠管的明显狭窄、机械性肠梗阻等。

● 根据具有荧虫等的摄取史，特征性的临床经过，抗旋尾线虫 X 型幼虫抗体检查等进行诊断。

异尖线虫症 aniskiasis

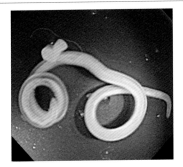

用钳子摘出的异尖线虫虫体

● 通过经口摄入被第Ⅲ期幼虫感染的鱼类 、乌贼等后发病。

● 患病部位发生于胃的情况比较多，其次为小肠、十二指肠、大肠，如本例那样大肠异尖线虫病占了 5%，非常罕见。

● 剧烈发病的时候，出现腹痛并伴随呕吐的情况比较多。

● X 线下可见局限性水肿性狭窄、指压痕征等，内镜下可见黏膜下肿瘤样的水肿性隆起，可见刺入的虫体等。

● 虽然通过保守治疗可以缓解症状，但是内镜下摘除虫体后症状就会得到明显改善。

（4）水肿明显的病变

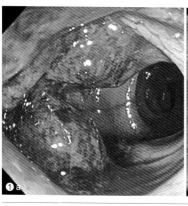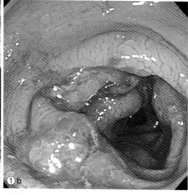

76岁，男性，腹痛，血性腹泻。
- 发病24小时内，内镜检查可见降结肠病变。
- 由于水肿造成的隆起纵行排列，表面的糜烂非常明显。
- X线可见与内镜像一致的指压痕（thumb printing）。

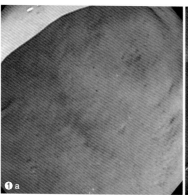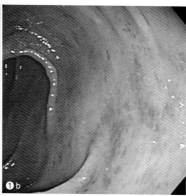

30岁，男性，腹泻。
- 病变位于全大肠，以水肿为主。
- 降结肠至直肠可见水肿非常明显，完全看不到血管透见像，可见散在性的红斑。

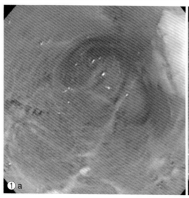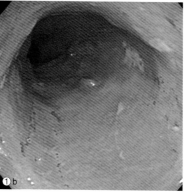

39岁，男性，无症状。
克罗恩病乙状结肠造瘘术后。
- 残存直肠的黏膜水肿非常显著，完全看不到血管透见像。
- 黏液的附着也非常明显。
- 易出血，拔出内镜时可见出血的情况非常多。

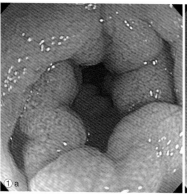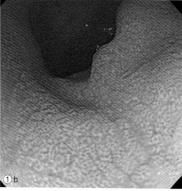

7岁，女性，血便，腹泻。
白血病，同种骨髓移植后。
- 病变位于末端回肠至全大肠。
- 乙状结肠上可看到水肿，正常的血管透见消失。
- 可见龟甲状花纹。

缺血性结肠炎 ischemic colitis

● 缺血性结肠炎的急性期局部可见明显隆起的情况时，由于非常容易与肿瘤的内镜像相混淆，有必要予以注意。
● X线像由于与指压痕（thumb printing）相似，所以又称为 pseudotumor 像。
● 反映了黏膜下的水肿，在较短的时间内消失。
● 周围可见缺血性肠炎的特征性的纵行病变，诊断并不困难。

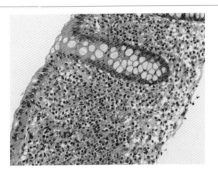

黏膜固有层可见明显的嗜酸性粒细胞

嗜酸细胞性胃肠炎 eosinophilic gastroenteritis

● 由于过敏反应造成消化道嗜酸细胞浸润，并出现各种各样的症状。
● 发生于胃和小肠的病变较多，大肠、食管较少。
● 根据消化道壁的细胞浸润的部位不同，分为 predominant mucosal disease，predominant muscle disease，predominant subserosal disease。
● 结肠内镜像可表现为弥漫性颗粒状黏膜、发红和点状出血、水肿等。

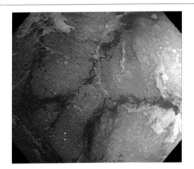

拔出内镜时直肠下部可见出血、黏液的附着，类似溃疡性结肠炎所见

diversion colitis（空置性结肠炎）

● 空置肠管上发生炎症的原因不明。
● 有时可见混有血液的黏液排出，无症状的情况比较多。
● 内镜像为颗粒状，可见弥漫性的轻度炎症，类似轻度的溃疡性结肠炎。
● 有时可见口疮性溃疡和淋巴滤泡的增生。
● 闭瘘后，所见消失。

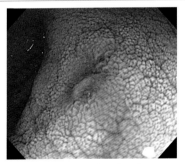

龟甲状花纹的色素喷洒像。也可见小溃疡

GVHD（移植抗宿主病）graft-versus-host disease

● 供者的淋巴球细胞会将宿主的组织当成非自身抗原，并对宿主的脏器进行免疫性攻击。
● 主要的目标脏器为皮肤、消化道、肝脏，主要的症状为皮疹、水样腹泻、出血、黄疸。
● 急性 GVHD 在骨髓移植和末梢血干细胞移植患者等的移植患者中发病比例为 10% ~ 40%。偶见于输血所致。
● 内镜所见中水肿发生的频率最高，龟甲状花纹是本病的特异征象。
● 龟甲状花纹在组织学上，是不伴有炎症细胞浸润的黏膜固有层的水肿和腺管间距离的增大。

（5）其他的颜色变化

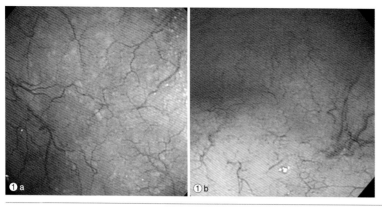

64 岁，男性，右季肋部痛。
- 横结肠 – 直肠可看到微小的散在黄斑。
- 黄斑密集的部位可见血管的中断。

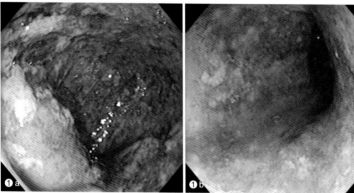

76 岁，女性，血便。
- 与肛门侧的发红部分的境界不明显，缓慢地移行。
- 可见直肠癌，间隔正常黏膜，于乙状结肠上可见全周性的黑色黏膜，通过增加注气量可见良好的伸展性。

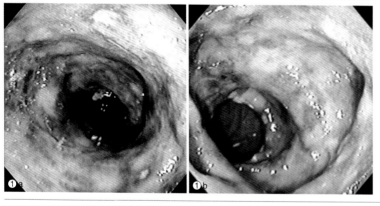

59 岁，女性，右侧腹部痛，腹泻。
- 升结肠至横结肠可见青铜色的黏膜和散在性的、不规整的浅溃疡。
- 结肠袋消失，由于水肿未见血管透见像。

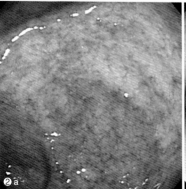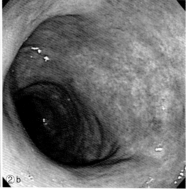

65 岁，女性，腹痛。
- 盲肠至降结肠可看到青铜色的黏膜，结肠袋消失不见。
- 静脉扩张呈念珠状。
- 可见血管透见，并且血管较细，走行异常。

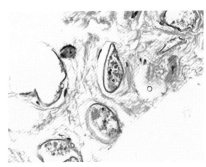

通过活检可以发现虫卵

日本血吸虫病 oriental schistosomiasis

● 钉螺作为中间宿主在体内作为媒介，经皮入侵体内。最终寄生于门脉系统，变为成虫，于门脉末梢、肠壁毛细血管内产卵，于肝、消化道内引起急性期症状，其后转为慢性期。

● 内镜所见可以看到萎缩性、光滑、不规整的黄色斑，血管扩张性红斑，可以看见粗糙的血管透见像。这些都是由于对虫卵的反应反复发作造成的结果。

● 黄色斑是其最大特征，提示为黏膜内的虫卵结节。

鉴别诊断的要点　超声检查可以看到肝的龟甲状所见。

缺血性结肠炎 ischemic colitis

● 缺血性大肠中会出现像本例那样的黑色黏膜，这个情况下考虑为高度缺血。大川等人把这种现象称为发绀。

● 出现发绀现象表明病变比较严重，有必要进行相关处置，病变局限的情况表明病变没有那么严重。

● 病变范围比较广的情况下，可以一边观察身体状况，一边进行血液检查等，以判断是否有必要进行手术。

● 病理学显示有坏死物质、炎性渗出物、出血导致的出血坏死像。

● 本例是直肠癌口侧的缺血，考虑为闭塞性结肠炎。

发绀所见的活检组织像：可见出血坏死像

静脉硬化性结肠炎 phlebosclerotic colitis

● 是静脉硬化症导致的循环障碍造成的慢性缺血性肠病。腹痛、腹泻的情况比较多，病程中出现肠梗阻症状时大多数有必要进行手术。

● 腹部 X 线可见血管的钙化像。

● 灌肠 X 线造影检查可见指压痕像，肠管壁的硬化，边缘不整齐，管腔的狭小化。

● 内镜观察可见暗青紫色的黏膜，是其特征。考虑为反映萎缩的黏膜深部瘀血的静脉丛的内镜像见于右半结肠，随着病变后肛侧蔓延，病变逐渐减轻。

● 组织学所见：①静脉壁显著的纤维性肥厚和钙化；②黏膜下层高度的纤维化和黏膜固有层显著的胶原纤维的血管周围性沉积；③黏膜下层的小血管壁出现泡沫细胞。

横结肠至升结肠可以观察到指压痕像

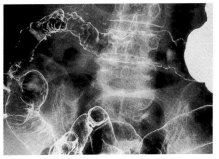

静脉壁可见显著的纤维性肥厚

鉴别诊断的要点　青铜色的黏膜。

（5）其他的颜色变化

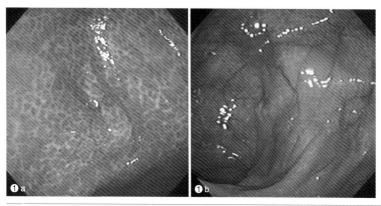

81 岁，女性，便潜血阳性。
- 盲肠可见黏膜呈黑褐色，网状，难以辨别血管（①a）。
- 乙状结肠的颜色较淡，可以清楚地看到血管（①b）。

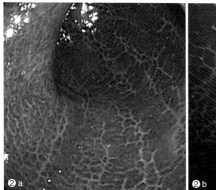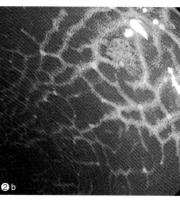

79 岁，女性，便秘，经常使用泻药。
- 从直肠至盲肠可见全大肠黏膜的色素沉着，并呈现黑褐色。
- 无名沟没有色素沉着。

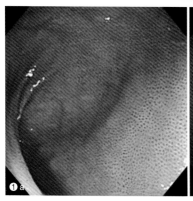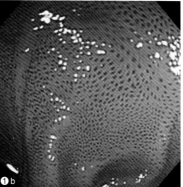

74 岁，男性，结肠癌手术后。
- 右半结肠切除术后，由于长期服用泻药造成大肠出现黑变病。
- 吻合部口侧的回肠黏膜可见与绒毛一致的黑褐色点，规则地排列着。

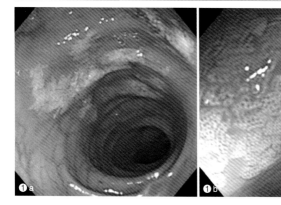

55 岁，男性，便潜血阳性。
- 乙状结肠至降结肠，可见轮廓不明显的白色黏膜散在分布。
- 白色黏膜周围出现水肿，并且血管透见像消失。
- 白色黏膜部分可以观察到小凹形态。

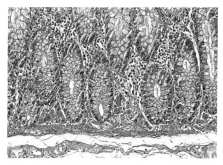

黏膜固有层的下部可见含有褐色色素的组织细胞

大肠黑变病（黑色素沉着症）melanosis coli

- 大肠的黏膜固有层可见组织细胞吞噬黑色素并沉着，黏膜呈黑褐色。
- 通过 HE 染色可以在黏膜固有层观察到很多特有的含有褐色色素（黑色素样色素）的组织细胞。
- 是由于长期使用缓解便秘的刺激性泻药造成的。
- 这些物质一旦通过小肠吸收后，通过肝代谢后沉着于大肠黏膜。
- 年龄分布于 10～80 岁，60 多岁的最多。性别为女性最多，并且多与便秘相关。
- 轻度病变显示为黄褐色，中度病变显示为褐色（①），重度显示为黑褐色（②）。
- 不会引起器质性变化和功能性变化。
- 通过改变泻药种类可以获得改善。

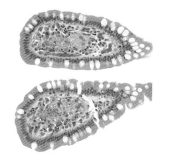

绒毛的固有层聚集着含有黑色素的组织细胞

回肠黑变病（黑色素沉着症）ileal melanosis

- 与回肠黑皮病相同，于黏膜固有层可见很多含有黑色素样色素的组织细胞。
- 患有大肠黑皮症的一半都可见。
- 是由于长期使用缓解便秘的刺激性泻药造成的。

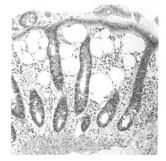

通过组织活检可于黏膜固有层观察到多数不含有内皮的小空泡

pseudolipomatosis

- 属于肠管气肿症的一种，黏膜损伤后继发的、气体侵入黏膜固有层造成。
- 也有报道称与内镜检查的并发症、内镜的消毒药的使用有关。
- 根据 Snover 等人的报道，平均年龄为 63 岁（27～85 岁），女性多见。
- 根据 Waring 等人的报道，结肠内镜检查病例中的 0.3% 会发生此病。
- 本病自身并不会引起症状。
- 预后良好，一般无须治疗，可以在数周内自然消失。

（5）其他的颜色变化

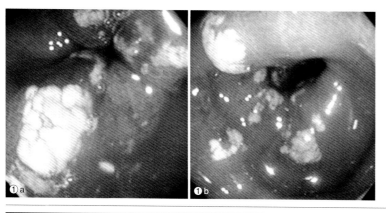

75 岁，男性，腹部钝痛。
- 横结肠的挛缩非常明显，可见多发的白色泡状的小隆起。
- 周围黏膜可见黑色素沉着。

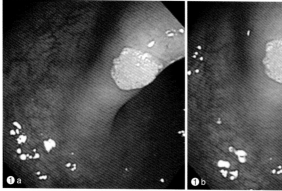

64 岁，男性，便潜血阳性，直肠，4mm。
- 于直肠可见黄色、4mm 扁平的息肉样病变。
- 包括小凹，呈现类似增生性息肉的形态。

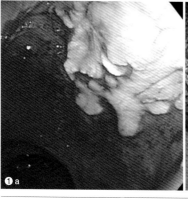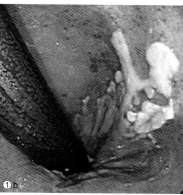

34 岁，男性，无症状。
儿童期因为直肠黏膜脱垂综合征长期地进行治疗。
- 于直肠上可见白色、不规整的黏膜隆起。
- 直肠内翻转观察，可见与肛门齿状线相延续。

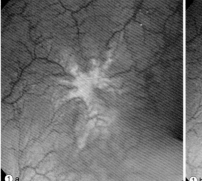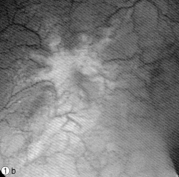

58 岁，男性，无症状。
- 直肠黏膜下可见不规则的黄斑。
- 黄斑上可以观察到毛细血管。
- 病变位于黏膜层深部。

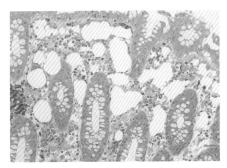

对白色隆起处进行活检，可以观察到黏膜固有层扩张的淋巴管

淋巴管扩张症 lymphangiectasis

- 淋巴管扩张症是造成蛋白漏出性胃肠病的病变之一。
- 多见于小肠，也可见于结肠。
- 内镜所见：于小肠可见白色绒毛，散在性白斑；于结肠可见白色的小隆起。
- 通过活检，于黏膜固有层和黏膜下组织可见淋巴管扩张。

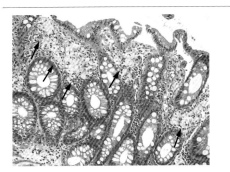

黏膜固有层出现巨噬细胞

黄色瘤 xanthoma

- 食物中的脂肪可以在消化管黏膜吸收，其中一部分在黏膜固有层被巨噬细胞吞噬而形成。
- 好发于胃，于大肠的发病非常稀少。
- 由于不是肿瘤，所以放置不管也没有关系。

鉴别诊断的要点　含有类似增生性息肉的、黄白色的小病变。

直肠鳞状上皮化生 rectal squamous metaplasia

- 因为长时间的刺激，直肠的柱状上皮被鳞状上皮所取代。
- 从颜色上非常容易诊断为鳞状上皮。

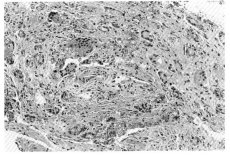

活检组织像：黏膜下组织内可见散在性分布、黑色的异物（造影剂）

钡剂性肉芽肿 barium granuloma

- 在灌肠造影时因为插管导致黏膜的损伤，钡剂在该部位进入到黏膜下层，形成肉芽肿性炎症性病变。
- 好发部位为距肛门线 5 ~ 8cm 的前壁，或者 10cm 的后壁。
- 大多数都没有临床症状。
- 可以表现为以隆起为主的病变、以溃疡为主的病变和仅见白斑的病变。
- 无症状的时候没有治疗的必要。

应鉴别的疾病　日本血吸虫病。

（1）口疮样病变

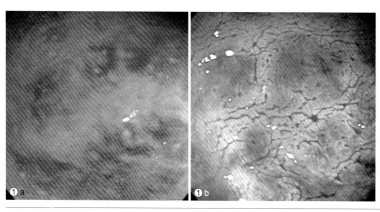

28 岁，女性，腹泻。
● 从乙状结肠到盲肠可见不规则的红斑（①a）。
● 喷晒色素后可见红斑的中央有小糜烂，判断为口疮样病变（①b）。
● 红晕明显，仅有轻度糜烂。

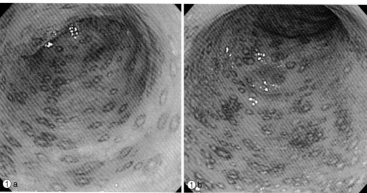

25 岁，女性，血便。
● 乙状结肠可见多发的口疮样病变。
● 口疮样病变的中心无溃疡和糜烂。
● 于直肠可看到典型的溃疡性结肠炎。

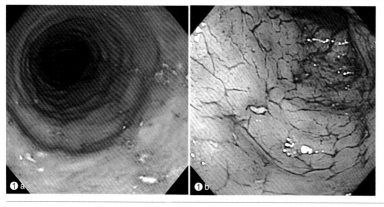

21 岁，男性，腹痛，腹泻。
● 从乙状结肠到降结肠可见伴有红晕的口疮样病变纵行排列，肠管轻度伸展不良。
● 周围黏膜血管网模糊，喷洒色素后，口疮样病变的周围黏膜未见明显的炎症。

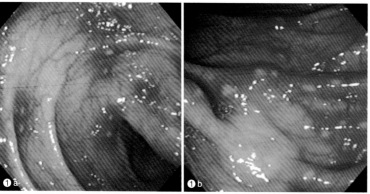

9 岁，男性，腹痛，腹泻。
● 结肠全程可见伴有明显红晕的、散在的口疮样病变。
● 病变之间黏膜的血管透见良好。
● 肠管的伸张性良好。

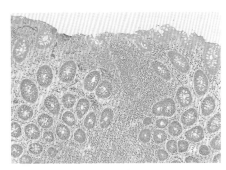

可见淋巴滤泡和上皮的缺损

口疮样结肠炎 apthoid colitis

● 口疮样结肠炎是吉川提出的新的疾病概念，现在多用于原发病不明的病例。

● 症状为轻度的血便、腹泻，2～3 周自愈。

● 可以有多种表现，无特征性的好发部位和内镜下所见，呈圆形和椭圆形，散在，轻度的发红。

● 无用药史，大便细菌培养阴性，有必要排除克罗恩病等其他疾病。

溃疡性结肠炎 ulcerative colitis

● 多见于溃疡性结肠炎的主要病灶旁。

● 可见于从口疮样病变逐渐发展为典型的溃疡性结肠炎的病例，故考虑口疮样病变也可能是溃疡性结肠炎的早期表现。

● 大多数见于主要病变的口侧，较易鉴别。

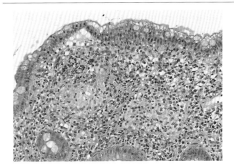

可见非干酪性类上皮细胞肉芽肿

克罗恩病 Crohn's disease

● 如果内镜下表现为纵行的口疮样病变，则高度怀疑为克罗恩病，可以作为诊断基准的一个副指标。

● 为本病的初期病变，有的克罗恩病仅见口疮样改变。活检大多可检出肉芽肿。

● 克罗恩病的口疮样病变是淋巴组织炎症逐渐演化为溃疡的表现，从发红演变为口疮样病变。

● 好发部位为直肠和主病灶的近旁，也可以出现于结肠全程。

● 克罗恩病红晕周围的发红程度不同，如果表现为非纵行的口疮样病变，内镜下鉴别诊断就非常困难。

鉴别诊断的要点　纵行排列的口疮样病变。

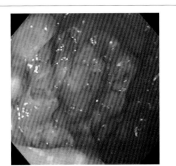

回肠末端可见多发的穿凿样溃疡

肠型贝赫切特病 intestinal Behcet's disease

● 以口腔内的复发性口疮样溃疡、皮肤症状、眼症状、外阴部溃疡等为特征，其中有肠道病变的称为肠型贝赫切特病。

● 典型的表现为回盲部大的穿凿样溃疡，少数伴有口疮样病变。

● 口疮样病变是早期改变，无明确的好发部位，也有像本例这样累及全结肠的。

● 口疮样病变的内镜下鉴别诊断很困难，需要与其他溃疡性病变相鉴别。

（1）口疮样病变

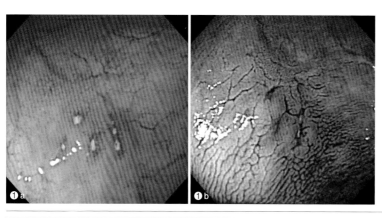

68岁，女性，无症状。
- 可见升结肠有伴红晕的小糜烂呈集簇样分布。
- 糜烂的周围可见轻微隆起，血管透见像消失。
- 升结肠上散在分布上述这种改变及轻度的皱襞集中及瘢痕。

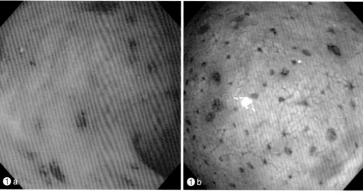

39岁，女性，血便，腹痛。
- 于直肠可见散在性的口疮样病变。
- 通过喷洒色素可见中心部糜烂，周围发红。
- 周围黏膜的血管透见良好。
- 于其他的部位可见章鱼吸盘样改变。

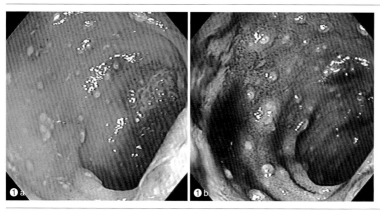

40岁，男性，右下腹痛。
- 于末端回肠位可见多发的口疮样病变。
- Peyer板处也可见发红和糜烂。
- 病变之间的黏膜缺乏炎症性所见，肠管的伸展性也非常良好。

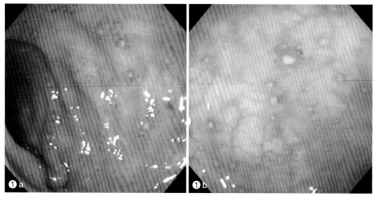

71岁，男性，息肉的随诊观察过程中。由于感冒一直在服用抗生素。
- 直肠至降结肠可见散在、小的口疮样病变。
- 周围黏膜的血管透见性良好。

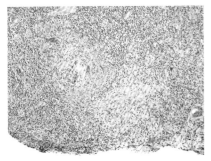

活检可见黏膜下层出现干酪性类上皮细胞肉芽肿

肠结核 intestinal tuberculosis

- 肠结核也常见口疮样病变，但是除此之外，其他部位多有特征性改变。
- 肠结核的口疮样病变呈不规则形，有融合的倾向，大多呈环形排列。
- 活检，大多数可见由类上皮细胞构成的干酪性肉芽肿，也可见 Langhans 型巨细胞。

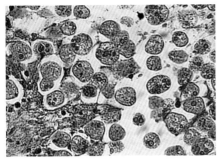

可见吞噬红细胞的溶组织阿米巴滋养体（PAS 染色）

阿米巴痢疾 amebic colitis

- 阿米巴痢疾是因经口摄取阿米巴原虫而感染，同性恋者较多，多见于男性。
- 章鱼吸盘样改变为最多见，其次为口疮样病变，多数伴有自然出血。
- 症状为腹泻、便血，均较轻。
- 好发于直肠、盲肠，也可见于其他部位。
- 仅表现为口疮样病变的少见，大多数可以根据其他的溃疡性病变进行诊断。
- 必须与溃疡性结肠炎相鉴别。

鉴别诊断的要点　粪便显微镜下检查，活检，血清阿米巴抗体的效价。

耶尔森菌肠炎 Yersinia enterocolitis

- 耶尔森菌肠炎为人畜共患，因进食被污染的肉和水等而经口传染，潜伏期较长。
- 确诊有赖于低温增菌法和活检组织培养法证明菌的存在以及抗体效价的升高。
- 由于对淋巴组织亲和性强，所以常侵入孤立淋巴结和淋巴集结，形成肿大、糜烂、溃疡。
- 好发部位在回肠末端，可见界限清楚的不规整的溃疡和糜烂、章鱼吸盘样的隆起、口疮样病变、皱襞肥厚等，回盲瓣可见发红、肿胀、口疮样病变等。

鉴别诊断的要点　便培养，血清耶尔森菌抗体的效价。

伪膜性肠炎 pseudomembranous colitis

- 从口疮样病变演变为伪膜性肠炎的虽然很少，但是也有报道。
- 在伪膜性肠炎的治愈过程中也可见口疮样病变。
- 症状大多数为腹泻，很少见便血，像本例这样无症状的极少。
- 好发部位在结肠下段，也可累及结肠全程。
- 确诊要依赖培养检出 Clostridium difficile (CD)，或者在便中检出 CD 毒素。

鉴别诊断的要点　便培养，检出 CD 毒素。

（2）环周性溃疡·糜烂

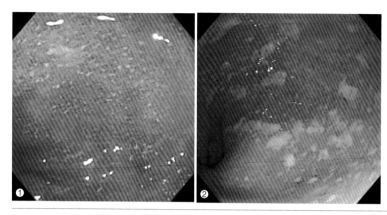

① 23 岁，男性，腹泻。
● 于直肠可见弥漫性的小黄色斑点。

② 30 岁，女性，黏液血便。
● 于直肠可见弥漫性的小糜烂，也可见黏液附着。

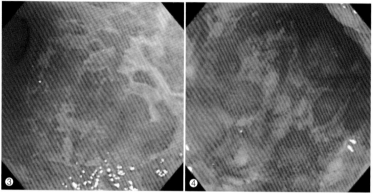

③ 25 岁，女性，血性腹泻。

④ 19 岁，男性，血性腹泻。
● 于乙状结肠可见地图状的、较浅的溃疡。
● 周围黏膜可见发红和水肿。

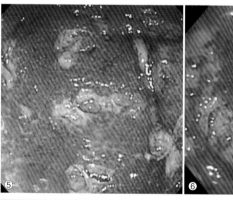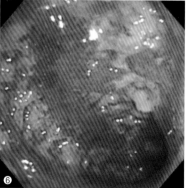

⑤ 22 岁，男性，发热，血性腹泻。
● 于乙状结肠可见圆形穿凿样溃疡，其周围可见较浅的糜烂。

⑥ 71 岁，女性，发热，血性腹泻。
● 直肠上可见较深的穿凿样溃疡纵行排列，周围黏膜可见较浅的糜烂。

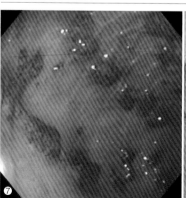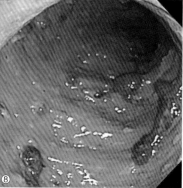

⑦ 52 岁，女性，发热，血性腹泻。
● 于乙状结肠可见广泛的黏膜脱落，并露出肌层。
● 看似息肉的正常黏膜呈纵行排列。

⑧ 80 岁，女性，发热，腹泻。
● 横结肠黏膜广泛脱落，露出肌层。

溃疡性结肠炎 ulcerative colitis

● 定义：主要侵袭黏膜，经常形成糜烂和溃疡，属于结肠的原因不明的糜烂性非特异性炎症。

● 病型分类：分为全结肠炎，左侧结肠炎，直肠炎，右侧或者局限性结肠炎。直肠炎中，通过内镜检查，于直肠、乙状结肠交界处（Rs）的口侧可见正常黏膜。左侧结肠炎即病变的范围超过横结肠中央部。右侧或者局限性结肠炎与克罗恩病和大肠结核的鉴别诊断较困难，有时其诊断必须通过随诊观察和手术切除或者活检的结果进行。

● 当溃疡性结肠炎必须发生于直肠，跨越口侧结肠弥漫性连续性的病变为其特征，以阑尾开口部的病变为主，病变呈非连续性的情况也并不少见。

● 诊断的标准为临床症状，内镜所见或者灌肠所见的影像，以及活检，哪一种都不能单独确定诊断，必须进行综合性的判断。

● 内镜所见：①黏膜被弥漫地侵袭，血管透见像消失，呈现粗糙或者细颗粒状。并且非常脆弱，容易出血，附着黏液脓性的分泌物；②可见多发性的糜烂、溃疡或者假性息肉。

● 活动期内镜下分类：轻度的病例无易出血性和溃疡。中度的病例易出血，溃疡范围不广。重症者可见严重的自然出血和广泛的溃疡。

● 多田的活动期内镜下分类（→ 215 页）：轻度的病例可见轻度水肿、发红、糜烂、黏膜易出血。中度病例可见严重的糜烂，明显易出血。

● 重症者出现穿凿样溃疡和炎性息肉。

● 厚生劳动省的活动期内镜分类：轻度病变可见血管透见消失，细颗粒状黏膜，发红，小黄点等。中度病变可见糜烂，溃疡的形成，黏膜变得粗糙，溃疡融合形成地图状。脓性分泌物的增多粘着，黏膜脆弱且易出血。重度病变可见明显的自然出血，并可见穿凿样的溃疡和广泛的黏膜脱落。

● 从治疗的依从性来看，溃疡越深，病越严重，呈穿凿样溃疡及广泛的黏膜脱落时，大多数类固醇治疗效果差。

溃疡性结肠炎的内镜下分类

1. 活动性溃疡性结肠炎的内镜下表现
轻度：无易出血和溃疡
中度：易出血性，可以有自然出血，溃疡范围不广
重度：严重的自然出血和广泛的溃疡
2. 内镜下病程的分期
早期：可见血管像，黏膜发红、水肿，无出血
晚期：黏膜萎缩、苍白、干燥，血管像紊乱，但是清晰可见
中期：介于早期和晚期之间

溃疡性结肠炎诊断标准修订方案

根据活动期内镜所见进行分类
　轻度　mild
　中度　moderate
　强度　severe
诊断标准如下述

炎症	内镜所见
轻度	血管透见像消失 黏膜细颗粒状 发红，小黄色点
中等度	黏膜粗糙，糜烂，小溃疡 易出血性（接触出血） 黏液脓性分泌物附着 可见其他的活动性炎症
强度	大范围的溃疡 显著的自然出血

在内镜检查所观察范围内，根据病变最严重的地方进行诊断。内镜检查不需要提前处置，于短时间内进行，不一定需要检查整个结肠。

（2）环周性溃疡·糜烂

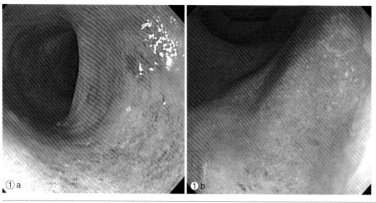

28 岁，男性，水样腹泻，血便。
基础疾病：溃疡性结肠炎。
● 从降结肠至直肠可见水肿，黏膜内出血，小糜烂，呈弥漫性分布。
● 可见其他血管透见良好的部位。

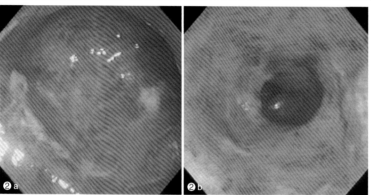

34 岁，女性，水样腹泻，血便，发热。
● 从直肠至脾曲部可见较浅的、全周性连续性的糜烂。
● 黏膜呈水肿状，也可见黏液分泌。
● 肠管呈挛缩状，半月皱襞消失。
● 不易出血。

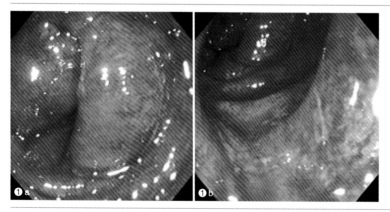

20 岁，男性，发热，血性腹泻。
● 降结肠至乙状结肠可见全周性的水肿和白苔的附着，且具有易出血性。
● 直肠正常。

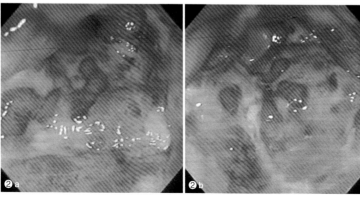

41 岁，男性，水样腹泻，发热，腹痛。
● 从乙状结肠至横结肠中部可见多发的、较深的溃疡。
● 周围黏膜发红，且炎症呈弥漫性。
● 由于肠管水肿和挛缩，造成管腔狭小。
● 直肠正常。

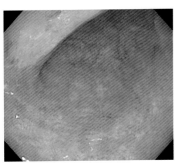
于乙状结肠可见血管透见良好的部分

弯曲杆菌肠炎 Campylobacter enterocolitis
● 潜伏期为 2 ~ 11 天，平均为 5 天，鸡肉常为其感染源。
● 发热、水样腹泻、腹痛为其主要症状，有 40% 的病例可见血便。
● 发热达 38℃以上的高热较多，1 ~ 2 天可自然退热的情况较多。
● 从发病开始经过数周可引起 Guillain–Barre 综合征。
● 病变部位可从直肠开始弥漫性浸润至深部结肠。具有一部分正常黏膜是其与溃疡性结肠炎的鉴别关键点。
● 末端回肠的病变非常少见，是其与沙门氏菌肠炎的鉴别点。
● 有 50% 的病例可回回盲瓣上形成较大的溃疡，是其特征。
● 结肠病变以黏膜内出血、水肿、糜烂为主，基本上不会形成溃疡。
● 作为其治疗手段大环内酯类抗生素为首选，轻度的病变没有必要治疗。

鉴别的顺序　便培养。

沙门氏菌肠炎 Samonella enterocolitis
● 潜伏期为 8 ~ 48 小时，较短，鸡蛋是其感染源的情况较多见。
● 发热、水样腹泻、腹痛是其主要症状，20% ~ 30% 的患者可见血便。
● 是细菌性肠炎中最严重的，可能是因为细菌侵入黏膜下层。
● 症状迁延会引起肠管外症状。
● 病变部位发生于包含回盲瓣的末端回肠的频率最高，为 80%；乙状结肠 – 升结肠的发病率相同，大约为 60%。
● 直肠的发病率为 20%，较低，特别是直肠下段基本上没有病变是其特征。
● 病变部位为以回盲部为主体和以结肠为主体。
● 内镜像多种多样，从与弯曲菌肠炎相同的轻度病变如水肿、糜烂、黏膜出血，至出现溃疡、纵行溃疡。
● 给予抗菌药物新喹诺酮类，用药时间为一周。

鉴别的顺序　便培养。

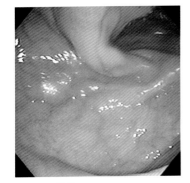
直肠是正常的

（2）环周性溃疡·糜烂

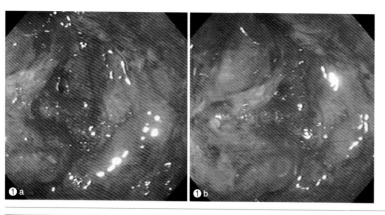

43岁，女性，腹泻，右侧腹痛。
- 盲肠至升结肠水肿，明显狭窄，结肠袋不明显。
- 明显糜烂、发红、易出血。

①a　①b

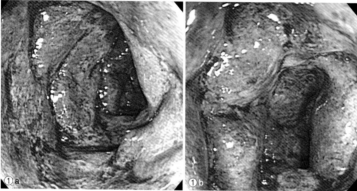

75岁，女性，腹痛，血性腹泻。
- 发病第一天的内镜像，可见降结肠病变。
- 可见多发的中心部、紫色的水肿状隆起，管腔狭小。
- 缺血性肠炎的急性期中像这样的全周性病变较常见，其周围纵行病变较多。

①a　①b

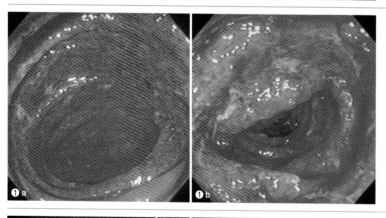

53岁，女性，腹痛，血性腹泻。
因感冒正在服用合成青霉素。
- 病变从乙状结肠到横结肠。
- 肠管明显挛缩，仍可见结肠袋。
- 降结肠可见全周性糜烂，呈鲜红色（①a）。
- 横结肠可见散在的浅溃疡（①b）。

①a　①b

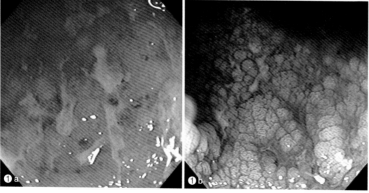

59岁，女性，腹痛，水样腹泻。
基础疾病：慢性风湿性关节炎。
- 直肠到乙状结肠可见多发不规则的小糜烂。
- 病变之间的黏膜血管网模糊，散在轻度发红。
- 不易出血。
- 喷洒色素后见黏膜呈细颗粒状。

①a　①b

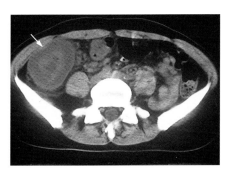

可见盲肠壁明显肥厚

致病性大肠菌 O157 肠炎

enteropathogenic E.coli colitis

● 典型病例最严重的炎症见于盲肠和升结肠，越接近肛门侧越轻，多呈跳跃性。

● 炎症最严重的部位，病变呈全周性，可见明显水肿、出血性黏膜、糜烂、发红、挛缩。

● 溃疡比较少见，大多数较浅，与其他的感染性肠炎相比，特征性表现为明显的水肿。

● 腹部 CT 和腹部超声检查，如果表现为升结肠和盲肠的水肿，则有必要考虑本病。

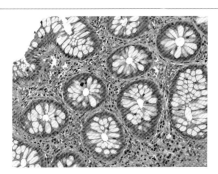

肛门侧可见横行的糜烂

缺血性肠炎 ischemic colitis

● 内镜下急性期可见坏死的黏膜、黏膜出血、水肿、膨隆、糜烂、溃疡等，慢性期可见狭窄、形成囊、纵行溃疡瘢痕。

● 从其紫色的黏膜（发绀所见）推测为重症缺血性肠炎。

● 全周性病变不一定是狭窄型，但是在 3 周以后仍见全周性病变，则容易发展成狭窄型。

● 本例为一过性型狭窄型。

应鉴别的疾病　4 型（弥漫浸润型）结肠癌、感染性肠炎。

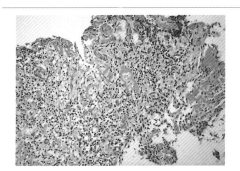

黏膜固有层可见出血

抗生素性出血性肠炎

antibiotic induced hemorrhagic colitis

● 服用抗生素后出现便血和血性腹泻，有特征性的内镜下改变。

● 临床症状以腹痛、腹泻发病，之后出现番茄汁样血性腹泻，出血量较多，呈鲜红色，但很少严重到需要输血的程度。

● 多见于青霉素及头孢类抗生素。

● 炎症以病变的中心最重，病变的中心即使为全周性的，其边缘部分也可以为单侧或呈斑状。

● 病变部位糜烂、发红、大多无溃疡。

鉴别诊断的要点　有抗生素用药史。

可见淀粉样物质沉积（刚果红染色）

淀粉样变性（AA 型）AA amyloidosis

● 厚生劳动省特定疾病研究组对淀粉样变性的分类为：①原发性；②合并多发性骨髓瘤；③继发性；④不易分类；⑤局限性；⑥遗传性。

● 继发性淀粉样变性继发于慢性炎症性疾病。

● 本例继发于慢性风湿性关节炎，大肠活检见 AA 型淀粉样物质沉积。

鉴别诊断的要点　基础疾病。

(3) 纵行溃疡·糜烂

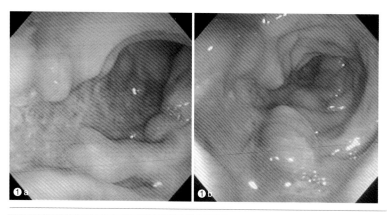

18 岁，男性，腹泻，腹痛，发热。

● 从乙状结肠到降结肠可见多发的纵行溃疡。

● 纵行溃疡的周围黏膜隆起，但是黏膜面正常。

● 肠管狭窄，但不易出血。

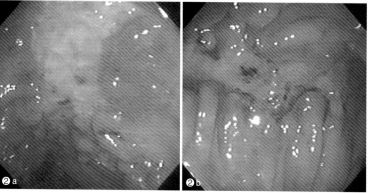

30 岁，女性，腹痛，腹泻。

● 升结肠可见长的纵行溃疡，伴有轻度的皱襞集中。

● 溃疡边界清楚。

● 周围黏膜呈水肿状，无血管透见，也无糜烂和发红。

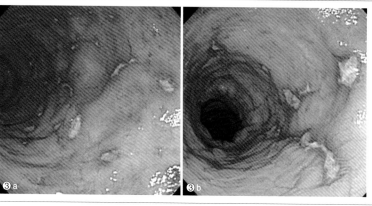

37 岁，男性，腹泻。

● 横结肠的黏膜呈水肿状，伸展不良。

● 不规则的小糜烂纵行排列，一部分相互连接呈纵行趋势。

● 病变之间的黏膜血管网消失，看不到发红和糜烂。

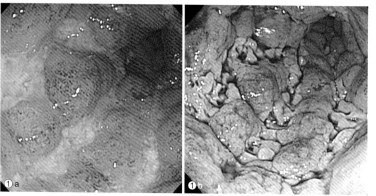

44 岁，男性，血便，腹泻。

● 乙状结肠上可见 3 条较深的纵行溃疡。2 条在口侧融合。

● 周围黏膜的水肿和发红非常明显。

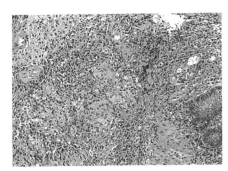
非干酪性类上皮细胞肉芽肿

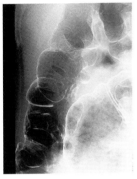
升结肠可见长的纵行溃疡

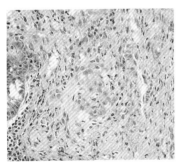
活检可以发现黏膜固有层的类上皮细胞肉芽肿

克罗恩病 Crohn's disease

● 沿肠管长轴方向长度为 4 ~ 5cm 以上的溃疡称为纵行溃疡。

● 纵行溃疡为克罗恩病的主要表现之一，如果纵行溃疡非常典型，则可以确诊。

● 活动性溃疡的近旁大多数可见炎性息肉和铺路石征。

● 小肠内的溃疡大多数在肠系膜附着的一侧，一条长的、界限清楚的溃疡，周边多伴有炎性息肉。

● 大肠内大多数为多个纵行溃疡。

● 在小肠，需要与缺血性小肠炎、Scchönlein-Henoch 紫斑病的纵行溃疡相鉴别。

● 在大肠，需要与缺血性肠炎、溃疡性结肠炎相鉴别。

● 缺血性肠炎的纵行溃疡非常表浅，周边无炎性息肉。

● 溃疡性结肠炎的纵行溃疡很短。

应鉴别的疾病 缺血性肠炎、溃疡性结肠炎。

溃疡性结肠炎 ulcerative colitis

● 溃疡性结肠炎的纵行溃疡的原因可能是缺血。

● 多见于高龄、病程长者。

● 一般溃疡较浅，重症者较深，而且大多数较短。

● 降结肠最多见，其次为横结肠。

● 因为在其他部位可以观察到典型的病变，所以内镜下比较容易鉴别。

● 纵行溃疡周围炎症的有无是与克罗恩病相鉴别的要点。

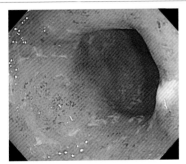
直肠上可见弥漫性小糜烂，呈典型的溃疡性结肠炎的图像

（3）纵行溃疡·糜烂

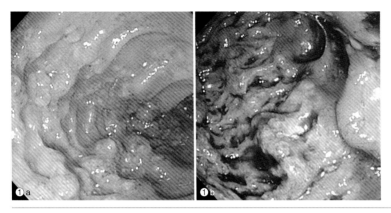

15 岁，男性，发热，腹泻，周身乏力。
- 末端回肠可见较深的纵行溃疡。
- 溃疡底部凹凸不平。

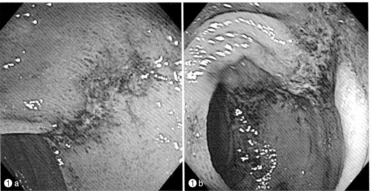

65 岁，男性，腹泻，血便，下腹痛。
- 乙状结肠至横结肠可见非连续性的、纵行的糜烂和溃疡。
- 溃疡很浅，周围明显发红。
- 发红呈鳞状，考虑是缺血性改变。

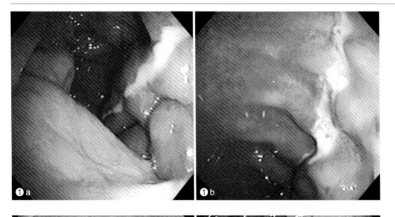

58 岁，女性，腹痛，慢性腹泻。
- 横结肠右侧（①a）和横结肠左侧（①b）可见较细的纵行溃疡。
- 周围未见发红。
- 周围血管透见不良，可见水肿。

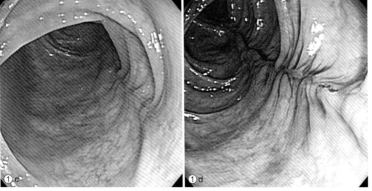

3 周后的内镜像（①c、d）
- 横结肠可见较长的纵行溃疡瘢痕。
- 可见皱襞集中，瘢痕部位轻微隆起。
- 周围黏膜的血管透见良好。

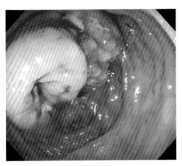

回盲瓣肿大，可见口疮样病变。盲肠
至升结肠也可看到口疮样病变

耶尔森菌肠炎 Yersinia enterocolitis

● 末端回肠，可见卵圆形的隆起上有小糜烂和较浅较小的多发溃疡
（Peyer 板上的改变），是其特征性病变。

● 与淋巴滤泡分布一致的小隆起伴糜烂（孤立淋巴小结上的变化），
所谓多发的口疮样病变，是其特征性表现。

● 回盲瓣明显的肿大和回盲瓣上的口疮样病变，也可偶尔看到盲肠 -
升结肠的疮样病变，是其特征。

● 本病例末端回肠的纵行溃疡为非典型病例。

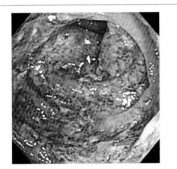

可见全周性的水肿和糜烂。

致病性大肠菌 O157 肠炎

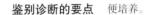
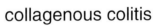

Enteropathogenic E.coli colitis

● O157 肠炎的纵行溃疡可能与挛缩导致的缺血有关。

● O157 肠炎的典型病例大多数可见右半结肠的水肿、发红、糜烂等
明显炎症。也有像本例这样见于左半结肠的纵行溃疡。

● 内镜下与缺血性结肠炎的鉴别诊断比较困难，可以通过便细菌培养
进行鉴别。

● 反之，即使是缺血性结肠炎，便细菌培养也是必要检查。

鉴别诊断的要点　便培养。

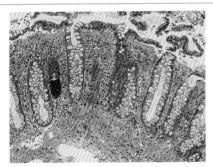

于上皮下可见较厚的胶原纤维束

collagenous colitis

● 整体来说，发病率很低，但是可见特征性的纵行溃疡及纵行溃疡瘢
痕。

● 对 Mayo clinic 的 469 个病例进行研究发现，仅 9 例有溃疡，其中 4
例为纵行溃疡。

● 特别是仅见瘢痕的病例较多，不与缺血性结肠炎的瘢痕像混淆是最
重要的。必须进行活检。

● 较长的纵行溃疡是特征，周围不伴发红。瘢痕伴随着黏膜集中现象，
其发病部位多位于深部结肠。

● 其原因是肠壁的硬度和蠕动造成的裂伤。

● 目前认为内镜下一般无黏膜异常，但是可见水肿、苍白的黏膜、不
规则的血管像、血管透见不良等细微的黏膜异常。

● 病理组织学上如果在上皮下出现厚度达 10μm 以上的胶原纤维束
的话，就可以诊断本病。

● 其原因考虑为服用 NSAIDs 及兰索拉唑等质子泵抑制剂药物。

(3) 纵行溃疡·糜烂

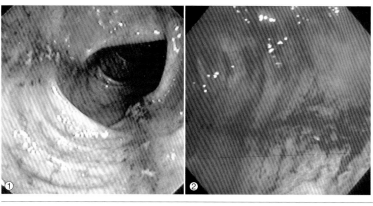

①：63岁，男性，腹部绞痛，腹泻，血便。
- 降结肠的结肠袋上可见2条纵行溃疡。
- 周围黏膜可见血管透见像，未见炎性息肉。

②：57岁，男性，腹部绞痛，腹泻，血便。
- 横结肠可见纵行溃疡，正在出血。
- 周边黏膜可见血管透见像。

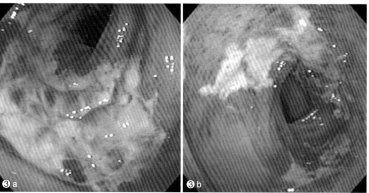

64岁，女性，腹痛，腹泻，血便。
- 病变部位于升结肠至横结肠，左侧可见半周性的、较宽的纵行溃疡（③a）。
- 肛门侧可见较窄的纵行溃疡（③b）。
- 溃疡的界限不明显，边缘伴有发红。
- 溃疡内可见一部分岛状的发红黏膜残留。
- 肠管的挛缩不明显，管腔稍稍狭窄。

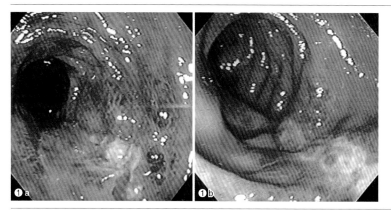

56岁，男性，腹痛，血便。
- 乙状结肠至降结肠，可见有白苔的纵行溃疡。
- 溃疡周围可见明显发红。
- 可见管腔狭小。

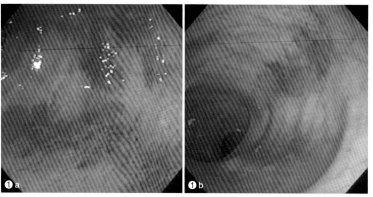

53岁，女性，腹痛，血性腹泻。
正在服用合成青霉素。
- 乙状结肠可见较宽的纵行溃疡。
- 周围黏膜不见血管透见像。

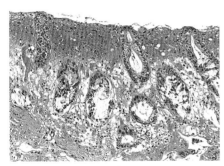

上皮可见变性·脱落，出血

缺血性肠炎 ischemic colitis

- 尽管主干血管没有闭塞，但是可以因为血流障碍而发生可逆性缺血引起的急性肠炎。
- 有血管和肠管的多种因素参与，考虑为肠表面的血液循环障碍而发生，以结肠带上的纵行溃疡为特征。
- 好发年龄为 50 ~ 70 岁，年轻人也不少见。如果是年轻人，则必须询问有无经口服用避孕药史。
- 典型病例症状出现的顺序依次为腹痛、腹泻、便血，腹痛为突发的绞痛，多伴有恶心、呕吐。
- 好发部位为降结肠、乙状结肠，其次为横结肠。
- 纵行溃疡较浅，周边不伴有炎性息肉。一过性缺血性肠炎的特点有快速治愈的倾向。
- 即使有全周性病变，其周边大多数可见纵行病变，而且即使为全周性病变，结肠带上的缺血程度也最重。

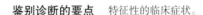

鉴别诊断的要点 特征性的临床症状。

阻塞性肠炎 obstructive colitis

- 不完全的狭窄病变（大多数为结肠癌）的口侧可见缺血性病变。
- 狭窄病变和缺血性病变之间可见正常部分。
- 因狭窄致口侧的肠管内压处于易升高的状态，所以极易出现本病。
- 症状为血便、便秘、腹胀，无法与并存的其他病变（多为结肠癌）引起的症状相区别，与缺血性肠炎不同，无剧烈的腹痛。
- 狭窄病变处大多数情况下内镜无法通过，如果可以通过，可见与缺血性肠炎内镜下相同的表现。

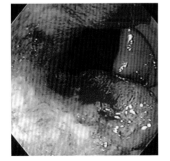

纵行溃疡的肛侧可见亚环周性的乙状结肠癌

抗生素性出血性肠炎

antibiotic induced hemorrhagic colitis

- 应用抗生素后出现腹痛、血性腹泻，可以观察到特征性的内镜下表现。
- 病因有过敏学说及菌群失调学说，但是真正的病因不明。
- 内镜下表现为弥漫性发红、糜烂，以表浅的、新鲜的发红为特征。其本质为黏膜内出血。
- 病变部位多见于横结肠和降结肠。
- 一般情况下可见全周性病变，也有的像本例这样，在肛侧伴有纵行病变，这种情况下与缺血性肠炎不同，不一定位于结肠带上。

鉴别诊断的要点 抗生素的用药史。

喷洒色素后纵行溃疡更加明显

(4) 环形溃疡

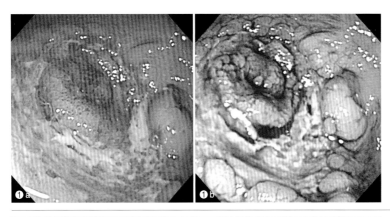

50 岁，男性，便潜血阳性。

● 回盲瓣消失，开大，可以看见小肠黏膜。

● 可见包围着病变部位的环形溃疡。

● 溃疡周围发红明显。

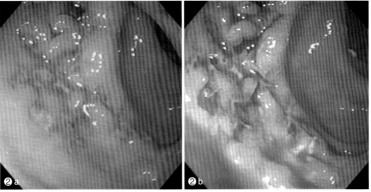

64 岁，女性，便潜血阳性。

● 升结肠可见小的不规则溃疡，呈环形相互连接，整齐排列。

● 溃疡周围发红明显。

● 肠管狭小。

● 大肠的其他部位及小肠都正常。

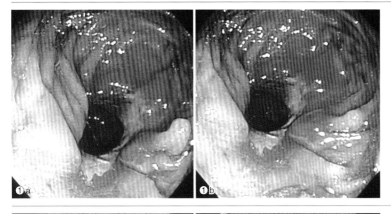

41 岁，男性，腹泻。

克罗恩病，ED 治疗中。

● 病程达 20 年，于回肠可见全周性的溃疡和狭窄。

● 溃疡的肛侧可见水肿，不见纵行溃疡和口疮样溃疡。

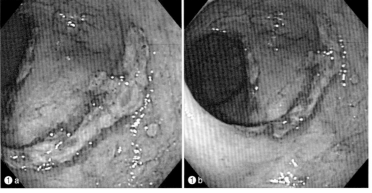

29 岁，女性，血便。

由于 SLE 正在服用类固醇和免疫抑制剂。

● 病变的范围为直肠－乙状结肠。

● 皱襞上可见呈环形的、较浅的溃疡，周围的发红非常明显。

● 接近观察的话可以发现溃疡的边缘不整齐。

● 周围黏膜的血管透见良好。

肠结核 intestinal tuberculosis

● 与肠管的长轴成直角方向的溃疡称为环形溃疡，宽的环形溃疡称为带状溃疡。

● 本病的环形溃疡为特征性改变，具有诊断意义。此外，呈环形排列的不规则溃疡也较多见。

● 环周性溃疡的情况，大多数伴有狭窄。

● 与克罗恩病相同，为局限性非连续性病变。

● 好发于回盲部，大多数伴有回盲瓣的开大。

● 溃疡周围多伴有炎性息肉，但是比克罗恩病的炎性息肉密度低。

● 有必要与缺血性肠炎、出血性直肠溃疡相鉴别，根据病变发生的部位以及其他的溃疡性病变的形态进行鉴别并不困难。

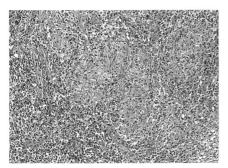

从环形溃疡处的活检提示为非干酪性类上皮细胞肉芽肿

鉴别诊断的要点　结核菌素试验，胸部 X 线检查，分子生物学诊断法（PCR），活检，活检培养，便培养。

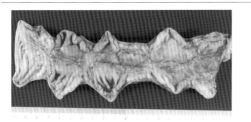

克罗恩病 Crohn disease

● 作为可形成环形溃疡的炎症性肠病，与肠结核的区别最为关键。

● 在本例中病程组织学上可见非干酪性肉芽肿，可诊断为克罗恩病。

● 长期的克罗恩病不仅形成纵行溃疡，有的也形成环形溃疡。

于回肠可见多发的环形溃疡

应鉴别的疾病　肠结核。

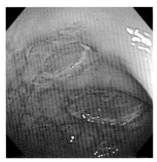

巨细胞病毒肠炎

cytomegalovirus colitis

● 常见于有 AIDS 和恶性肿瘤等基础疾病，需要使用类固醇激素和免疫抑制剂，抗癌药等的免疫妥协宿主。

● CMI 肠炎的内镜像可见溃疡，发生率较高。除此之外，也可见浅的不规则的溃疡、环形倾向的溃疡、带状溃疡、纵行溃疡、口疮样溃疡、伪膜等。

● 这些多种溃疡混合存在是其特征。

别的部位可见周围发红的、无白苔的溃疡。

（4）环形溃疡

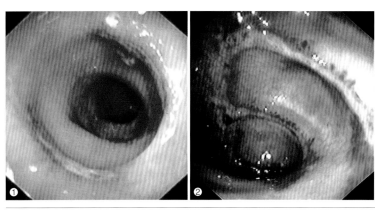

①：73岁，女性，腹痛，腹泻，血便。
- 降结肠的皱襞上可见多发的环形溃疡。
- 周边黏膜呈水肿状。

②：50岁，女性，腹痛，腹泻，血便
- 皱襞上可见与纵行溃疡相连的环形溃疡。
- 溃疡周围明显发红。

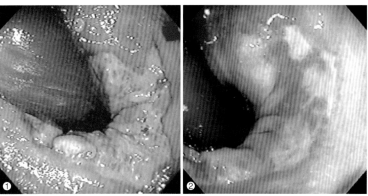

①：58岁，男性，无痛性血便。
基础疾病：皮肌炎，转移性骨肿瘤，糖尿病。
- 直肠内翻转观察，齿状线上方可见环形溃疡。
- 溃疡界限清楚。

②：91岁，男性，血便。
基础疾病：慢性肾功能不全，脱水。
- 齿状线上方可见环形排列的不规则溃疡。

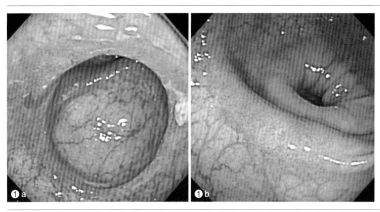

69岁，女性，腹泻。
- 沿着环形皱襞的发红·糜烂，界限不清，导致环形狭窄。
- 相邻的环形糜烂之间可见纵行、斜行的糜烂。
- 病变之间的黏膜白管网清晰。

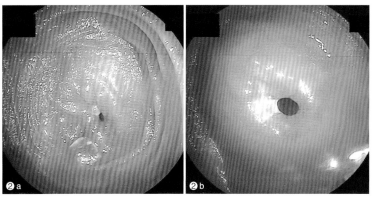

32岁，男性，腹痛，便血。
因头痛而长期服用非甾体类消炎药。
- 病变位于空肠中段。
- 于膜样狭窄处可见糜烂面。
- 周围黏膜未见异常。

缺血性肠炎 ischemic colitis

● 环形溃疡可以在发病 1 周内观察到。
● 像这样的环形溃疡，早期即可以消失，可因一过性的轻度缺血而发生。
● 多见于主病变的肛侧，偶尔可见像①那样以环形溃疡为主的病变。
● 有时也可以观察到像②那样与纵行溃疡相连的环形溃疡。

急性出血性直肠溃疡 acute hemorrhagic rectal ulcer

● 本病可能包含各种疾病，也有的学说认为属于急性直肠黏膜病变 (acute rectal mucosal lesion)。
● 高龄、卧床不起的患者，如果出现大量便血，应考虑本病。
● 直肠下段，尤其是齿状线上方环周性溃疡或者多发性溃疡呈全周性排列，或有呈环形发展倾向的溃疡为本病特征。

应鉴别的疾病 黏膜脱垂综合征，宿便性溃疡，非甾体类栓剂引起的溃疡。

非甾体类消炎药性肠炎

non-steroidal anti-inflammatory drugs induced enterocolitis

● 在内镜像上非甾体类消炎药性肠炎的小肠和大肠的病变基本相同，主要表现为较浅的圆形溃疡、穿凿样溃疡、环形溃疡、环形溃疡瘢痕、膜样狭窄等。发生率较少的形态有地图形溃疡、不规则溃疡、纵行溃疡等。
● 大肠的非甾体类消炎药性肠炎可以分为溃疡型和肠炎型，上述的溃疡形态为溃疡型，肠炎型的形态则不同。
● 肠炎型以发红和水肿样黏膜为特征，可以分为出血性肠炎和口疮样病变多发的口疮性肠炎型。
● 膜样狭窄是由于长期服用非甾体类消炎药、治愈和复发反复发作形成的。
● 病理学上以黏膜下层的高度纤维化和黏膜肌层的肥厚为特征。
● 模样狭窄是与皱襞一致的向心性狭窄，典型病例中伴随着较浅的环形溃疡。
● 狭窄部较短，是球囊扩张术的适应证。

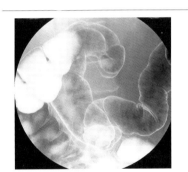

灌肠 X 线造影检查可见结肠袋消失、肠管的狭小化及扭转

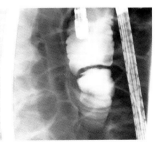

通过小肠内镜下的造影可见膜样狭窄像

(5) 带状溃疡

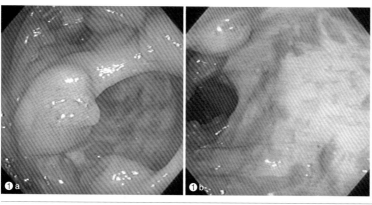

24 岁，女性，腹痛，发热。
● 回盲部切除术后的吻合部可见双腔（① a）。
● 可见全周性的溃疡（① b），溃疡延续至较小的管腔。
● 溃疡较深，表面覆盖有不干净的白苔，但是溃疡底部的凹凸较少。

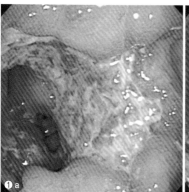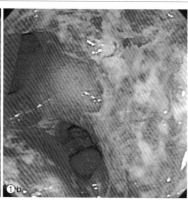

75 岁，男性，右下腹痛。
● 回盲部可见界限清晰的环周性溃疡，伴随着变形·伸展不良。
● 溃疡的轮廓不规则，伴随着红晕。
● 溃疡底的白苔较薄，伴随着凹凸不平，且发红。

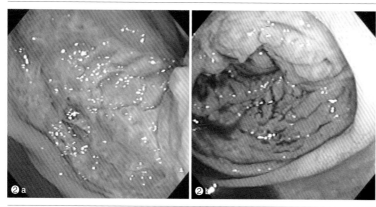

82 岁，男性，营养不良。
● 升结肠可见较大的带状溃疡。
● 溃疡的界限清楚，溃疡底部可见轻度的凹凸。
● 口侧的升结肠上可见环形的狭窄。

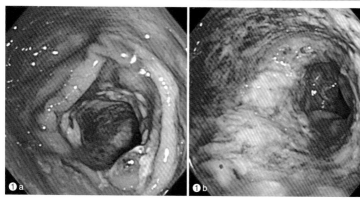

69 岁，女性，血便。
● 左侧横结肠可见长约 8cm 的、局限的环周性溃疡，其他部位未见病变。
● 溃疡边缘较清晰，溃疡底部附着较厚的白苔和坏死物。
● 病变部位狭窄，内镜能够通过。

肠型贝赫切特病 intestinal Bahcet's disease

- 深溃疡是肠型贝赫切特病的特点，易出现穿孔或穿通。
- 本例为手术后吻合部口侧再发的带状溃疡。
- 双腔是累及浆膜的、全层性、严重的炎症引起的回肠 – 回肠瘘形成的，本例为大腔的带状溃疡穿透，形成小的腔。

应鉴别的疾病 肠结核，克罗恩病，结肠癌。

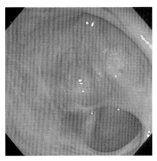

灌肠 X 线造影检查中以回盲瓣为中心可见全周性的带状溃疡

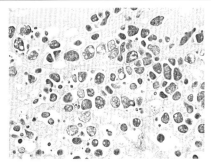

回盲部的多发溃疡瘢痕

肠结核 intestinal tuberculosis

- 内镜无法观察其长度，所以很难区别环形和带状溃疡。
- 本例的溃疡呈淋巴走行性扩展，肠管的淋巴是从肠系膜附着处的对侧沿横轴方向流动的，所以大多数表现为小的溃疡，呈环周排列，这些溃疡融合形成环形或带状溃疡。
- 好发于回盲部，但是其他部位也可以散在连续性、非连续性的溃疡。
- 根据带状溃疡诊断较为困难，通过其他部位的萎缩瘢痕带或者环形溃疡等的小病变诊断就比较容易。
- 有必要与癌和贝赫切特病（单纯性溃疡）进行鉴别诊断。
- 溃疡底的凹凸不平是结核的特征。
- 溃疡周围发红的情况较多，但是在②的病例中没有观察到。
- 带状溃疡中伴随着狭窄的情况较多，对于治疗后的愈合所致性狭窄有时需要进行手术治疗。

应鉴别的疾病 单纯性溃疡，缺血性肠炎，结肠癌

阿米巴痢疾 amebic colitis

- 如本例那样呈现巨大的带状溃疡的情况时，从溃疡的形态很难诊断为阿米巴性肠炎。大多数是通过其他部位的小病变进行诊断，本例中未观察到其他病变。
- 溃疡底覆盖着较厚的坏死物质，属于病变严重的情况。
- 好发部位为直肠、盲肠。如本例，于横结肠的局限性病变较少见。

对白苔进行活检可观察到较多阿米巴原虫的滋养体（PAS 染色）

（5）带状溃疡

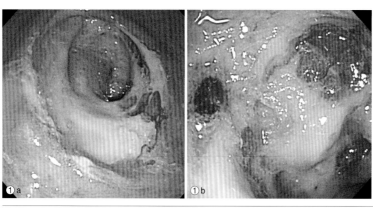

62 岁，男性，腹泻，血便。
基础疾病：肾功能不全进行透析治疗。
- 病变见于直肠至乙状结肠。
- 直肠上段 – 乙状结肠可见 4cm 的带状溃疡。
- 管腔的伸展性良好，溃疡部分可见白苔和黏膜发红。

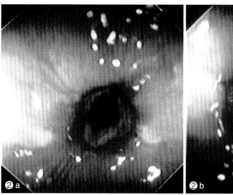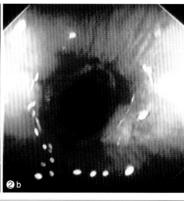

69 岁，女性，血便。
- 降结肠可见带状溃疡。
- 狭窄非常显著，内镜无法插入，口侧的情况不清楚。
- 溃疡周围可见明显的发红。

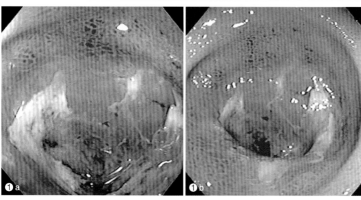

52 岁，女性，腹痛，腹胀。
- 末端回肠可见全周性的不规则溃疡。
- 溃疡的界限在局部不清晰，可见白苔露出。
- 伴有狭窄，无法观察其口侧的情况。
- 肛侧散在发红。

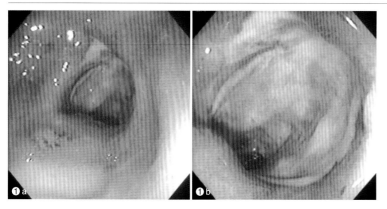

72 岁，女性，血便。
- 直肠 Ra 可见环周性溃疡造成的狭窄，内镜无法通过。
- 溃疡的轮廓清楚，一部分向肛侧蔓延。
- 溃疡底部平坦。
- 肛侧的黏膜呈水肿样，血管网消失。

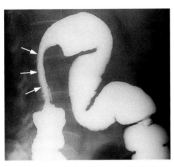

于降结肠可见长约 10cm 的管状狭窄（俯卧位）

缺血性结肠炎 ischemic colitis

- 较宽的环形溃疡称为带状溃疡。
- ①的病例是缺血性结肠炎的急性期，不随诊观察的话，就无法确定是否会造成狭窄。
- ②的病例是发病期不明的慢性期缺血性结肠炎，可见铅管状狭窄。
- 由于本例中无法排除癌症，所以应该进行手术治疗。
- 与结肠癌的鉴别点为边缘的发红部未见癌的浸润征象。
- 缺血性结肠炎中要判断是否为狭窄型需要经过至少 3 周以上。3 周以后为带状溃疡的、5 周以后为纵行溃疡的发展为狭窄型的可能性较大。
- 狭窄型中只有很小一部分会引起梗阻症状，有必要进行手术。为较长的狭窄，通常是双侧性的。
- 溃疡愈合迁延的情况下，可以持续静脉注射前列腺素 E1。
- 较短的狭窄球囊扩张术治疗有效。

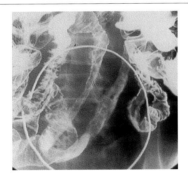

回肠可见长的管状狭窄

缺血性小肠炎 ischemic enteritis

- 以腹痛、发热而急性起病，其后有一过性的症状减轻，3 周至 2 个月出现管状狭窄，大多数可以引起肠梗阻。
- 好发于远端回肠。
- 以环周性溃疡为主，很少有纵行溃疡，狭窄型较多见，以上 3 点是与缺血性结肠炎不同的特点。
- U1 Ⅲ – Ⅳ 的深溃疡占半数以上。
- 慢性炎症细胞浸润非常明显。

应鉴别的疾病　克罗恩病。

Sherman 分级

1a：局部发红，毛细血管扩张，黏膜脆弱易出血，溃疡，无狭窄
1b：弥漫性发红，伴随着直肠周围炎和疼痛
Ⅱ：形成溃疡，灰白色的痂皮，坏死物质附着于直肠前壁
Ⅲ：可见狭窄，伴有直肠炎、溃疡
Ⅳ：直肠炎，溃疡，狭窄，伴有肠穿孔

放射线肠炎 radiation colitis

- 本例中可见伴有狭窄的环周性溃疡，Sherman 分类的Ⅲ级，相当于多田分类的Ⅲ度。
- 大多数溃疡底比较平坦，边缘清晰。
- 溃疡边缘未见隆起。
- 从照射区域来看，呈现以前壁为中心的溃疡。
- 根据溃疡进行的鉴别诊断非常困难，周围黏膜的所见和问诊非常重要。

（6）圆形溃疡

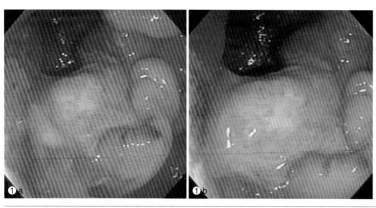

26 岁，男性，腹痛，发热
- 回盲瓣被破坏，其上可见有明显穿凿倾向的深溃疡。
- 溃疡底无明显的凹凸不平，也未见出血。
- 溃疡周围有隆起的环堤，未见糜烂、发红。

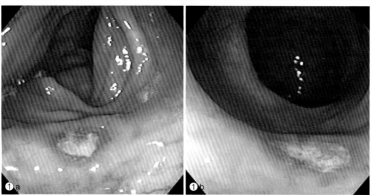

49 岁，男性，发热，腹泻。
- 从直肠到盲肠可见多发的圆形溃疡。
- 溃疡边界清楚，其周围可见发红。
- 周围黏膜正常。

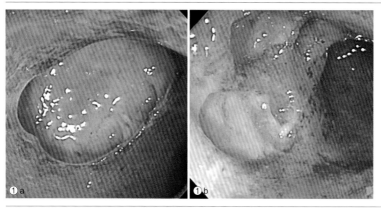

75 岁，女性，发热，腹泻，血便。
- 直肠上段至乙状结肠可见较深的溃疡散在分布。
- 溃疡周围黏膜可见发红，呈弥漫性。
- 口侧的结肠可见全周性的、明显的黏膜脱落。

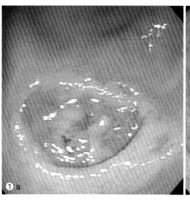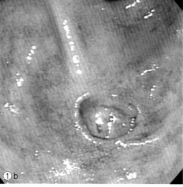

65 岁，男性，腹泻。
溃疡性结肠炎类固醇药物治疗中。
- 经长期大量的应用类固醇类药物可以改善肠管的炎症。
- 盲肠－直肠可见散在的、大小不等的溃疡。
- 溃疡周围的血管透见不良，可见瘢痕。

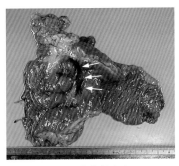

可见周围隆起的穿凿样溃疡

单纯性溃疡 simple ulcer

● 原因不明，多见于 20 ~ 40 岁的男性。

● 渡边把单纯性溃疡定义为：边界清楚的圆形至椭圆形，明显穿凿倾向，好发于回盲瓣上及其近旁，组织学上表现为慢性活动性的非特异性炎症的 Ul Ⅳ 型溃疡。

● 无肠型贝赫切特病的典型临床症状的，考虑为单纯性溃疡。

● 有腹痛、发热、腹部包块三大主证。

● 内镜下大多数表现为回盲瓣上的凹陷溃疡，周围大多数可见环堤状隆起。

肠型贝赫切特病 intestinal Bechet's disease

● 贝赫切特病的四大主要症状为：口腔黏膜的复发性口疮、皮肤症状、眼症状、外阴部溃疡。病程中出现四大主要症状的称为完全型。肠型贝赫切特病中，完全型非常少见，本例为完全型。

● 偶有像本例这样，回盲部未见典型溃疡，而结肠全程可见多发的圆形溃疡的。

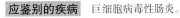

应鉴别的疾病 巨细胞病毒性肠炎。

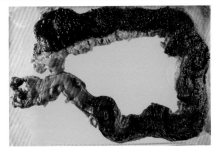

急诊手术的标本于乙状结肠近端 – 盲肠可见大范围的黏膜脱落

溃疡性结肠炎 ulcerative colitis

● 主病变的口侧或者肛侧可见圆形穿凿样溃疡。

● 周围可见炎症，可见轻度的溃疡性结肠炎表现。

● 穿凿样的溃疡，为重症的改变。

● 考虑可能有 CMV 感染，需进一步检查。

● 本例中，口侧可见大范围的黏膜脱落，施行急诊手术。

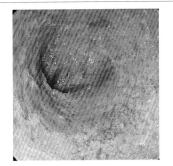

发病时的直肠内镜像

合并溃疡性结肠炎的巨细胞病毒性肠炎

Cytomegalovirus colitis complicating ulcerative colitis

● CMV 感染加重溃疡性结肠炎，与其难治性相关。

● 根据报道，在日本类固醇抵抗性的病例有半数以上与 CMV 感染有关。

● CMV 感染例的内镜像中纵行溃疡、穿凿样溃疡、大范围黏膜脱落等较多见，与溃疡性结肠炎重症病例的内镜像相同，从内镜所见进行鉴别非常困难。

● 像本例这样周围的溃疡性结肠炎得到缓解，表现为穿凿样溃疡的情况，非常容易诊断合并 CMV 感染。

（6）圆形溃疡

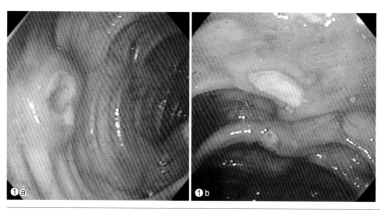

58 岁，男性，血便。
- 乙状结肠 – 盲肠可见散在性分布形态各样的溃疡。
- 横结肠的溃疡是圆形的，且周围的隆起非常明显。溃疡的周围未见发红（①a）。
- 升结肠可见圆形溃疡纵行排列（①b）。

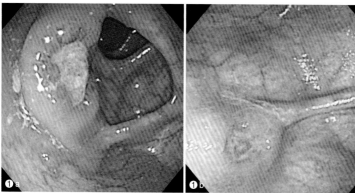

70 岁，男性，周身乏力。
- 盲肠、升结肠、横结肠可见周围伴有隆起的圆形溃疡。
- 溃疡周围可见发红。
- 其间的黏膜正常。

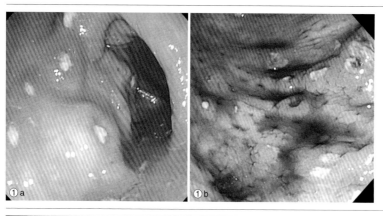

54 岁，男性，腹泻，黏液血便。
- 全结肠可见多发的糜烂。
- ①a：升结肠，①b：乙状结肠。
- 较小的糜烂及其周围可见隆起和水肿。
- 糜烂的周围黏膜未见血管透见，可见较重的水肿。

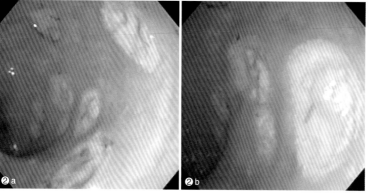

43 岁，男性，腹泻，体重减少。
基础疾病：HIV 阳性。
- 直肠上可见多发的、大小不等的不规则溃疡。
- 溃疡较浅，溃疡底凹凸不平，周围未见发红。
- 病变之间的黏膜血管透见不良，可见水肿。

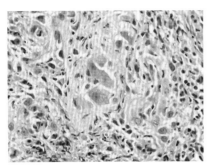

对溃疡底进行活检可见核内包涵体

巨细胞病毒性肠炎

cytomegalovirus colitis

● CMV 结肠炎的症状中，出血、腹泻最多见。

● CMV 肠炎中在小肠上发生致命性的并发症如穿孔和大出血的情况较多。

● CMV 肠炎的诊断标准有：①消化道症状（腹泻，出血，腹痛等）；②消化道的糜烂和溃疡；③组织中病毒的存在。满足以上 3 个条件后即可进行诊断。除了③之外，血中 CMV 抗体阳性也可进行临床诊断。

● 本例既是肺癌晚期患者又是 immunocompromized host。

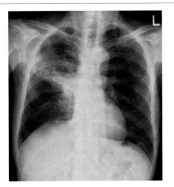

通过胸部 X 线检查可见活动性的肺结核

肠结核 intestinal tuberculosis

● 好发于回肠至右半结肠，节段性，非连续性。

● 作为其症状，腹痛、腹泻的情况较多，像本例这样无症状的情况出现最多见。便潜血检查可以发现早期病变。

● 本例为肺结核继发性肠结核。原发性肠结核占了 60% ~ 70%，与之前相比有所增加。

● 肠结核的感染途径中肠管内传播占了大部分。本例属于非典型性的内镜像，有从肺结核通过血行传播的可能性。

鉴别诊断的要点　结核菌的检出，干酪性肉芽肿。

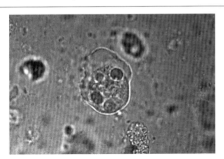

显微镜下的阿米巴原虫

阿米巴痢疾 amebic colitis

● ①的病例属于阿米巴痢疾的典型图像，可见多发的、章鱼吸盘样的隆起。

● 像这样的小溃疡发生于全结肠时，与克罗恩病进行鉴别是关键。

● ②的病例中可见周围不具有隆起的溃疡，阿米巴痢疾中算是少见的形态。

● 本例中也有 HIV 感染，有必要与 CMV 肠炎和梅毒性直肠炎等进行鉴别。

● 对阿米巴痢疾进行活检的阳性率达到了 70%，有必要合并进行抗体检查。本例中活检无法检测出，但是发现血清抗体的效价升高。

● 阿米巴痢疾在日本通过性行为 (STD) 进行传播的情况较多，有必要考虑是否合并其他 STD，特别是合并 HIV。

● 男性同性恋患者中较常见，有必要详细询问病史。

● 最近，异性恋者的感染也见增加，怀疑是在妓院发生的感染。

(6) 圆形溃疡

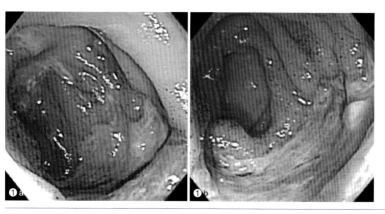

56 岁，男性，发热，寒战。
- 回盲瓣至距离口侧约 10cm 的末端回肠，可见数个较大的圆形溃疡。
- 溃疡呈穿凿样，周围未见发红。

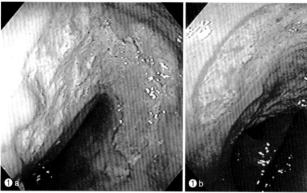

62 岁，女性，腹痛，血便。
- 直肠至乙状结肠，可见多发的、大小不等的圆形溃疡。
- 溃疡的界限清晰，溃疡底部的凹凸较少。
- 周边黏膜的血管透见良好。

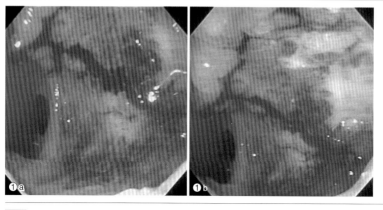

70 岁，女性，腹痛。
- 乙状结肠可见单发的、穿凿样巨大的溃疡，环 1/2 周（① a）。
- 溃疡底光滑，可见出血。
- 溃疡边缘的局部可见水肿状低矮的隆起（① b）。
- 肠管的伸展性良好。

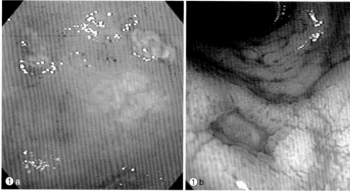

49 岁，男性，便血。
- 下部回肠，可见多发、较浅、不规则的小溃疡。
- 周围可见发红。
- 肠管的伸展性良好，未见出血。
- 病变之间的黏膜正常。

（6）圆形溃疡

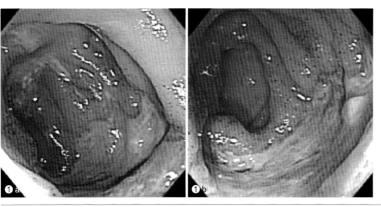

56岁，男性，发热，寒战。
● 回盲瓣至距离口侧约10cm的末端回肠，可见数个较大的圆形溃疡。
● 溃疡呈穿凿样，周围未见发红。

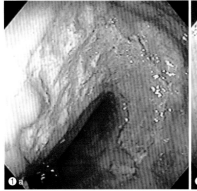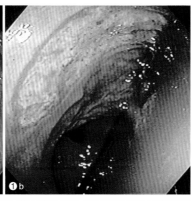

62岁，女性，腹痛，血便。
● 直肠至乙状结肠，可见多发的、大小不等的圆形溃疡。
● 溃疡的界限清晰，溃疡底部的凹凸较少。
● 周边黏膜的血管透见良好。

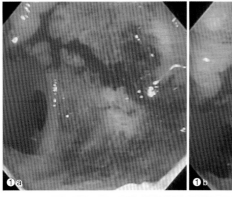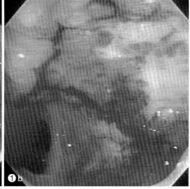

70岁，女性，腹痛。
● 乙状结肠可见单发的、穿凿样巨大的溃疡，环1/2周（①a）。
● 溃疡底光滑，可见出血。
● 溃疡边缘的局部可见水肿状低矮的隆起（①b）。
● 肠管的伸展性良好。

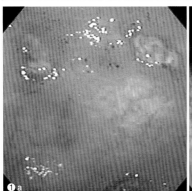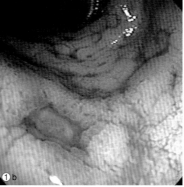

49岁，男性，便血。
● 下部回肠，可见多发、较浅、不规则的小溃疡。
● 周围可见发红。
● 肠管的伸展性良好，未见出血。
● 病变之间的黏膜正常。

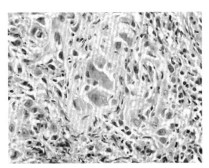

对溃疡底进行活检可见核内包涵体

巨细胞病毒性肠炎

cytomegalovirus colitis

● CMV 结肠炎的症状中，出血、腹泻最多见。

● CMV 肠炎中在小肠上发生致命性的并发症如穿孔和大出血的情况较多。

● CMV 肠炎的诊断标准有：①消化道症状（腹泻，出血，腹痛等）；②消化道的糜烂和溃疡；③组织中病毒的存在。满足以上 3 个条件后即可进行诊断。除了③之外，血中 CMV 抗体阳性也可进行临床诊断。

● 本例既是肺癌晚期患者又是 immunocompromized host。

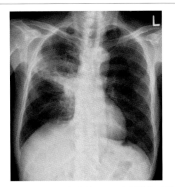

通过胸部 X 线检查可见活动性的肺结核

肠结核 intestinal tuberculosis

● 好发于回肠至右半结肠，节段性、非连续性。

● 作为其症状，腹痛、腹泻的情况较多，像本例这样无症状的情况出现最多见。便潜血检查可以发现早期病变。

● 本例为肺结核继发性肠结核。原发性肠结核占了 60% ~ 70%，与之前相比有所增加。

● 肠结核的感染途径中肠管内传播占了大部分。本例属于非典型性的内镜像，有从肺结核通过血行传播的可能性。

鉴别诊断的要点 结核菌的检出，干酪性肉芽肿。

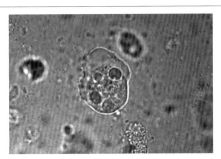

显微镜下的阿米巴原虫

阿米巴痢疾 amebic colitis

● ①的病例属于阿米巴痢疾的典型图像，可见多发的、章鱼吸盘样的隆起。

● 像这样的小溃疡发生于全结肠时，与克罗恩病进行鉴别是关键。

● ②的病例中可见周围不具有隆起的溃疡，阿米巴痢疾中算是少见的形态。

● 本例中也有 HIV 感染，有必要与 CMV 肠炎和梅毒性直肠炎等进行鉴别。

● 对阿米巴痢疾进行活检的阳性率达到了 70%，有必要合并进行抗体检查。本例中活检无法检测出，但是发现血清抗体的效价升高。

● 阿米巴痢疾在日本通过性行为（STD）进行传播的情况较多，有必要考虑是否合并其他 STD，特别是合并 HIV。

● 男性同性恋患者中较常见，有必要详细询问病史。

● 最近，异性恋者的感染也见增加，怀疑是在妓院发生的感染。

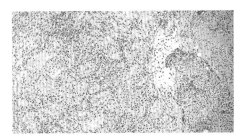
活检组织中可见肠伤寒细胞的增殖

副伤寒 paratyphoid fever

- 肠伤寒和副伤寒可见相同的临床症状，但是后者的病变程度较轻。
- 潜伏期长达 8 ~ 14 日。
- 血培养阳性率第 1 周为 90%，第 2 周为 50%，第 2 周以后可于粪便、尿、胆汁中检出。
- 以 Peyer 板为主体进行增殖，于回盲部形成病变。
- 回肠中于 Peyer 板上可见圆形 ~ 卵圆形的穿凿样溃疡形成。
- 于回盲瓣 – 升结肠可见小溃疡形成。

系统性红斑狼疮（SLE）

Systematic lupus erythematosus

- 是一种有多种临床症状的自身免疫性疾病，病程中大多数病变伴有消化系统症状。
- 肠的病变是由肠管壁的血管炎引起的。
- 肠的病变可以分为 3 种类型：①缺血性肠炎型；②蛋白漏出性肠病型；③结肠多发溃疡型。本例为第 3 型。
- 结肠多发溃疡型表现为多发的、圆形至类圆形的穿凿样溃疡，周围黏膜未见异常。
- 好发于直肠至乙状结肠，有时可见穿孔。

应鉴别的疾病 肠型贝赫切特病、慢性风湿性关节炎。

宿便性溃疡 stercoral ulcer

- 由于粪块的压迫引起的缺血导致溃疡。
- 如果是在严重的便秘之后，出现血便、溃疡的部位与粪块滞留的位置一致，则易诊断。但是内镜下观察时粪块已经除去，所以必须综合起来进行诊断。
- 典型病例大多数在直肠、乙状结肠可见穿凿样的深溃疡，大多数可以导致穿孔、穿透。但是，轻症者可以表现为不规则至地图样溃疡。

应鉴别的疾病 结肠癌。

非特异性多发性小肠溃疡病

non–specific multiple ulcer of small intestine

- 原因不明且好发于年轻人，小肠可见多发的浅溃疡，可见以出血、低蛋白血症为主要症状的疾病。
- 好发部位，为从中部至下部的回肠。
- 溃疡为小型且多发，可见环形或者斜行的、浅的、不规则溃疡，病变之间的黏膜正常。
- 病理组织学上表现为 Ul Ⅰ – Ⅱ 的浅溃疡。

应鉴别的疾病 肠结核，克罗恩病，肠型贝赫切特病。

(6) 圆形溃疡

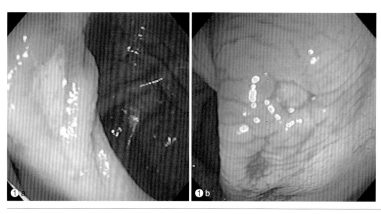

83岁，女性，便潜血阳性。
由于腰痛长期服用非甾体类消炎药。
- 升结肠至盲肠可见多发的、圆形的、浅的小溃疡。
- 溃疡较浅，周围伴随轻度的发红。
- 病变之间的黏膜正常。

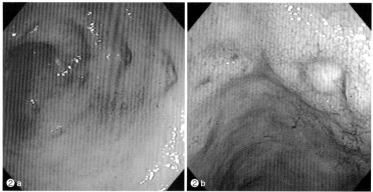

38岁，女性，腹痛。
- 末端回肠可见纵行的小溃疡。
- 溃疡为圆形且周围伴随红晕。

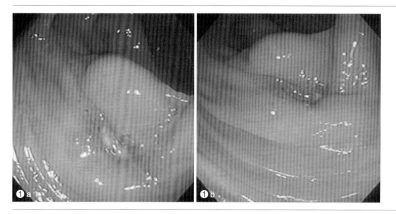

55岁，女性，便潜血阳性。
- 升结肠可见颜色正常、较软的脂肪瘤。
- 其肛侧可见伴有明显发红的小圆形溃疡。
- 周围黏膜水肿、结肠带不明显。

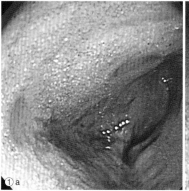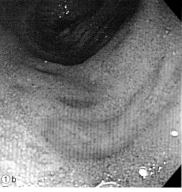

26岁，女性，腹泻。
恶性淋巴瘤骨髓移植后。
- 末端回肠可见散在性的圆形溃疡。
- 溃疡非常浅，溃疡底部发红，可见血管。
- 周围黏膜可见水肿，可见与绒毛一致的白点。
- 升结肠至降结肠也可见同样的浅溃疡散在分布。

NSAIDs 源性肠炎

1. 发病前有明确的 NSAIDs 用药史
2. 发病前无抗生素用药史
3 粪便或活检组织培养病原菌阴性
4. 病理学无血管炎、肉芽肿等特异性所见
5. 停止应用 NSAIDs 后，内镜下所见减轻

NSAIDs 源性肠炎

non-steroidal anti-flammatory drug induced colitis

● 小肠病变的好发部位为下段回肠。空肠、回肠中可见大范围的狭窄。
● 根据 Maiden 等人的报道，使用胶囊内镜可以发现病变位于小肠的发病率约为 70%，无临床症状的较轻的病变非常多。
● 结肠病变的好发部位为回盲部，其次为升结肠，横结肠较多。也好发于回盲瓣上。
● 发生于小肠病变的主要症状为贫血、出血，膜样狭窄可引起肠闭塞。
● 发生于结肠病变的主要症状为出血、贫血，也可见腹痛、腹泻。
● 本病的发病机制可能为肠管内腔的 NSAIDs 浓度上升引起的局部反应。也就是说，伴随着 NSAIDs 的肠肝循环，由于局部浓度的上升导致黏膜防御机制的破坏和透过性的亢进，肠内细菌、食物等的肠管内因子和血管侧因子的相互作用导致溃疡的发生。
● 治疗的原则为停止服用 NSAIDs 类药物。

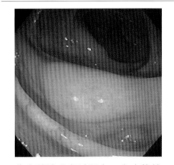

临床随诊观察过程中，在内镜检查时，同一部位见一广口的憩室，证明为憩室炎

结肠憩室炎 colonic diverticulitis

● 憩室炎大部分为憩室周围炎，内镜下很难观察到。像本例这样，有的病例可见憩室内附着白苔。
● 严重的病例可以合并结肠旁脓肿，进一步可以形成瘘、狭窄、腹膜炎等。
● 像本例这样的憩室炎较轻，无症状，没有引起注意而反复发作。

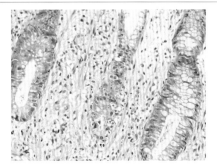

大肠活检可见凋亡

GVHD（移植抗宿主病）graft-versus-host disease

● GVHD 肠炎的内镜所见包括最常见的水肿（龟甲状黏膜）、黏膜脱落、弥漫性点状·斑状发红、糜烂、口疮样溃疡、出血等。
● 本例的内镜所见表现为仅有上皮脱落的圆形糜烂。
● 好发部位为回肠~盲肠·升结肠。
● 病理组织学特征为隐窝上皮细胞的凋亡见于大部分黏膜的炎症细胞。

应鉴别的疾病　CMV 肠炎，肠管血栓性微血管病（TMA）。

（7）不规则溃疡

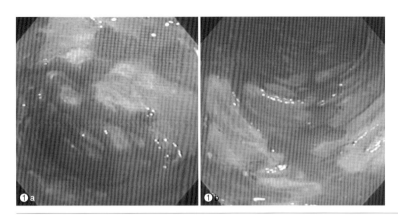

61 岁，女性，腹泻，发热。
- 结肠全程可见多发的不规则溃疡。
- 溃疡底平滑，未见出血。
- 周围黏膜血管透见差，可见发红。

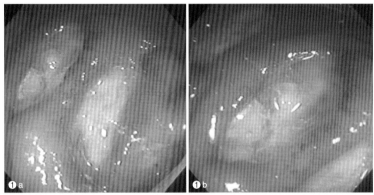

32 岁，女性，腹泻，腹痛，体重下降。
- 末端回肠可见形状不规则的溃疡。
- 溃疡边界清楚，边缘伴有发红。
- 周边黏膜呈水肿状。
- 溃疡纵行排列。

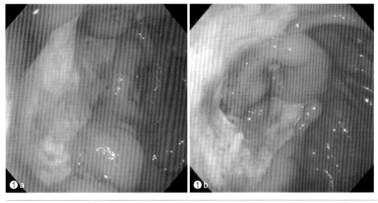

28 岁，男性，发热。
- 回盲瓣及其相连的盲肠可见大的穿凿样溃疡。
- 溃疡底覆有厚白苔，无明显凹凸。
- 溃疡边缘呈环堤状隆起。

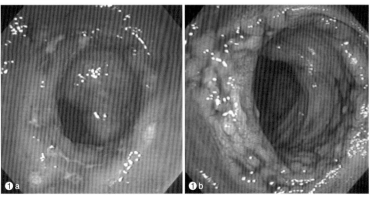

50 岁，女性，便潜血阳性。
- 升结肠可见形状不规则的溃疡，呈环形排列。
- 溃疡形状不规则，周围伴有明显的发红。
- 可见小的炎性息肉。
- 肠管略狭窄。

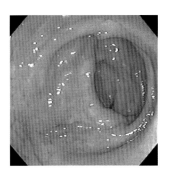

缓解期可见溃疡瘢痕引起的轻度
狭窄和散在的炎性息肉

溃疡性结肠炎 ulcerative colitis

- 如果炎症很重，则形成圆形或形状不规则的较深的溃疡。
- 这样的溃疡如果是多发的，大多数见于重症。
- 周围黏膜也可见水肿、发红，表现为弥漫性炎症。

鉴别诊断的要点　周围黏膜炎症的有无。

克罗恩病 Crohn's disease

- 纵行排列的不规则溃疡是诊断的副标准之一。
- 如果仅仅表现为不规则溃疡，很难诊断，有必要进行诊断性治疗和随诊观察。
- 好发于右半结肠至末端回肠。
- 本例为有纵行排列倾向的不规则溃疡，而且其他部位也有典型的纵行溃疡，所以比较容易诊断。

应鉴别的疾病　肠结核，肠型贝赫切特病，单纯性溃疡，阿米巴肠炎。

肠型贝赫切特病 intestinal Behcet's disease

- 有贝赫切特病的症状且肠管可见典型的溃疡称为肠型贝赫切特病。
- 回盲部近旁、穿凿样的深溃疡是该病的特征性表现，有的病例溃疡可见于消化道全程。
- 内镜下的改变以及病理组织学所见与单纯性溃疡相同。

应鉴别的疾病　克罗恩病，肠结核，结肠癌。

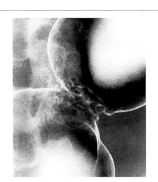

升结肠可见环形的病变

肠结核 intestinal tuberculosis

- 本病为小的不规则溃疡，如果像本例这样呈环形排列，则比较容易诊断。
- 肠结核的早期以多发性 discrete ulcer 为特征。
- 不规则溃疡融合后呈环形、地图状、带状。
- 周边大多伴有明显的发红。
- 溃疡越大，溃疡底的凹凸不平越明显，考虑为结核结节所致。
- 需要与克罗恩病的多发不规则溃疡相鉴别，典型病例的鉴别诊断并不困难。

(7) 不规则溃疡

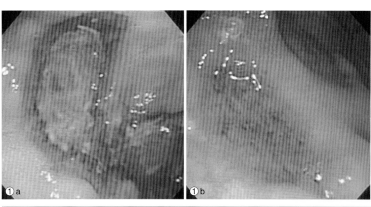

51岁，男性，腹泻。
基础疾病：AIDS。
● 直肠上可见较大的不规则溃疡，只有中央部分可见白苔（① a）。
● 溃疡界限清楚。
● 其他部位可见发红较重的小溃疡，没有白苔（① b）。
● 肠管的伸展性较差。

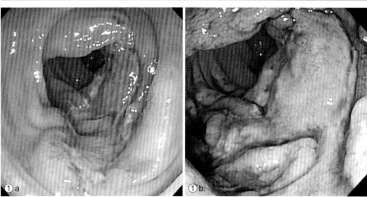

32岁，男性，血性腹泻。
● 升结肠可见纵行的、较大的不规则溃疡。
● 周围隆起可见发红。
● 溃疡周围的黏膜正常。

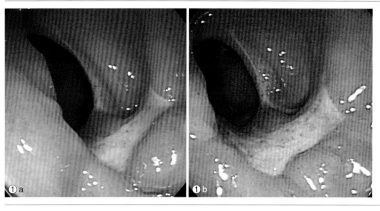

35岁，男性，血便。
● Rb前壁可见不规则溃疡。
● 溃疡底部平滑。
● 周围的黏膜可见隆起，没有水肿，呈现较硬的样子。

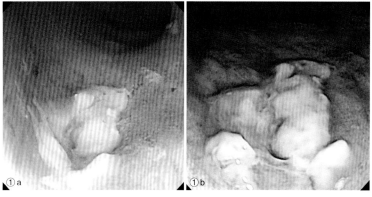

68岁，男性，腹痛，血便。
● Rb上可见隆起的、含有白苔的不规则溃疡。
● 周围黏膜可见轻度水肿。

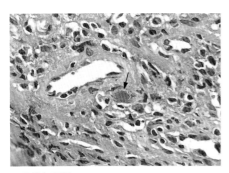

可见核包涵体

巨细胞病毒性肠炎

cytomegalovirus colitis

- 大多数发生在 AIDS 和免疫功能不全的患者。
- 血管内皮细胞膨胀，导致缺血的状态而形成溃疡。
- 症状为腹泻、腹痛、便血，也可能引起穿孔，但是比较少见。
- 特征性改变是回盲部大的穿凿样溃疡，可见于结肠全程，溃疡底大多无白苔。
- 也有的病例仅见小的病变或糜烂。

鉴别诊断的要点　检出核包涵体，应用单克隆抗体进行免疫染色，血液·组织的 PCR，血中抗原。

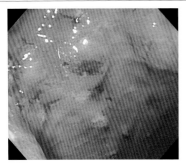

于直肠上可见阿米巴痢疾典型的章鱼吸盘样溃疡

阿米巴痢疾 amebic colitis

- 有环周性溃疡和较大的溃疡形成，但是诊断阿米巴痢疾困难的情况较多。这种情况下，其他部位的小病变具有阿米巴特征的情况较多。
- 较大的溃疡中偶尔可见伪膜，有必要与伪膜性肠炎进行鉴别。
- 本例中是在其他医院只观察直肠的情况下诊断为溃疡性结肠炎。重症型的阿米巴结肠炎约 1/4 被诊断为溃疡性结肠炎，大多数接受了类固醇类药物治疗。
- 与溃疡性结肠炎相鉴别最重要的鉴别点是溃疡周围的黏膜正常。

黏膜脱垂综合征 mucosal prolapse syndrome

- 长期用力排便导致黏膜脱垂，伴有缺血和机械性外伤而引起本病。
- 症状大多为血便、黏液便，其次为肛门痛和便不尽感。
- 本病的溃疡型好发于直肠，多见于前壁。
- 溃疡的形态多种多样，周围也可伴有明显的发红。
- 溃疡表浅，底平坦、干净。

应鉴别的疾病　结肠癌。

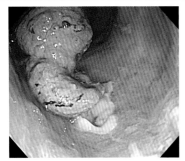

观察时可见较硬的成形便附着于溃疡上

宿便性溃疡 stercoral ulcer

- 考虑为粪块直接压迫大肠黏膜造成循环障碍而形成溃疡。
- 大多数情况下，重度的便秘是其前驱症状，以突发的血便而就诊从而得以诊断。
- 腹痛较少，即使有也为轻度的腹痛。
- 好发部位为乙状结肠 – 直肠，75% 位于直肠下段。
- 好发于由于各种各样的基础疾病造成长期卧床的患者。

应鉴别的疾病　急性出血性直肠溃疡，溃疡型 MPS，缺血性肠炎。

(8) 铺路石征

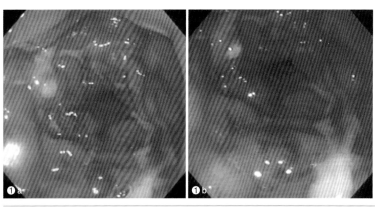

28 岁，女性，腹泻，腹痛。
- 降结肠可见密布的小隆起，环周，伸展性差。
- 隆起之间可见溃疡，也可见纵行溃疡。
- 隆起为红色，无糜烂，比较平滑，有光泽。

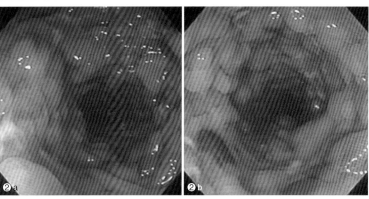

34 岁，男性，腹泻。
- 既往史：右半结肠切除术吻合部口侧可见密布的小隆起，环周。
- 肠管的伸展性差。
- 隆起之间可见溃疡。
- 隆起的大小比较均一，颜色正常且平滑。

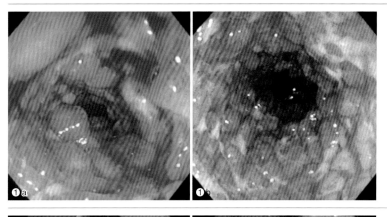

18 岁，女性，血便。
- 降结肠的局部伸展性差，其肛侧可见小溃疡，周围的血管透见不良（①a）。
- 狭窄部位可见密集的小隆起，隆起之间可见溃疡（①b）。
- 隆起的大小不等，表面糜烂、发红。

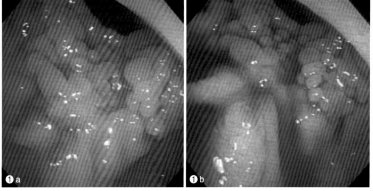

68 岁，男性，便潜血阳性。
- 升结肠可见半周性、密布小隆起的部分，伴有狭窄。
- 隆起之间可见浅溃疡，溃疡周围明显发红。
- 隆起较小，颜色正常、比较平滑，有光泽。

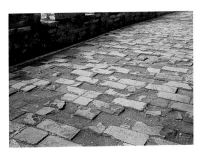

类似于中世纪城市街道的铺路石

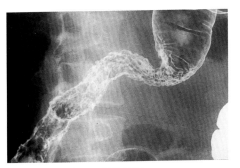

吻合部的小肠侧可见铺路石征

克罗恩病 Crohn's disease

● 隆起呈局限性，有平坦的黏膜覆盖，为铺路石征，是克罗恩病的主要表现之一。

● 铺路石征也可以呈现多种多样的变化，是广义的概念，有各种形态。

● 典型表现为纵行溃疡和其周围小溃疡之间大小不等、密集的黏膜隆起以及密集的多发炎性息肉。

● 隆起部分是由于黏膜下层的水肿和慢性炎症细胞的浸润而引起的。

● 在小肠的出现率低，小肠的铺路石征伴有纵行溃疡或者单侧肠管变形。

● 出现在小肠时，需要与耶尔森菌肠炎和肠结核相鉴别。

● 在大肠的出现率较高，伴纵行溃疡，大多呈纵行排列。

● 出现在大肠时，需要与溃疡性结肠炎、肠结核、肠系膜脂膜炎、重症的缺血性结肠炎相鉴别。

溃疡性结肠炎 ulcerative colitis

● 溃疡性结肠炎，伴有多发性活动性溃疡的半球形或亚蒂性黏膜集合的状态称为铺路石样所见。

● 多见于重症病例和难治病例。

● 其好发部位多见于左半结肠。

● 隆起部的炎性息肉为小型，较密集，表面发红，呈细颗粒状。

● 之间的溃疡不规则，也可见纵行溃疡。

● 溃疡性结肠炎与克罗恩病不同之处在于隆起部分也有炎症表现。

肠结核 intestinal tuberculosis

● 肠结核可见不规则沟状溃疡，其周围见密集的颗粒状黏膜，似铺路石样，多为局限性，与克罗恩病和溃疡性结肠炎的铺路石征明显不同。本例也有浅溃疡，特点是溃疡周围明显发红。

● 如形成大的溃疡，则呈地图状扩展，残存的黏膜呈岛状、较密，有的也呈铺路石样，然而隆起较矮，与克罗恩病的铺路石征明显不同。

● 本例活检检出伴有 Langhans 型巨细胞的大型肉芽肿，诊断为肠结核。

（9）具有隆起的病变

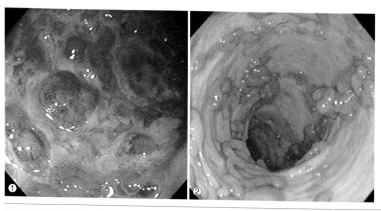

①：43岁，男性，血性腹泻。
● 可见被地图状溃疡包围的、大小形状各异、发红的隆起。

②：34岁，男性，治疗后的随诊观察。
● 可见集簇的大小不等的隆起，周围可见褪色的再生黏膜。
● 隆起颜色正常。

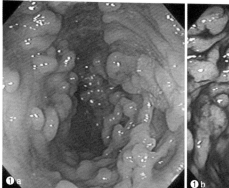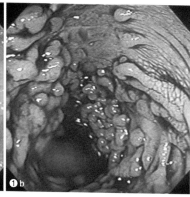

34岁，女性，治疗后的随诊观察。
● 降结肠可见集簇的无蒂性小息肉。
● 息肉颜色正常。
● 可见纵行的溃疡瘢痕。
● 肠管的伸展性差。

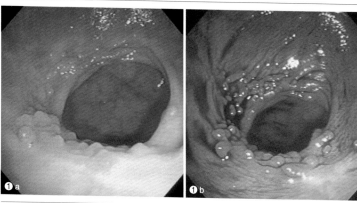

68岁，男性，治疗后的随诊观察。
● 升结肠可见多发的无蒂性小息肉，色泽与正常黏膜一致。
● 息肉呈环形排列。
● 近旁可见黏膜皱襞集中。
● 伴有肠管的轻度狭窄。

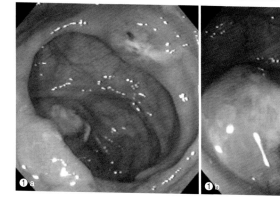

50岁，男性，血便。
● 盲肠可见多发的隆起性病变，表面可见发红、糜烂、污秽不整的溃疡。
● 其间的黏膜可见血管透见，肠管的伸展性良好。

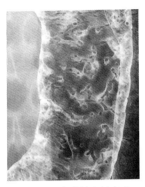

横结肠可见多发的炎性息肉

溃疡性结肠炎 ulcerative colitis

● 炎性息肉在活动期和缓解期的成因不同。活动期时，溃疡产生的范围很广，残存的黏膜呈岛状，看起来有如息肉样，称为假性息肉病。
● 另一方面，治疗后缓解期的黏膜可见形状各异的息肉，这是伴随炎症而再生形成的，与活动期的息肉不同。
● 缓解期息肉的形态比活动期明显。
● 克罗恩病以及肠结核具有局限性，以此可与溃疡性结肠炎相鉴别。另外，溃疡性结肠炎周边黏膜的再生性变化（血管透见不良，血管异常，颗粒状黏膜）有助于鉴别诊断。

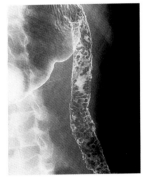

降结肠可见密集的炎性息肉

克罗恩病 Crohn's disease

● 隆起的表面平滑，大小基本一致，与周边黏膜没有颜色差别。
● 活动期时，铺路石样所见和炎性息肉所见混合存在。缓解期时，大多数可见多发或者密布的炎性息肉。
● 铺路石征在治愈过程中呈炎性息肉病的改变。

肠结核 intestinal tuberculosis

● 肠结核的炎性息肉多为小息肉，颜色正常，表面平滑。
● 大多数呈局限性分布，稀疏。
● 治愈期周边大多数伴有萎缩瘢痕带，有助于鉴别。
● 溃疡性结肠炎的范围较广，息肉明显发红，大小形状各异。
● 克罗恩病的息肉大小基本一致，比肠结核密集。

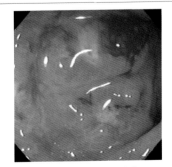

直肠也可见章鱼吸盘样改变

阿米巴痢疾 amebic colitis

● 溃疡、糜烂周围隆起，呈章鱼吸盘样，这种表现多见于阿米巴痢疾。
● 可以单发，也可以多发，多发性溃疡的局部也呈章鱼吸盘样，大小各异。
● 有时可见穿凿样圆形溃疡，周围未见隆起，可能误诊为其他疾病，应该引起注意。
● 本病的好发部位为直肠和盲肠。

（9）具有隆起的病变

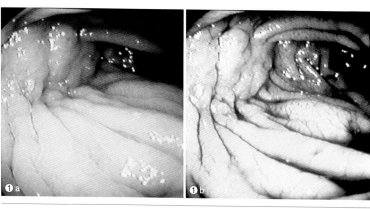

65 岁，男性，右下腹痛。

● 病变的大小约为 3cm，于横行的皱襞中心可见水肿状轻度隆起的颗粒状黏膜。

● 皱襞可见前端非常细、逐渐移行为颗粒状的黏膜。

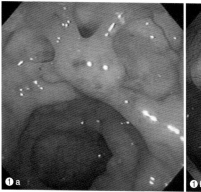
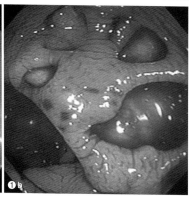

69 岁，男性，便潜血阳性。

● 乙状结肠上可见局限性 mucosal bridge（黏膜桥），以及多发的 mucosal tag（黏膜纽）。

● 其间可见黏膜的血管透见，散在，考虑为再生黏膜。

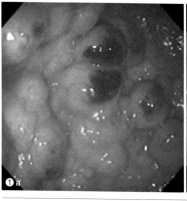
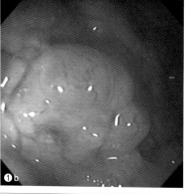

85 岁，男性，黏液血便。

● 乙状结肠上可见多发的、大小不等的黏膜下肿瘤样隆起。

● 表面可见发红（① a）。

● 局部表面很薄，略呈青色（① b）。

● 用钳子按压发现非常柔软，cushion sign 阳性。

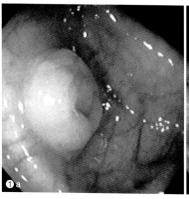
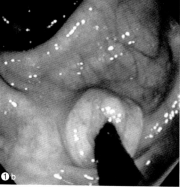

62 岁，男性，便潜血阳性。

● 于憩室多发的乙状结肠可见表面平滑、中心部伴有凹陷的、直径为 7mm 的隆起性病变。

● 表面的颜色和性状与周边的黏膜没有差别。

● 用活检钳压迫的话，很容易较深地插入，形态发生变化。

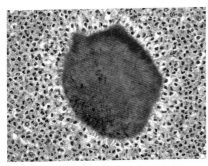

隆起内可见形成脓肿的放线菌块（Druse，sulfur granule），周围中性粒细胞的浸润非常严重。

结肠放线菌病 colonic actinomycosis

● 是由厌氧菌 Actinomyces 属引起的慢性化脓性、肉芽肿性疾病。
● 面部、颈部型多见，在腹部型中最多见于回盲部。
● 本菌属于消化道常在菌，通过炎症等引起的黏膜损伤进入组织内而致病。
● 内镜下可呈大小不等的结节、隆起、黏膜下肿瘤样隆起以及狭窄、壁外压像等。
● 根据细菌培养或菌块来进行诊断。脓肿中心部的菌块和被伊红染色的棍棒样结构（club formation），是结肠放线菌病特征性的组织学所见。

黏膜桥 mucosal bridge

● 由于炎症而产生的息肉，拉长，形成长蒂，粗细大致一样，称为 mucosal tag。若其前端附着于周围的黏膜，或者相互愈合，看起来像桥一样，称为 mucosal bridge。
● 因为大多数局限于左半结肠，高龄者多见，因此一般不考虑结核、溃疡性结肠炎以及克罗恩病，考虑为严重的感染性肠炎所致的瘢痕。本例患者年轻时患过细菌性痢疾。

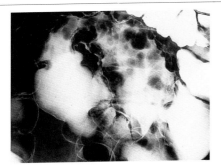

乙状结肠可见多发的圆形隆起

肠气囊肿症 pneumatosis cystoides intestinalis

● 气体潴留于肠壁，是一种罕见的疾病。
● 最多见于浆膜下，其次为黏膜下。
● 原因大致可以分为特发性和继发性，继发性是由于一种有机溶剂 – 三氯乙烯以及合并的其他疾病（消化道狭窄、胶原病、慢性阻塞性肺疾病等）所致。
● 症状有便血、腹胀、腹痛等。
● 内镜下的特征是多发的、大小各异的黏膜下肿瘤样隆起，隆起很软。
● 随着隆起变大，顶部发红或糜烂，引起便血。

翻转结肠憩室 inverted colonic diverticulum

● 有时憩室会翻转到内侧腔，易误认为是息肉或黏膜下肿瘤。
● 表面颜色及形状基本上与周围黏膜相同，常伴有皱襞和中心凹陷。
● 周围黏膜呈同心圆状、轮状。
● 如果误进行息肉切除，有可能造成穿孔，必须注意。

（9）具有隆起的病变

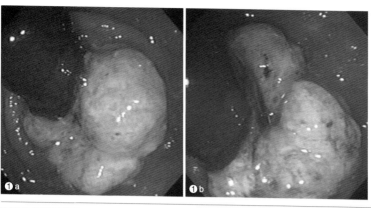

14岁，男性，血便。
- 翻转观察，于直肠下段可见全周性的、大小不等的结节状隆起。
- 表面颜色为白色，可见渗出物的附着。

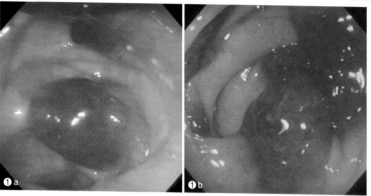

45岁，男性，腹痛。
- 升结肠可见多发的憩室，伴有明显的发红、多发、表面平滑的隆起。
- 隆起可为亚蒂性，也可以表现为平坦，多种多样。

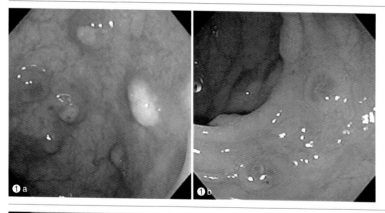

65岁，男性，血性腹泻，黏液便。
- 从直肠至乙状结肠，可见章鱼吸盘样的隆起和伴有白苔的隆起，散在分布。
- 病变之间黏膜的血管透见良好，基本上正常。
- 隆起的边缘可见白斑。

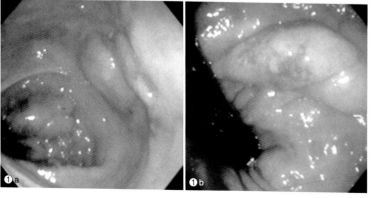

70岁，女性，下肢水肿。
- 降结肠中部至直肠可见散在的、直径约为3cm的隆起性病变。
- 隆起很软易出血，表面平滑。
- 隆起的表面可见血管，被正常黏膜覆盖。

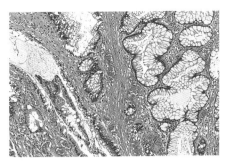

黏膜固有层可见明显的纤维增生

黏膜脱垂综合征 mucosal prolapse syndrome

- 本病的隆起型好发于直肠下段，见于前壁，全周性病变也不少见。
- 隆起大多数为多发，大小不等。
- 隆起的形态为无蒂性以及亚蒂性。
- 表面呈粗大的小区像，大多数伴有发红，颜色因白苔附着的程度而有差异。
- 发红反映了病理学上特征性的黏膜固有层毛细血管的增加和扩张。fibromuscular obliteration 是其病理学特征。

应鉴别的疾病　结肠癌、腺瘤。

伴憩室的黏膜脱垂综合征

diverticulosis–associated mucosal prolapse syndrome

- 本病的形成考虑为见于肠憩室病肠管的 redundant mucosa，由于肠管蠕动亢进而向肛侧牵拉以及粪便引起的黏膜损伤，再加上瘀血、缺血性改变而形成的。
- 病理学上与直肠的黏膜脱垂综合征相同。
- 内镜下的特征为鲜红色，隆起各种各样，从轻度的肿胀到大的叶片状。

应鉴别的疾病　翻转憩室，黏膜下肿瘤，腺瘤。

cap polyposis

- 是 Willians 提出的疾病概念，病因不明。
- 症状是腹泻、黏液便、血便，有时出现腹痛。
- 炎症反应基本看不到，呈低蛋白血症。
- 好发部位从直肠到乙状结肠，有时波及全结肠。
- 散在章鱼吸盘样隆起以及毛虫状、平盘状隆起，介于其间的黏膜正常。需要与阿米巴肠炎相鉴别。
- 呈横向排列，周围可以伴有白斑。

应鉴别的疾病　感染性肠炎。

原发性淀粉样变性 AL amyloidosis

- 淀粉样变性的分类根据淀粉样蛋白的种类进行分类。
- 分类：以急性期蛋白淀粉样 A 蛋白为前驱蛋白的 AA 型淀粉样变性，免疫球蛋白 L 链引起的 AL 型淀粉样变性，发生于长期透析患者的 β₂ 微球蛋白引起的 AH 型淀粉样变性以及家族遗传性的异型前白蛋白引起的 AF 型淀粉样变性。
- 如本例，AL 型淀粉样物质大量沉积，在黏膜下呈块状沉积，内镜下的特征为多发性黏膜下肿物和皱襞肥厚。

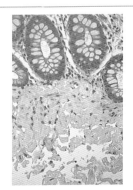

黏膜下层可见淀粉样物质沉积

（1）狭窄·狭小

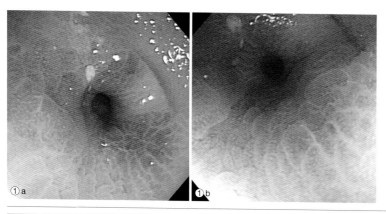

74 岁，男性，腹泻。
基础疾病：溃疡性结肠炎。
- 降结肠可见全周性的、明显的狭窄。
- 狭窄的肛侧黏膜发红，血管透见不良。

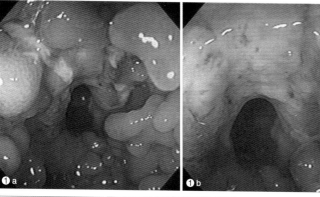

50 岁，女性，腹痛，发热。
- 升结肠可见较宽的纵行溃疡，伴有狭窄，内镜无法插入。
- 肛侧可见密集的纵行溃疡和炎性息肉。

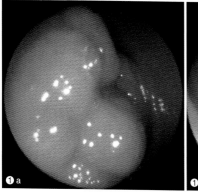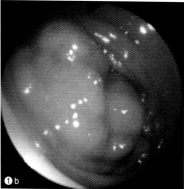

53 岁，男性，腹痛，腹部可触及肿块。
- 盲肠可见粗大结节状、黏膜下肿瘤样的隆起性病变。
- 因腔窄，无法继续进镜，无法观察隆起前方的情况。
- 接近观察表面有光泽，看不到发红。

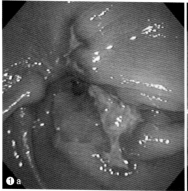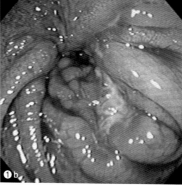

58 岁，男性，腹痛。
- 升结肠可见明显的狭窄，内镜无法通过。
- 溃疡是全周性的，地图状，不规整。
- 溃疡周围可见明显的发红。

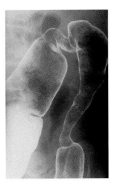

降结肠可见长的管状狭窄

溃疡性结肠炎 ulcerative colitis

● 本例为复发缓解型，病程 21 年，出现降结肠狭窄。
● 与累及肠壁全层的克罗恩病不同，溃疡性结肠炎主要累及黏膜和黏膜固有层，狭窄比较少见。
● 合并狭窄的病例大多数发生于左半结肠，多见于发病 5 年以上长期随诊观察的病例。其原因是黏膜肌层及黏膜下层的肥厚、纤维化引起的。
● 据报道，有短期内出现明显狭窄的病例，考虑可能与缺血有关。

应鉴别的疾病 合并结肠癌。

克罗恩病 Crohn's disease

● 狭窄是克罗恩病的常见表现。
● 由于全层性炎症，肠管明显肥厚，形成狭窄，如果纤维化明显，则为不可逆。
● 克罗恩病的狭窄和瘘形成是手术的指征。特别是肠管细的小肠，易出现狭窄，往往需要手术。
● 本例经过营养疗法治疗后，狭窄得到改善，内镜可见插至其口侧。

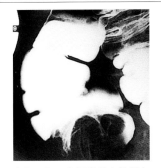

盲肠可见凹凸不整的大的隆起性病变

单纯性溃疡 simple ulcer

● 溃疡周围大多数可见堤样隆起，有的伴有狭窄。
● 本例只能观察到环堤的一部分，考虑有癌存在的可能性，进行了手术治疗。
● 术中见回盲瓣上 Ul Ⅳ 的穿凿样溃疡。
● 对于狭窄性病变，内镜诊断较困难，X 线检查更有优势。但是本例，即使灌肠 X 线检查也无法显示其口侧，所以未能诊断。

应鉴别的疾病 结肠癌，憩室炎，盲肠周围脓肿。

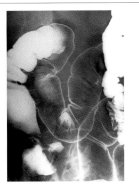

近端可见明显的狭窄

肠结核 intestinal tuberculosis

● 肠结核无论活动还是治愈期都可能出现狭窄。
● 可见于右半结肠到回肠，特点是呈环形的狭窄。
● 治愈后常因瘢痕性狭窄引起肠梗阻而需要手术治疗。本例治愈后残留狭窄，但未出现肠梗阻，随诊观察。

应鉴别的疾病 克罗恩病，单纯性溃疡，肠型贝赫切特病。

（1）狭窄·狭小

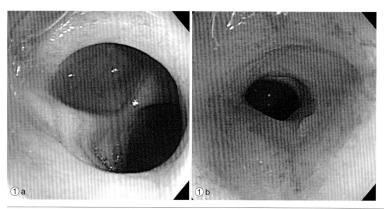

75 岁，女性，无症状。
缺血性结肠炎发病后第 40 天。

● 降结肠可见纵行溃疡，狭小化。伴有皱襞的集中，周围可见假憩室（① a）。

● 口侧可见全周性的狭窄，内镜无法插入。

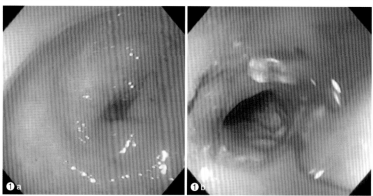

54 岁，女性，血便。
既往史：子宫癌。

● 距肛门 10cm 处的直肠可见全周性狭窄。

● 狭窄部可见环周性溃疡，易出血。

● 其他的黏膜未见溃疡，无血管透见，呈水肿样。

● 溃疡为全周性，易出血。

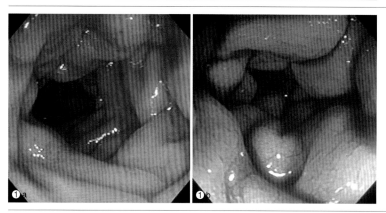

73 岁，男性，腹痛，腹泻。

● 乙状结肠的肠管伸展不良，半月皱襞肿大。

● 黏膜面的血管透见消失，仅见轻度发红，未见溃疡和糜烂。

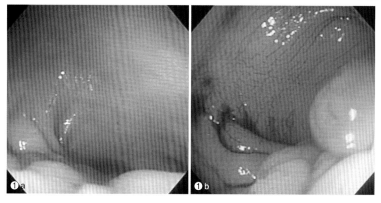

38 岁，女性，血便，腹痛。

● 乙状结肠下段可见半周性、低矮、颗粒状的隆起性病变，肠管狭窄。

● 可见轻度的皱襞集中。

● 由于愈合，造成内镜无法插入。

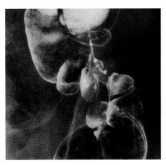

灌肠 X 线造影检查可见狭窄，假憩室形成，肠管卷曲

缺血性结肠炎 ischemic colitis

- 缺血性结肠炎大致分为一过性型和狭窄型，本例是狭窄型。
- 一过性型和狭窄型反映缺血的程度，狭窄型发病时在大多数情况下可见伴有白苔的环周性溃疡。
- 狭窄型的发病年龄明显比一过性型高，考虑与血管因素有关。
- 狭窄型的治愈期可见管状狭窄、假憩室形成等，溃疡长期迁延伴有明显狭窄的，则需要手术治疗。

放射性肠炎 radiation colitis

- 本例 2 年前因子宫癌而施行手术和放射性治疗。根据病史，考虑为放射性肠炎的远期损伤，故诊断为放射性肠炎。
- 有狭窄和溃疡，比较严重，相当于多田分类（215 页）的Ⅲ度。
- 周边黏膜可见溃疡以及特有的血管扩张，大多数可以诊断。本例虽然无这些所见，血管透见不良，考虑有炎症。
- 如果狭窄明显，应考虑是否合并癌，本例未见癌。

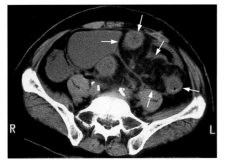

乙状结肠壁肥厚、周围脂肪组织肿大、CT 值增高

肠系膜脂膜炎 mesenteric panniculitis

- 是肠系膜脂肪组织的慢性非特异性炎症，大多数发生于乙状结肠系膜和小肠系膜。
- 临床症状为腹痛、腹部包块、腹胀、排便不通畅等。
- 可见 CRP 值升高、白细胞升高等炎症反应亢进的表现。
- CT 检查有助于诊断，比正常脂肪组织的 CT 值高。
- 主要表现为半月襞肿大和襞间隔短缩以及肠管伸展不良，基本上未见黏膜面的溃疡和糜烂。
- 治疗：抑制肠蠕动，给予抗生素，应尽量避免外科治疗。

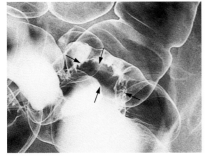

远端的一侧可见不规整的、单侧性充盈缺损像

肠管子宫内膜异位症 intestinal endometriosis

- 子宫内膜组织异位在肠管壁生长称为肠管子宫内膜异位症。
- 特点为月经时的出血，好发于直肠和乙状结肠。
- 内镜下的特征：①主要位于直肠 Rs 到乙状结肠前壁的单侧性隆起；②存在横向走行的皱襞；③颗粒状改变。这些特点在本例都可以观察到。
- 月经期和非月经期内镜下表现的不同是本病特点，有助于诊断。

鉴别诊断的要点 月经时的便血。

应鉴别的疾病 结肠癌、黏膜下肿瘤。

（2）肠管的变形

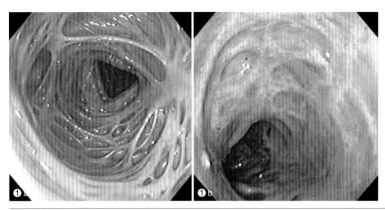

42 岁，男性，无症状。
- 盲肠到横结肠可见多发的网状瘢痕。
- 局部呈假憩室样。
- 无糜烂、溃疡等活动性炎症改变。

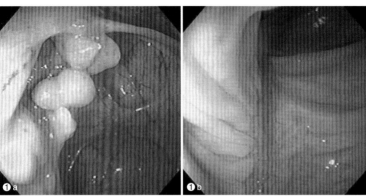

22 岁，男性，无症状。
- 回盲瓣下唇可见炎性息肉，回盲瓣变得狭小（①a）。
- 乙状结肠可见纵行的溃疡瘢痕，伴有皱襞集中（①b）。

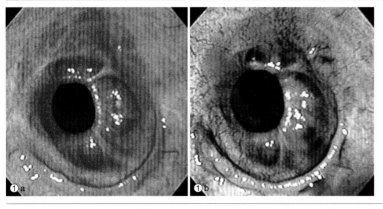

52 岁，女性，便潜血阳性。
- 升结肠到盲肠可见萎缩瘢痕带。
- 回盲瓣完全破坏，通常呈开大状态。
- 盲肠变形呈假憩室样。
- 无活动期炎症性改变。

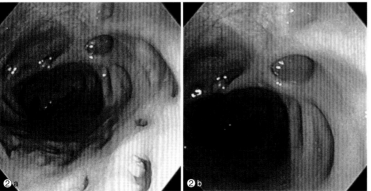

70 岁，女性，便潜血阳性。
- 升结肠到盲肠可见伴有皱襞集中的多发性溃疡瘢痕。
- 结肠袋消失，可见大小不等的假憩室。
- 周边黏膜的大部分血管网不清晰，只有小部分尚存。
- 无活动性炎症所见。

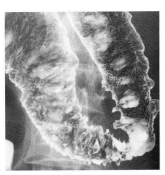

多发的假憩室

溃疡性结肠炎 ulcerative colitis

● 缓解期可以出现各种各样的变形。
● 炎症严重且较深时，则产生如本例的多发性炎性憩室炎（假憩室），这种情况比较少见。多发生于升结肠至盲肠，原因不明。如果盲肠有严重的瘢痕，则造成回盲瓣的开大。
● 血管少，与正常所见不同，可见 vascular ectasia。有时伴炎性息肉，也可见结肠袋消失。

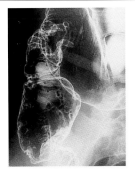

升结肠可见散在的炎性息肉，回盲瓣可见息肉和狭小化

克罗恩病 Crohn's disease

● 治愈期可见各种变形。
● 可见散在或密集的纵行溃疡的瘢痕、狭窄、炎性息肉。
● 回盲瓣大多数情况下变小，有时内镜不能插入回肠。与肠结核时回盲瓣呈开放状不同。
● 常可见瘘，但一般无法通过内镜确定。

应鉴别的疾病 肠结核、缺血性结肠炎。

肠结核 intestinal tuberculosis

● 治愈期可见各种各样的变形。
● 黏膜萎缩，形成所谓的萎缩瘢痕带。喷洒色素后，内镜下可以观察到萎缩的小区。
● 其特征为多中心性溃疡瘢痕、多发的假憩室、回盲瓣闭锁不全或开大。
● 肠结核由于升结肠的短缩和回盲瓣的开大，回盲瓣呈开大状态，而克罗恩病大多数情况下呈狭窄。常常不易分清大肠和小肠的界限。
● 两个病例进行灌肠 X 线检查，都可以观察到升结肠的短缩以及大肠和小肠的直线化。这些变形通过灌肠 X 线检查很容易观察到。

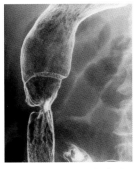

结肠袋消失和长轴方向的肠管短缩，可见萎缩瘢痕带

可见多发的假憩室，回盲瓣破坏、开大

应鉴别的疾病 克罗恩病。

（2）肠管的变形

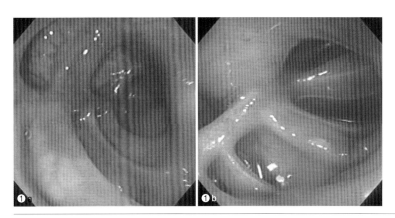

72 岁，女性，无症状。
缺血性结肠炎发病后第 2 个月。
● 结肠脾曲部可看到狭窄和纵行溃疡瘢痕。
● 由于皱襞的集中形成假憩室。
● 一部分可见血管透见像恢复。

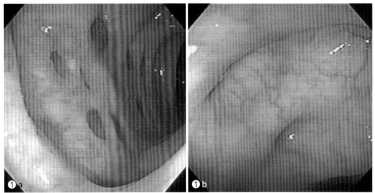

60 岁，男性，腹痛。
● 升结肠可见多发的凹陷。
● ① a 示圆形的凹陷；① b 示线状的凹陷。
● 周围黏膜未见异常。

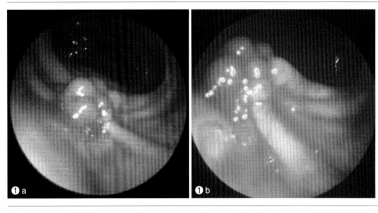

51 岁，女性，右下腹痛。
● 盲肠上可见直径为 8mm 的隆起，表面为粗大颗粒状。
● 可见周围黏膜被牵拉。
● 表面颜色与周围没有差别，并且不易出血。

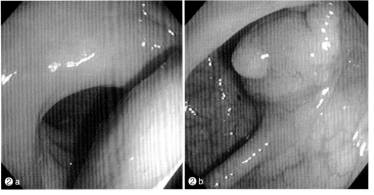

15 岁，男性，下腹痛，发热。
● 乙状结肠可见较大的黏膜下肿瘤样隆起导致的狭窄，表面未见发红·糜烂·溃疡（② a）。
● 乙状结肠的其他部位可见较小的黏膜下肿瘤样隆起，其顶部可见黏液脓性分泌物附着（② b）。

缺血性结肠炎 ischemic colitis

- 一过性型轻症者，可以不留瘢痕而治愈。有深的纵行溃疡的，可以出现伴有皱襞集中的瘢痕，伴有狭窄。
- 饭田将在治愈稳定期进行气钡双重造影时充分给气后，病变占管腔70%以下的定义为狭窄型，超过70%的定义为一过性型。
- 重症的狭窄型表现为管状狭窄、假憩室（囊形成，sacculation），并且多伴有严重的狭窄。
- 本病多无炎性息肉，与克罗恩病不同。

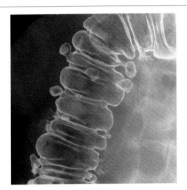

结肠憩室的灌肠 X 线影像

结肠憩室病 colonic diverticulosis

- 大部分结肠憩室为无肌层的假性憩室，发生于抵抗力减弱的血管交通支处。
- 半月襞以及半月襞之间黏膜面的圆形或椭圆形的凹陷，憩室入口较小时表现为①b 所示的线性裂口。
- 憩室内的黏膜与周围黏膜相同，可见血管透见。
- 伴有憩室的肠管因半月襞受牵拉，管腔变得狭小。有时憩室内可见粪石。

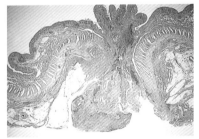

紧接颗粒状隆起的下面可见瘘引起的黏膜肌层和肌层的断裂

肠管外炎症的波及

deformity caused by extraintestinal inflammation

- ①的病例，浆膜侧与阑尾先端部粘连，与阑尾炎炎症最重的部位一致，是阑尾炎后残留的隆起性病变。
- 隆起的下方可见黏膜肌层、肌层的断裂。
- 阑尾炎穿孔，引起肌层、黏膜肌层的断裂，在炎症过程中由于肠壁高度纤维化和收缩，造成黏膜层强烈的牵拉，形成隆起。
- 隆起病变可见黏膜的集中，虽然看起来好像矛盾，实际上是因为从浆膜侧发展的穿孔引起肌层断裂，在此过程中形成的。
- ②的病例，因为急性阑尾炎形成腹膜脓肿，在乙状结肠形成黏膜下肿瘤样改变。
- 因为阑尾开口有脓汁分泌，可以诊断为急性阑尾炎。
- 本病例经阑尾切除和腹膜脓肿引流，已治愈。

阑尾开口有黏液脓性分泌物附着

（1）与直肠相延续的弥漫性炎症

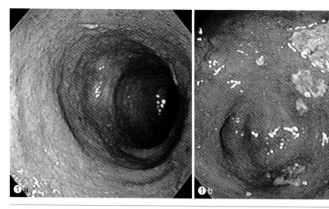

22 岁，男性，便血，腹痛
- 直肠至乙状结肠黏膜发红，密布细小的糜烂，粗糙的黏膜呈连续性、弥漫性（① a）。
- 结肠全程可见同样改变，呈连续性，盲肠可见散在的类圆形浅溃疡（① b）。

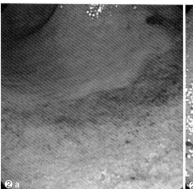
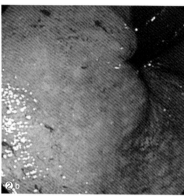

19 岁，男性，便血。
- 病变部位界限清楚，肛侧黏膜未见异常（② a）。
- 直肠内翻转观察，从齿状线开始可见同样改变，呈连续性（② b）。

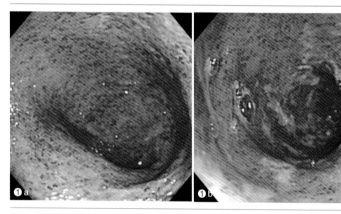

58 岁，女性，血性腹泻。
- 由于频繁的腹泻，未进行内镜检查前清洗肠道准备即行肠镜检查。
- 直肠至降结肠可见血管透见消失，可见全周性的发红和糜烂，也可见黏液附着。
- 但是，横结肠至升结肠可见血管透见完好的区域，并且回盲瓣上可见界限清晰的溃疡。

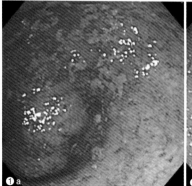
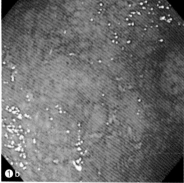

49 岁，男性，慢性腹泻。
- 从直肠开始可见连续性的、全周性的发红和多发性小糜烂。
- 仅见少部分的血管透见领域。

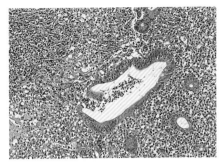

隐窝脓肿的组织像

溃疡性结肠炎 ulcerative colitis

- 是原因不明的非特异性炎症性肠病，是基本上局限于结肠的病变。
- 其特征是从齿状线上方的直肠下段开始的连续性糜烂。
- 根据病变范围，可分为局限于直肠的直肠炎型、累及到左侧结肠的左侧结肠炎型、结肠全程都存在病变的全结肠型。特殊型是在直肠炎型以及左侧结肠炎型的基础上加上局限于阑尾开口部或盲肠的病变。
- 本例内镜下所见的特征：黏膜弥漫性受侵，血管透见消失，呈粗糙或细颗粒状，易出血，黏液、血性、脓性分泌物附着，多发性糜烂、溃疡，有时可见炎性息肉。

鉴别诊断的要点　除外感染性肠炎，起于直肠的连续性、弥漫性炎症。

应鉴别的疾病　细菌性痢疾，阿米巴痢疾，弯曲菌肠炎。

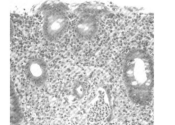

通过活检可见糜烂、上皮的再生性变化，黏膜固有层和上皮的淋巴细胞浸润，细胞凋亡。

弯曲杆菌肠炎 Campylobacter enterocolitis

- 由 Campylobacter jejuni 感染引起的，症状为水样或血性腹泻、腹痛、发烧、恶心、呕吐等。
- 内镜下所见类似于溃疡性结肠炎，即结肠全程可见溃疡、糜烂、发红、点状至斑状出血、口疮样病变等。也可见回盲瓣的肿大、发红、不规则溃疡等。
- 病变范围广，但炎症表浅，不形成深溃疡或炎性息肉，炎症很快消失。
- 活检提示炎性细胞浸润明显，可见隐窝脓肿。

鉴别诊断的要点　便培养。

嗜酸粒细胞性胃肠炎 eosinophilic gastroenteritis

- 嗜酸粒细胞性胃肠炎考虑是由于过敏引起的，发生于胃和小肠的情况较多，病变较少发生于食道和结肠。
- 结肠病变的内镜所见：弥漫性颗粒状易出血性黏膜，类似溃疡性结肠炎的糜烂、红斑和点状出血、水肿等。在小儿病例中可见口疮样溃疡和不规则溃疡。
- 活检组织学可见以水肿和嗜酸粒细胞为主的炎症细胞的浸润为其特征，可见腺窝上皮的变性·再生。

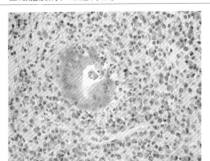

活检可见黏膜固有层高度的嗜酸性粒细胞浸润和上皮的变性

（1）与直肠相延续的弥漫性炎症

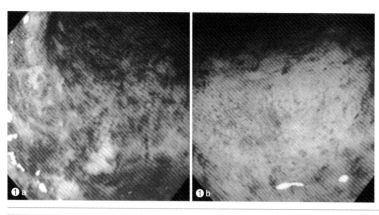

72岁，男性，腹泻。
基础疾病：风湿性关节炎。
● 从直肠开始可见连续性的血管透见消失，可以观察到发红，不规则的小糜烂，出血。
● 黏膜表面的细颗粒状变化并不明显。

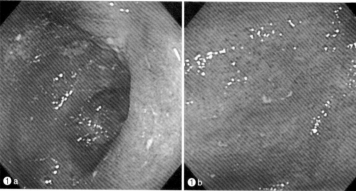

53岁，女性，腹泻。
● 结肠癌手术后服用氟尿嘧啶治疗中。
● 病变分布于全大肠，可见血管透见消失，发红和轻度的糜烂。
● 可见散在的点状黏膜内出血。

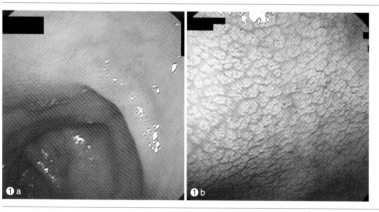

56岁，男性，腹泻。
成人型T细胞性白血病骨髓移植后第20天。
● 直肠至升结肠可见弥漫性水肿状黏膜。
● 靛胭脂喷洒后，无名沟不明显，呈现网状的黏膜样花纹。

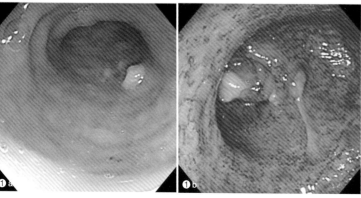

61岁，男性，无症状。
diversion colostomy后。
● 插入时直肠黏膜为水肿状看不到血管，肠管伸展不良（①a）。
● 拔出内镜时，由于送气导致的过度伸展和内镜与黏膜的接触造成黏膜的破裂出血（①b）。

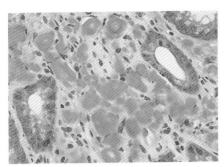

淀粉样物质的刚果红染色

淀粉样变性（AA 型）AA amyloidosis

● 多以腹泻为首发症状，也可见便秘、脂肪便、血便等。

● 内镜下 AA 型表现为粗糙的黏膜、皱襞消失、糜烂、溃疡、出血等，AL 型表现为多发性黏膜下肿瘤样隆起，也有在内镜下无特殊的异常所见的情况（273 页）。

● 与溃疡性结肠炎的内镜下所见类似，但溃疡性结肠炎的黏膜凹凸不平、易出血、脓性黏液的附着更加显著。鉴别诊断可以参考年龄和基础疾病的有无。

鉴别诊断的要点　活检发现淀粉样物质。

抗癌药引起的肠炎

antineoplastic agents induced enterocolitis

● 在进行大肠手术后，替加氟嘧啶服药过程中发生的肠炎。

● 病变部位有以结肠为主的，也有以末端回肠为主的，多种多样。

● 内镜所见为发红、糜烂、溃疡等大范围程度不同的各种各样的病变。

● 活检病理组织像表现为上皮核肿大，核仁更加明显的再生性变化、变性，萎缩像至正常像等混合存在。

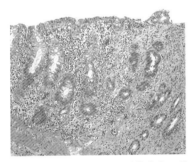

活检可见糜烂、上皮的再生性变化，黏膜固有层和上皮的淋巴细胞浸润和细胞凋亡

GVHD（移植抗宿主病）graft-versus-host disease

● 造血干细胞移植后 100 天内可见急性 GVHD，主要发生于皮肤、肝脏、消化道。

● 肠道 GVHD 的内镜像有血管透见消失、白色黏膜、糜烂、水肿、黏膜脱落、溃疡等各种各样的病变。

● 病变的分布并不一定是连续性的，大范围分布的病变较多。

● 活检病理组织学可见伴淋巴细胞浸润的隐窝上皮细胞的凋亡为其主要特征。

diversion colitis（空置性结肠炎）

● 见于空置的结肠的炎症性改变。

● 多见于空置 6 个月后。

● 由于无粪便通过，缺少厌氧菌产生的短链脂肪酸，造成黏膜上皮缺乏能量是其发病的主要原因。

● 内镜插入时只能观察到血管透见消失的水肿状的黏膜，给气后或者拔出内镜时可见黏膜裂伤，点状或者线状出血。

● 通过活检，可见上皮的萎缩·变性，腺管的变性·减少，黏膜固有层的炎症细胞的浸润、纤维化、隐窝脓肿等。

（2）局限性炎症

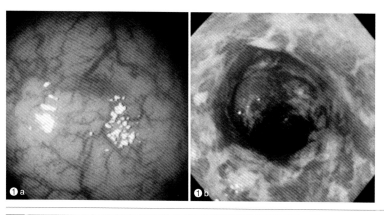

29 岁，女性，腹泻，腹痛。
- 直肠至降结肠肠管的伸展性良好，可观察到血管透见像（① a）。
- 近结肠脾曲肠管狭小，全周性的糜烂、发红、黏液附着（① b）。

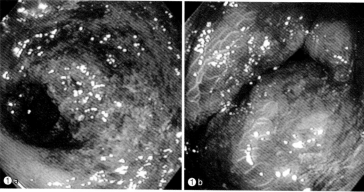

47 岁，女性，血便，腹痛。
- 升结肠至盲肠可观察到多发小糜烂，出血，伸展不良（① a）。
- 由于高度的水肿造成黏膜的膨胀，局部可以观察到无名沟（① b）。
- 余结肠无异常所见。

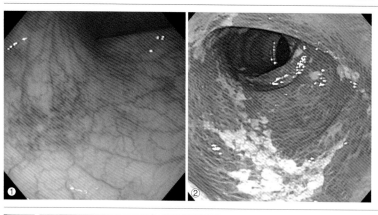

① 58 岁，女性，腹痛，腹泻，血便。
- 病变的口侧可见非连续性的斑状血管扩张像。

② 30 岁，男性，突发的腹痛，血性腹泻。
- 病变中心部位于降结肠下段，可见纵行糜烂和其周围大范围的发红。
- 可见纵行的、较薄的伪膜和周围的鳞状花纹。

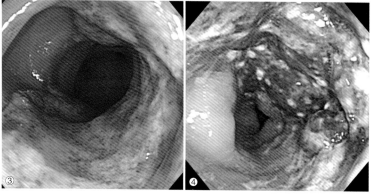

③ 43 岁，女性，突发的腹痛和血性腹泻。
- 病变中心部位于降结肠下段，可见环 3/4 周较厚的白苔，周围可见发红。
- 较厚的伪膜和周围的鳞状花纹。

④ 37 岁，女性，腹痛，血性腹泻。
- 病变中心部位于降结肠，可见半周性、略隆起的黑色黏膜和周围的发红。
- 发绀所见和周围的鳞状花纹。

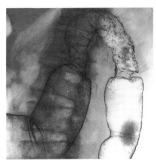

脾曲 15cm 范围肠管的狭小化，
可见糜烂。

溃疡性结肠炎 ulcerative colitis

- 溃疡性结肠炎一般是从直肠开始的连续性弥漫性炎症，极少的情况表现为局限性病变。
- 溃疡性结肠炎的局限性病变大多数是因为长期病程中肛侧的炎症消退而形成的。
- 在镜下似乎正常的部位取活检，若提示既往有炎症，则有助于诊断。

鉴别诊断的要点　内镜下正常部位的活检。

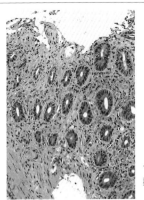

可见上皮脱落和
黏膜固有层出血

致病性大肠杆菌 O157 结肠炎

enteropathogenic E.coli colitis

- 是由产生 Vero 毒素的致病性大肠埃希菌 O157 引起的出血性结肠炎，潜伏期为 4 ~ 8 日。
- 水性腹泻、剧烈腹痛、血便，作为肠外并发症，约 10% 可以出现溶血性尿毒症综合征。
- 病变的主要部位多位于右半结肠，可见出血性糜烂、水肿、肠管挛缩。

鉴别诊断的要点　粪便中检出 Vero 毒素，便培养。

应鉴别的疾病　抗生素性急性出血性结肠炎，缺血性结肠炎。

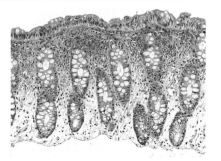

鳞状模样的活检组织像：黏膜内出血和水肿的表层上皮。

缺血性结肠炎 ischemic colitis

- 大川等人将缺血性结肠炎急性期的内镜像分为血管扩张、鳞状花纹、伪膜样所见、发绀等 4 类。
- 与各自的病理组织像相对比，按照这个顺序，病理组织学上缺血程度逐渐加重。
- 这些病变的组合构成了内镜下所见，病变中心可见伪膜样、发绀，血管扩张可于周边看到，鳞状花纹可见于病变中心和周边部位。
- 主要病变是由纵行伪膜样所见和周围的鳞状花纹构成，其周边可见由鳞状花纹构成的横行病变或者斑状病变等小病变为其典型的内镜像。
- 急性期的内镜像可见水肿、肠管挛缩非常明显，各种程度的糜烂·溃疡、出血。
- 糜烂·溃疡为纵行排列，多与结肠带的位置一致，也可看到大范围的全周性糜烂面。
- 病变边缘部可见半月皱襞上横行的糜烂。

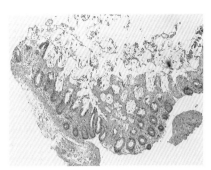

较厚黏膜的活检组织像：可见腺管的直立枯竭像

缺血性结肠炎急性期的内镜分类

血管扩张	扩张的血管和沿其渗透似的发红
鳞状花纹	由白线划分发红区域形成鳞状花纹
伪膜样所见	内镜可见隆起的白苔
发绀	呈发绀样的青紫色

（2）局限性炎症

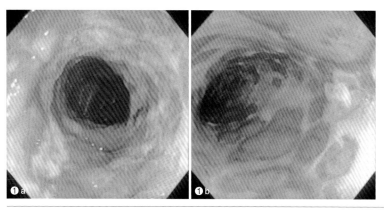

53 岁，男性，腹痛。

既往史：直肠癌，人工肛门。

● 从人工肛门插入内镜，横结肠局部可见全周性的、范围为 15cm、边缘有纵行倾向的溃疡。

● 病变部分的肠管伸展性差，结肠袋消失。

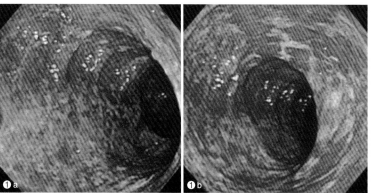

28 岁，男性，腹痛，血性腹泻。

● 从降结肠到横结肠，明显发红的黏膜上可见多发的、不规则的小糜烂。

● 肠管明显挛缩，也可见水肿的区域。

● 余结肠除血性肠液的潴留之外无异常所见。

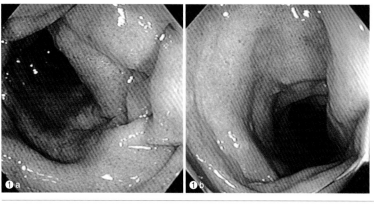

59 岁，男性，左下腹痛。

● 可见局限于乙状结肠的半月襞肿大和间隔的短缩以及肠管内腔的狭小化。

● 黏膜面血管透见消失，但无发红、糜烂。

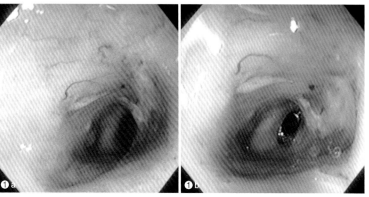

61 岁，男性，腹痛。

既往史：肾癌放射性治疗。

● 横结肠因环周性溃疡而狭窄，内镜无法插入其口侧。

● 狭窄部的肛侧可见不规则溃疡，其周围黏膜发白，正常的血管透见消失，局部可见毛细血管扩张。

闭塞性结肠炎 obstructive colitis

● 闭塞性结肠炎是因结肠癌、憩室等狭窄性病变引起粪便的滞留，造成口侧肠管扩张，血流变缓而出现糜烂、溃疡，属广义的缺血性肠病。
● 大多数有心血管系统疾病、糖尿病等基础疾病。
● 可以有腹部钝痛、大便不通畅、血便等症状，与缺血性结肠炎不同之处在于发病缓慢。
● 内镜下在肿瘤等引起的狭窄处的口侧可见界限比较清楚的纵行或环周性溃疡。

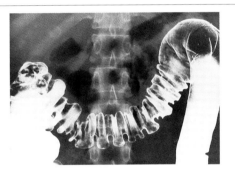

横结肠的挛缩和指压痕征

抗生素性出血性肠炎

antibiotic induced acute hemorrhagic colitis

● 主要为应用合成青霉素后出现的药物性肠炎，与过敏、菌群失调、缺血等有关。
● 症状为腹痛、水样至血性腹泻、急性发病。
● 内镜下所见为明显发红的黏膜上可见出血性糜烂、水肿。肠管挛缩明显，结肠袋一般不消失。好发于横结肠为其特征性表现。

鉴别诊断的要点　服药史。
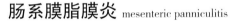
应鉴别的疾病　缺血性结肠炎。

肠系膜脂膜炎 mesenteric panniculitis

● 肠系膜脂膜炎是肠系膜脂肪组织的慢性非特异性炎症，多见于乙状结肠，原因不明。
● 有腹痛、腹泻、便秘、发烧等症状。
● 内镜下主要表现为半月襞肿大和襞间隔的短缩以及肠管的伸展不良，溃疡多为继发性。
● 本病狭窄的范围非常长，是与弥漫浸润型结肠癌的鉴别要点。

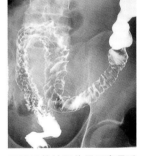

可见乙状结肠伸展不良导致的狭小化和边缘的锯齿状改变

应鉴别的疾病　弥漫浸润型结肠癌、憩室炎、肠壁外肿瘤或炎症的波及。

放射性肠炎 radiation colitis

● 好发于直肠，如果乙状结肠、横结肠也在放射线照射区域内，也可以发病。
● 可有溃疡形成导致的出血、狭窄引起的腹痛、大便不通畅、瘘形成等症状。
● 内镜下可见与放射线照射部位一致的黏膜发红、毛细血管扩张、易出血、溃疡、狭窄、瘘等各种程度的病变（215 页）。
● 溃疡形状从类圆形到全周性，从浅溃疡到下凹深溃疡，边缘不伴有隆起。
● 炎症消退后仍可见血管透见消失、发白的黏膜、狭窄等。

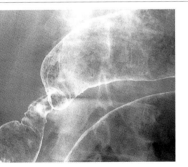

横结肠可见狭窄

(3) 非连续性炎症

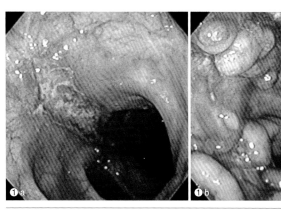

37 岁，女性，腹痛，腹泻，发热。
- 乙状结肠可见一条纵行溃疡，溃疡边缘可见红晕，周围黏膜血管透见（① a）。
- 从降结肠到横结肠可见散在的、被正常黏膜包围的溃疡（discrete ulcer）。
- 升结肠可见伴纵行溃疡，多发的表面平滑的炎性息肉（① b）。

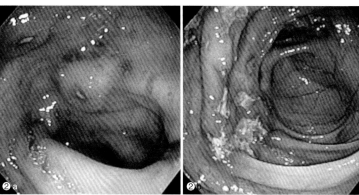

57 岁，女性，腹痛，腹泻。
- 乙状结肠可见多发的、周围平缓隆起的口疮样糜烂（② a）。
- 降结肠可见同样的口疮样糜烂以及不规则的小溃疡。
- 升结肠可见多发的、不规则小溃疡，无纵行倾向，周围黏膜可见血管透见（② b）。

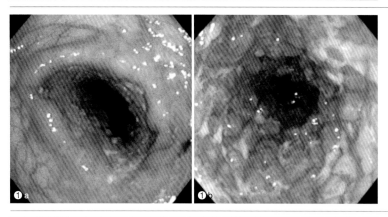

18 岁，女性，腹痛，血便。
- 从直肠到乙状结肠可见血管透见，降结肠管腔狭窄，可见全周性糜烂。
- 狭窄部分界限清楚（① a）。
- 狭窄处肠壁初看似呈铺路石样改变，在隆起处的表面可见发红和糜烂（① b）。
- 结肠脾曲附近重新可见血管透见像，升结肠也出现与降结肠相同的改变。

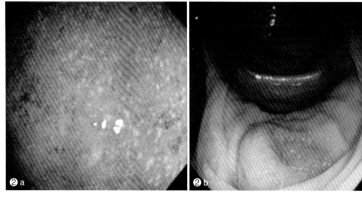

37 岁，男性，血便。
- 直肠黏膜发红，密布微小糜烂。
- 肠壁上附有脓性黏液，并可见点状出血（② a）。
- 从乙状结肠到升结肠可见血管透见，无其他异常所见。
- 阑尾开口处可见水肿样隆起，并可见与直肠一样的炎症性表现（② b）。

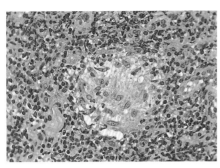
非干酪性类上皮细胞肉芽肿

克罗恩病 Crohn's disease

- 克罗恩病为原因不明的肉芽肿性炎性疾病，全消化道都可以发生，大多数见于回肠和结肠。
- 好发年龄为 15~20 岁。
- 症状为腹痛、腹泻、体重下降、发热，有时伴有肛门部病变。
- 内镜下具有代表性的所见为口疮样病变、被正常黏膜包围的类圆形或不规则形溃疡（discrete ulcer）、纵行溃疡、铺路石征（cobblestone）、狭窄、瘘。
- 特征是一个以上的病变呈非连续性分布，病变之间可见正常黏膜（skip lesion）。
- 克罗恩病是非连续性病变，大肠的任何部位都可发生，而肠结核很少见于左半结肠。
- 有的溃疡性结肠炎虽然看起来是非连续性病变，但是如果在内镜下看似正常部位的黏膜处活检，可见炎症改变。

鉴别诊断的要点　发现非干酪性类上皮细胞肉芽肿。

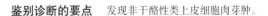

溃疡性结肠炎 ulcerative colitis

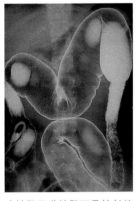
降结肠及升结肠可见较长的狭窄

- 起于直肠的连续性弥漫性炎症是溃疡性结肠炎的特征表现，极少数表现为非连续性炎症改变。
- 病程长的病例经过治疗后，直肠炎症变得不明显，而且病变部位不同，炎症程度也不同，因此看起来病变是非连续性的。然而，在看似正常的黏膜处进行活检时，组织学上多数仍有炎症改变。
- 直肠炎型和左半结肠炎型的病例，在阑尾开口处及盲肠处可见病变，似乎为非连续性。其间的大肠黏膜有的存在炎症性改变，有的无炎症性改变，后者一般考虑为非连续性病变，而前者为全结肠炎型。

鉴别诊断的要点　在内镜下表现为正常的部位进行活检。

（3）非连续性炎症

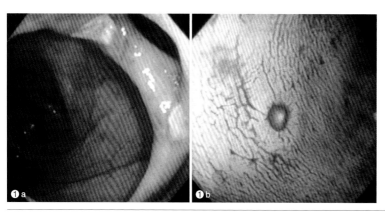

35岁，女性，腹泻，腹痛。
- 乙状结肠至结肠全程可见散在的小圆形溃疡（口疮炎溃疡）。
- 回盲瓣开大，可见小溃疡（①a）。
- 溃疡边缘轻度隆起，红晕不明显。
- 喷洒色素后，病变之间黏膜未见炎症表现。

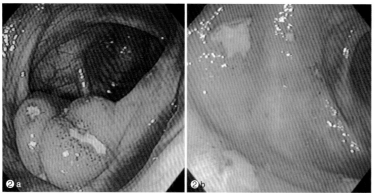

61岁，女性，腹痛，胸痛。
- 肿大的回盲瓣上可见有红晕的小溃疡，周边黏膜未见异常（②a）。
- 末端回肠可见散在的糜烂及不规则的小溃疡（②b）。

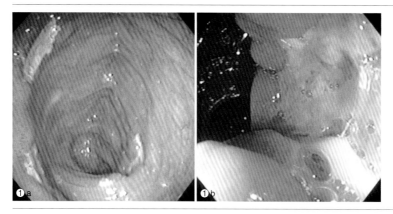

27岁，男性，腹痛。
既往史：回盲部切除术。
- 从乙状结肠到降结肠可见散在的不规则溃疡（①a）。
- 吻合口处可见大而深的穿凿样溃疡（①b）。
- 溃疡底较平坦，无出血，溃疡边缘无红晕。
- 所有的溃疡周围黏膜无炎症性表现。

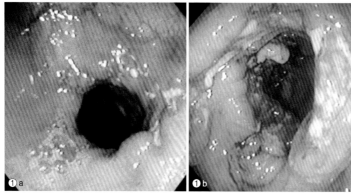

26岁，女性，腹泻，发热，体重减轻。
- 升结肠可见环形狭窄，相同部位可见多发的不规则小溃疡。
- 升结肠多发不规则的小溃疡，有呈环形排列的趋势（①b）。
- 可见肠管的狭小化。

肠型贝赫切特病 intestinal Behcet's disease

● 贝赫切特病是一种原因不明的难治性疾病，以口腔黏膜的反复发作性口疮样溃疡、皮肤症状、眼症状、外阴部溃疡为其四大主要症状，以回盲部溃疡为代表的消化道病变是副症状之一。

● 特殊病型的肠型贝赫切特病大多数并不完全具有其四大主证，是不完全型。

● 主要症状为腹痛、腹泻、血便、腹部触及包块等。

● 消化道的病变可以发生在从口腔到肛门的所有部位，典型的病例在回盲瓣附近可见穿凿样的深溃疡。如果在食道出现同样的溃疡，则引起胸痛。

● 溃疡有多发性的倾向，呈现边缘清晰的类圆形，好发于肠系膜缘的对侧肠壁。

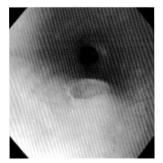

食管可见小圆形溃疡

鉴别诊断的要点　与口腔内口疮类似的肠管病变。

单纯性溃疡 simple ulcer

● 单纯性溃疡原因不明，好发于回盲部的穿凿样深溃疡。病理为非特异性炎性表现。

● 内镜下表现为圆形或椭圆形的深溃疡，伴有皱襞集中、皱襞呈棍棒样肥大、中断等特征性表现。

● 大多数单发于回盲部，也可多发于其他部位。

● 如果病变累及回盲部或者皱襞明显集中，则肠管伸展功能受限。

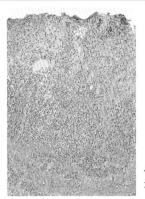

仅见肉芽组织，无特异性所见

肠结核 intestinal tuberculosis

● 是由结核菌引起的特异性炎症，组织学特征为干酪性肉芽肿，好发于右半结肠、回肠。

● 内镜下溃疡的形态为口疮样病变、不规则小溃疡、环形溃疡、带状溃疡、地图状溃疡等各种各样，基本上被正常黏膜包围呈非连续性分布。

● 治愈后出现多发性瘢痕和黏膜萎缩，其特征性表现为萎缩瘢痕带。有时可见假憩室的形成、回盲瓣的开大以及环形狭窄等。

● 即使未治疗，也可见活动期的病变和瘢痕以及治愈过程中的病变混合存在。

伴 Langhans 型巨细胞的肉芽肿

鉴别诊断的要点　伴 Langhans 型巨细胞的干酪性肉芽肿。

（3）非连续性炎症

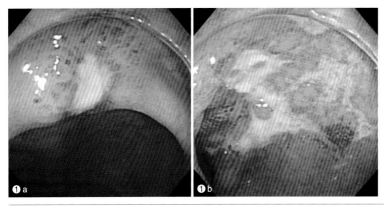

58 岁，女性，腹痛，水样散在腹泻。
- 乙状结肠至升结肠可见不规则的纵行溃疡和溃疡周围的水肿。
- 溃疡一般位于肠带位置，溃疡周围可见鳞状发红。
- 直肠无病变。

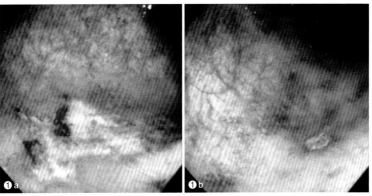

22 岁，女性，血便，发热。
- 以乙状结肠为中心至深部大肠，可见散在分布的不规则溃疡。
- 溃疡周围黏膜可见血管网透见消失、发红、出血等炎症表现，但是介于病变之间的黏膜可见血管网。

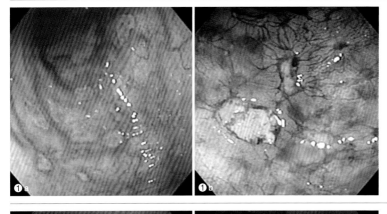

77 岁，女性，腹泻。
由于风湿性关节炎现在正在服用类固醇、免疫抑制剂。
- 全结肠可见多发的、较浅的圆形溃疡。
- 溃疡较浅，穿凿样，周围伴有发红。
- 溃疡周围的黏膜血管透见良好。

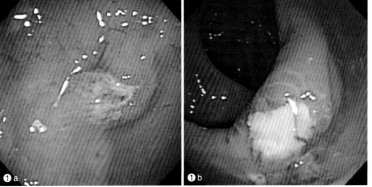

39 岁，男性，黏液血便。
- 于直肠、升结肠、盲肠可见多发的、伴有轻度隆起的不规则糜烂。
- 糜烂面可见较厚的黏液脓性附着物，可见自然出血。
- 可见口疮样病变。

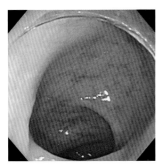

内镜下于直肠可见炎症性表现

沙门氏菌肠炎 Salmonella enterocolitis

- 病变一般为非连续性的，直肠上一般很少看到病变。
- 其内镜所见为黏膜的水肿·发红·糜烂，黏膜粗糙。
- 中度以上的病变可见黏膜出血，较浅的不规则溃疡。
- 形成口疮样病变的情况较少。
- 有报道称也可见纵行溃疡和类似于鳞状花纹和铺路石征的颗粒状黏膜。

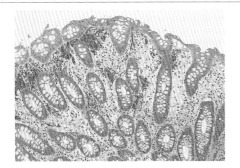

可见以中性粒细胞为主的炎症细胞浸润和出血

弯曲菌肠炎 Campylobacter enterocolitis

- 主要是由于 Campylobacter jejuni 的感染引起的急性肠炎。
- 与细菌性痢疾相同，病变大多见于下段结肠，有时类似于溃疡性结肠炎呈现弥漫性炎症，但是有时也会像本例这样显示非连续性的病变分布。

鉴别诊断的要点 便培养。

巨细胞病毒性肠炎

cytomegalovirus colitis

- 本病一般好发于有免疫缺陷的基础疾病的患者，包括 AIDS、应用类固醇药物治疗中、癌症患者等。
- 内镜所见多种多样，穿凿样溃疡为其最具特征性的表现。
- 但是在发病的早期周围黏膜的浮肿较强，有时无界限清晰的溃疡。
- 也有像本例这样，只经过较短的时间就表现出典型病变的情况。

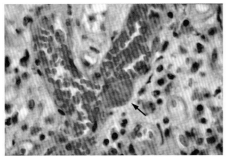

血管内皮细胞内可见核包涵体（箭头所示）

阿米巴痢疾

amebic colitis

- 阿米巴痢疾好发于直肠，盲肠，于结肠的其他部位也可看到相同的病变。
- 章鱼吸盘样隆起的糜烂为其特征性表现，也可看到较厚的白苔，黏液以及出血。
- 为了明确诊断，可以在白苔很厚的糜烂处取活检，诊断率非常高。
- 结肠镜检查前进行肠道准备时，附着物有时可能会脱落，活检无法发现虫体的存在，应引起足够的重视。

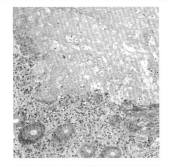

通过活检可在附着于黏膜的坏死物质中看到较多的阿米巴原虫滋养体

（4）直肠·肛门的炎症

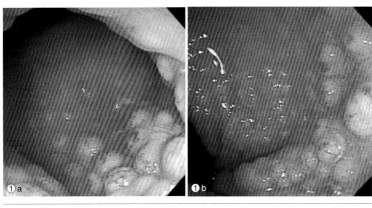

22 岁，女性，血便。
- 直肠下段至肛门可见半球状隆起的集簇。
- 隆起表面平滑可看到正常血管。
- 距肛门越近，隆起越密集。

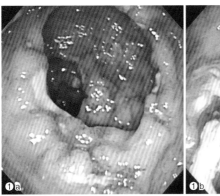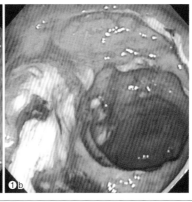

53 岁，男性，血便。
- 下段直肠可见多发的、大小不等的糜烂，较大的直径可达 2cm。
- 糜烂处平缓隆起，在皱襞上呈环形排列。
- 糜烂上可见较厚的脓性黏液和血液附着。

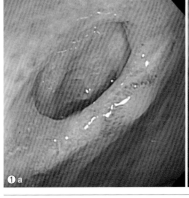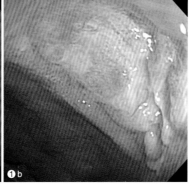

70 岁，女性，血便。
恶性淋巴瘤化疗中。
- 直肠下段可见散在分布的、圆形的穿凿样溃疡。
- 周围无发红和水肿。
- 可见较深的溃疡，考虑已经穿透（①a）。

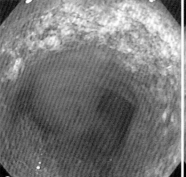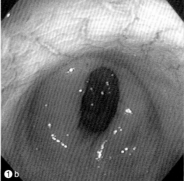

70 岁，男性，下腹痛，血便。
- 直肠下段可见全周性糜烂（①a），病变部位的口侧边缘可见纵行糜烂（①b）。
- 肠管的伸展性保持较好。
- 直肠上段的口侧无异常所见。

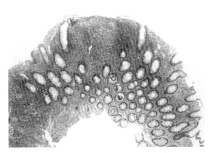

对隆起部位进行活检，于黏膜固有层可见
反应性的、轻度肿大的淋巴滤泡

衣原体性直肠炎 Chlamydia proctitis

- 属性传播疾病，病因是 Chlamydia trachomatis 感染。
- 感染途径有：肛门性交（男女），子宫颈管、阴道、尿道的淋巴感染（女），阴道分泌物污染肛门（女）等。
- 特征性表现为直肠的小隆起（黏膜呈鱼卵状），其本质为淋巴滤泡的增生。
- 其他表现有直肠发红、糜烂、溃疡等。
- 症状为便血、排便疼痛等。

应鉴别的疾病 淋巴滤泡增生症，恶性淋巴瘤（MLP），溃疡性结肠炎，直肠克罗恩病。

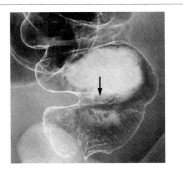

灌肠 X 线造影检查于直肠下横襞
的部位可见不规则龛影

直肠梅毒 syphilitic proctitis

- 梅毒导致的大肠病变，可以表现为 1 期梅毒的硬性下疳，及 2 期梅毒的血性播散性病变。
- 同性恋者中直肠梅毒的情况较多。
- 好发于直肠下段的前壁，可形成单发或者多发的溃疡性病变，有时可形成息肉或者类似直肠癌的肿瘤。

应鉴别的疾病 阿米巴痢疾。

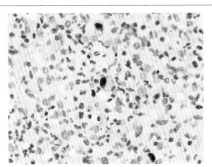

免疫染色可见较多的 CMV 抗原阳性细胞

巨细胞病毒性肠炎 cytomegalovirus colitis

- 特征性表现为感染细胞为含有核包涵体的巨细胞，血管内皮细胞的变性膨胀引起组织缺血导致溃疡的形成。
- 于回盲部和右侧结肠看到穿凿样溃疡是结肠的典型病变，可呈水肿、伪膜、口疮样病变，圆形溃疡、不规则溃疡、纵行溃疡、地图状溃疡、环周性溃疡等多种多样的病变。
- 虽然仅局限于直肠、形成溃疡的情况非常罕见，但是溃疡的轮廓非常清晰，周围黏膜缺乏炎症性所见是其特征。

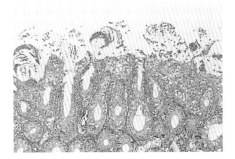

可见上皮固缩

缺血性直肠炎 ischemic proctitis

- 尽管直肠有丰富的侧支循环，不易发生缺血性病变，但是在髂内动脉发生闭塞或者行下腔动脉手术结扎肠系膜下动脉时，仍可能导致缺血性直肠炎。
- 内镜下可见位于直肠的弥漫性溃疡、糜烂，急性期水肿明显。
- 本病不易与溃疡性结肠炎相鉴别，缺血性直肠炎起病急，患病年龄以及是否合并其他疾病对于鉴别诊断也很重要。

鉴别诊断的要点 活检组织像。

(4) 直肠·肛门的炎症

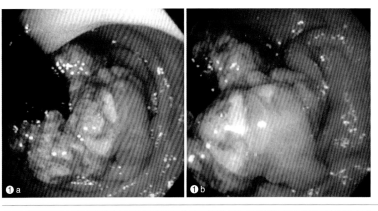

溃疡型，14 岁，女性，血便。
- 直肠内翻转观察可于直肠下段看到全周性的隆起。
- 隆起的顶部凹凸不平，伴随有糜烂、白苔。

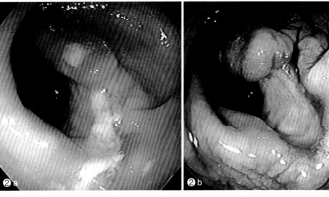

隆起型，45 岁，女性，血便。
- 直肠下段前壁可见半周性的、较大的溃疡，内腔狭小。
- 溃疡周围可见环堤样隆起，隆起平滑。

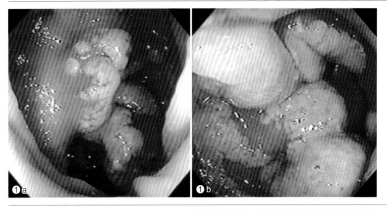

20 多岁，男性，血便。
- 直肠 Rb 上可见多发的平滑隆起。
- 隆起大小不等，用钳子触碰发现其非常软。
- 隆起表面附着大范围的白苔。

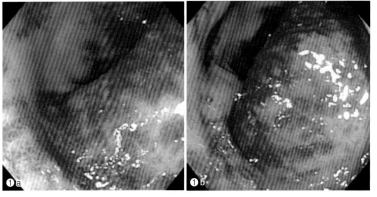

72 岁，男性，血便，直肠黏膜自肛门脱出。
- 直肠下段可见约半周性的、界限不清的发红和糜烂（① a）。
- 由于腹压增加，可见发红的黏膜脱出（① b）。

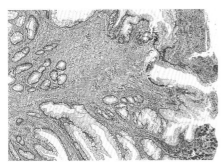
上皮的增生以及黏膜固有层的纤维腺肌症

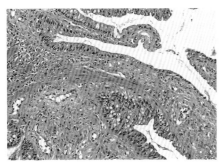
从溃疡边缘处取活检，黏膜固有层可见纤维腺肌症

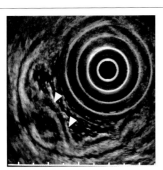
EUS 下可见第 2 层的肥厚和第 3 层内的无回声区域

黏膜脱垂综合征 mucosal prolapse syndrome

- 由于明显可见或潜在的黏膜脱垂，导致黏膜的机械性损伤和缺血性改变而产生的病变。
- 患者都有长时间用力排便的习惯。
- 根据肉眼形态可分为溃疡型、隆起型和平坦型。
- 隆起型大多见于直肠下段的前壁，也可以表现为全周性病变，隆起为多发性，无蒂或亚蒂性，大小不等，隆起的表面发红，多覆有白苔。
- 溃疡型大多为位于直肠前壁的单发性病变，为界限清楚的浅溃疡，边缘多伴有平缓的隆起。
- 平坦型大多呈平坦的发红，不易与溃疡性结肠炎相鉴别，但本病不是起于肛门缘的连续性病变，且病变范围窄，以此可以鉴别。

鉴别诊断的要点　组织活检可见纤维腺肌症（fibromuscular obliteration）。

应鉴别的疾病　结肠癌。

深部囊肿性结肠炎 colitis cystica profunda

- 一般认为，局限性的深部囊肿性结肠炎是黏膜脱垂综合征的一个亚型。在溃疡边缘，腺管深入黏膜下层，其开口闭塞而充满黏液，形成囊泡状扩张。
- 内镜下表现为黏膜下肿瘤样隆起。

鉴别诊断的要点　要详细询问并记录排便习惯。

应鉴别的疾病　黏膜下肿瘤，转移性结肠炎。

直肠脱垂 rectal prolapse

- 由于直肠脱垂，黏膜充血、机械性刺激的作用，形成糜烂。
- 慢性化后，形成与黏膜脱垂综合征同样的溃疡，组织学上可见有纤维肌病。

（4）直肠·肛门的炎症

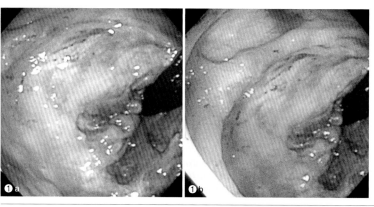

78 岁，男性，大量的血便。
- 行直肠内翻转观察，可于齿状线近旁的直肠下段见多发的不规则溃疡。
- 溃疡呈穿凿样，溃疡底部非常平滑。
- 由于贫血，周围黏膜苍白。

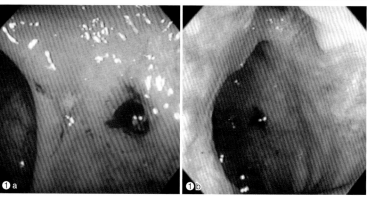

75 岁，男性，血便。
- 下部直肠前壁上，可见有凝血块附着的、较粗的血管露出。
- 周围未见明显的溃疡和糜烂。

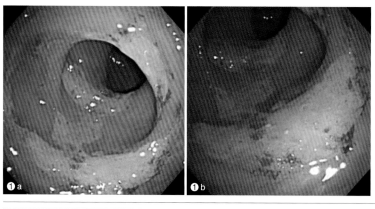

63 岁，女性，血性腹泻。
基础疾病：风湿性关节炎。
- 直肠 Rb 至 Ra，可见襞上多发的不规则糜烂。
- 糜烂的轮廓不清楚，有呈环形排列的倾向。
- 可由于给气导致糜烂面出血。
- 乙状结肠近端未见病变。

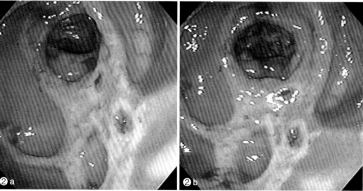

78 岁，女性，腹泻，贫血。
基础疾病：风湿性关节炎。
- 以直肠下段前壁为中心，可见界限清楚的不规则糜烂。
- 可伴随黏膜的拉扯和假憩室样变形。
- 肠管的伸展性较差，病变之间的正常黏膜可见血管透见。
- 不易出血。

急性出血性直肠溃疡

Acute hemorrhagic rectal ulcer

- 近齿状线的直肠下段可见不规则或环形排列的溃疡，多见于有严重基础疾病的高龄患者（→ 249 页）。
- 发病时表现为突然的、无痛性排新鲜血便。
- 内镜下，近齿状线的直肠下段可见带状、地图状溃疡，呈环形分布，大多数为多发，常可见血管露出。

直肠 Dieulafoy 溃疡

Dieulafoy ulcer of the rectum

- 与胃的 Dieulafoy 溃疡相同的病变也可发生在直肠。
- 病因不明，见于在正常情况下不存在的异常粗大、黏膜下蛇行的动脉。
- 一般认为它是急性出血性直肠溃疡的一个型。
- 内镜下可见在极窄小的溃疡内有粗大的血管露出。

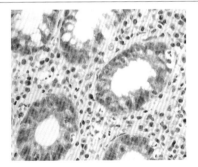

活检可见上皮组织凋亡

NSAIDs 栓剂所致的直肠溃疡

non-steroidal anti-inflammatory druginduced rectal ulcer

- 非甾体类消炎药栓剂引起的病变，除了和口服药剂引起同样的病变之外，还会引起直肠下段溃疡。
- 2 个病例都有长期使用栓剂的结果。
- 本病例中直肠溃疡的轮廓非常清楚，比较浅的、不规则的地图状溃疡，周围黏膜可见多发的、不明显的隆起。
- 溃疡底部可见有血管露出。
- 长期病变多伴有假憩室样所见。
- 考虑这种因栓剂引起的直肠溃疡，可能与栓剂引起的黏膜的局部反应以及栓剂本身引起的机械性损伤有关。

(4) 直肠·肛门的炎症

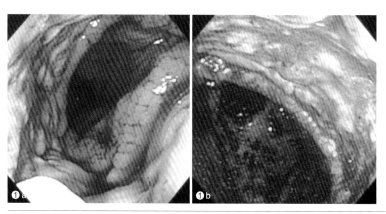

76 岁，男性，突然大量便血。
基础疾病：脑梗死，便秘。
- 直肠下段可见约环 1/2 周的、界限清楚的、圆形的深溃疡。
- 溃疡底部略凹凸不平。
- 未见明显的出血，但在直肠内可见有少量凝血块。

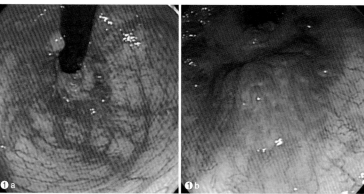

70 岁，女性，无症状。
- 直肠内翻转观察，在肛门齿状线的口侧可见暗红色至黑色的小隆起，环周排列。
- 隆起较平缓，表面光滑。
- 靠近观察，可见为小的半球形或纽扣状隆起的集合。

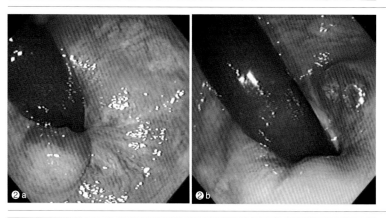

81 岁，男性，便血。
- 直肠内翻转观察，在直肠下段可见扁平的隆起，环周。
- 在隆起的上面可见明显发红的直径大约 10mm 的、半球形的黏膜下肿瘤样隆起，伴有糜烂。

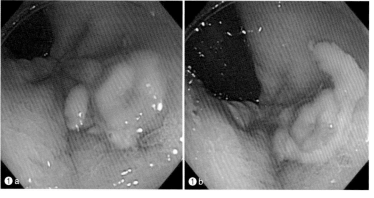

70 岁，男性，肛门部痛。
- 直肠内翻转观察，可见直肠下段伸展不良，有白色的小结节和糜烂，可见凹陷。
- 观察过程中，可见凹陷部有黄白色浑浊的黏稠液体流出。

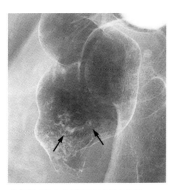

宿便性溃疡的灌肠 X 线检查像

宿便性溃疡 stercoral ulcer

- 由于粪块直接压迫黏膜，形成褥疮溃疡，不仅发生在直肠，也可以发生在结肠。
- 有严重的基础疾病而长期卧床的患者，特别是高龄患者，多见于严重便秘后出现便新鲜血便。
- 内镜下可见单发或者多发不规则、地图样溃疡，与周围黏膜的界限清楚。
- 溃疡可以是仅有薄白苔的、较浅的病变，也可以是穿孔或者穿透至周边脏器等各种程度的病变。

应鉴别的疾病 结肠癌。

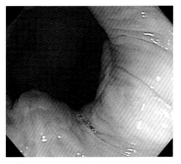

通常情况下，观察肛门管比较困难

痔核 hemorrhoid

- 内侧直肠静脉丛的血流瘀滞而形成内痔，外侧直肠静脉丛瘀滞形成外痔。
- 齿状线附近可见单发的，或者多发的黏膜下肿瘤样隆起的外观。
- 伴发红、糜烂。
- 如果形成血栓则呈黑色，需与恶性黑色肿瘤相鉴别。
- EUS 可观察到周围肠壁内扩张的血管。
- 通常情况下，很难观察到痔，直肠翻转观察可能有助于诊断。

内痔的分级（Goligher 的分级）

1 级：排便时静脉瘀血，于肛门管内隆起
2 级：膨隆的程度增加，排便时向肛门外脱出，排便后自然还纳
3 级：变得更大，排便时自然脱出，需用手还纳
4 级：经常脱出，无法用手还纳

痔瘘 anal fistula

- 痔瘘分类：黏膜下层痔瘘，低位肌间痔瘘，高位肌间痔瘘，坐骨直肠窝痔瘘，骨盆直肠窝痔瘘。其中低位肌间痔瘘最常见。
- 如果观察痔瘘开口部，必须在直肠内翻转观察。
- 如果看到有脓液流出，诊断就比较容易。
- EUS 有助于观察痔瘘本身或者肠壁周围的脓肿。瘘呈低回声的线状，脓肿呈类圆形不规则的低回声。

(5) 直肠·乙状结肠的炎症

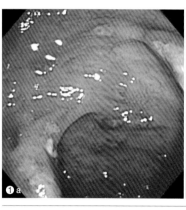 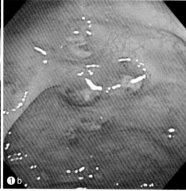

31 岁，男性，黏血便。
- 直肠可见多发的不规则小糜烂。
- 多数糜烂伴有扁平隆起，糜烂面有白苔附着，可自然出血。
- 病变之间的黏膜不易观察到血管网，多处可见散在的白斑。

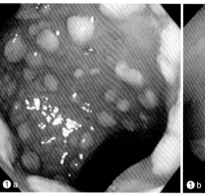 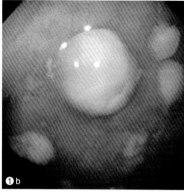

77 岁，女性，水样腹泻。
基础疾病：肺炎。
- 从直肠到乙状结肠可见多发的、大小不等的黄白色球形隆起。
- 隆起病变之间的黏膜明显水肿，无血管透见。

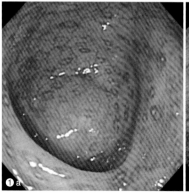 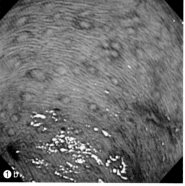

17 岁，男性，黏血便。
- 从直肠到乙状结肠的红晕非常明显，呈现多发口疮样的病变。
- 病变密集分布在乙状结肠到直肠之间。
- 病变之间的黏膜未见炎症改变。

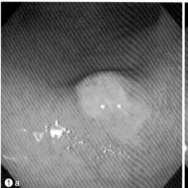 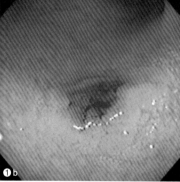

47 岁，女性，腹泻。
- 直肠可见散在的平盘样隆起。
- 每个隆起的顶部均可见白色稠厚的黏液（① a）。
- 冲洗后黏液脱落，露出红色的凹陷面（① b）。

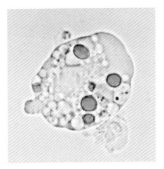

组织活检直接涂抹，显微镜下观察可见阿米巴原虫

阿米巴痢疾 amebic colitis

- 阿米巴痢疾的初期病变是口疮样病变，溃疡变大，周围平缓隆起，大多数情况下呈章鱼吸盘样。
- 所示病例为典型的、直肠可见多发糜烂的病例。
- 病变之间的黏膜缺乏炎症病变，可见散在分布的白斑。
- 特征性表现：即使是小型的溃疡，也可以见到自然出血。

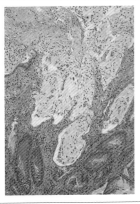

黏膜表面可见以中性粒细胞和纤维为主的伪膜

伪膜性肠炎 pseudomembranous colitis

- 由于使用抗生素导致菌群失调，梭状芽孢杆菌增殖，其毒素导致发病。
- 有基础疾病的高龄患者容易发病。
- 临床表现为泥状便、水样便、脓性及黏液血便，起病缓慢。
- 内镜下的典型表现为多发的、黄白色低平的半球形隆起(伪膜)。多见于从直肠至乙状结肠，偶见于近端结肠。有时伪膜互相融合为膜状。

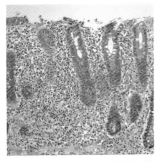

口疮样病变的活检，以糜烂、淋巴细胞为主的炎性细胞浸润

口疮样结肠炎 aphthoid colitis

- 有报道本病以感冒为前驱症状以及有家庭内发病的倾向，因此考虑与病毒感染有关。
- 活检组织像可见炎症局限于淋巴滤泡以及覆盖于其上的黏膜，肿胀的淋巴滤泡周围出血而产生红晕，不一定伴有糜烂。
- 口疮样病变多见于直肠和乙状结肠，偶见于近端结肠，但没有一定的排列方式，病变之间黏膜正常。
- 与其他疾病的口疮样病变相比较，本病的大多数红晕明显而糜烂较轻。

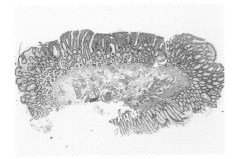

病变部位的 EMR 切除标本组织，可见延长的腺管和黏膜表层的炎性肉芽肿

cap polyposis

- 多发的炎症性隆起，病因不明。
- 以腹泻为主要症状，也有导致蛋白漏出的重症病例。
- 从直肠到乙状结肠可见多发的地图状发红、平盘状隆起，及其融合而成的芋虫样隆起，排列于皱襞之上。
- 病理特征为腺管延长、扩张，隆起表层的炎症性肉芽组织和纤维素性渗出物，伴有固有层的炎性细胞浸润以及轻度的纤维腺肌病。
- 无阿米巴肠炎所见的污秽的白斑或者出血。

（6）阑尾开口部的炎症

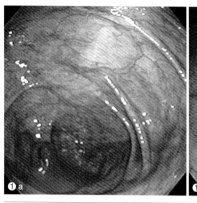
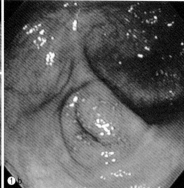

47 岁，女性，血便。
- 阑尾开口处水肿，可见多发的小糜烂。
- 周边黏膜无血管透见。
- 可见局限于直肠的弥漫性糜烂，其他部位无炎症所见。

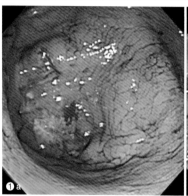
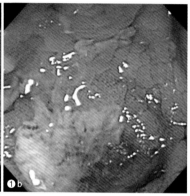

52 岁，男性，便潜血阳性。
- 可见盲肠部伸展不良。
- 阑尾开口处附近可见形状不规则的、直径大约 10mm 的浅糜烂。
- 糜烂面可见自然出血。

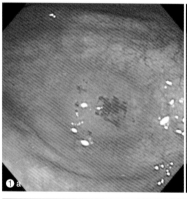
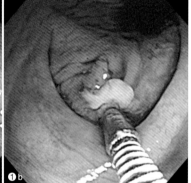

60 岁，女性，便潜血阳性。
- 在阑尾开口处可见均一的、颜色正常的扁平的微小隆起，表面易出血。
- 用活检钳触之较软，有白色的浑浊脓液流出，随之变低平。

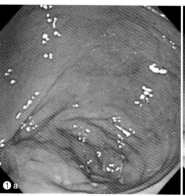
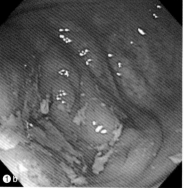

70 岁，女性，右下腹痛。
- 以阑尾开口处为中心，盲肠伸展不良，黏膜呈束状，表面可见轻度的发红。
- 阑尾开口处可见黄白色的浑浊脓汁慢慢流出。

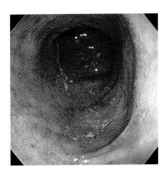

直肠可见弥漫性糜烂

溃疡性结肠炎 ulcerative colitis

● 溃疡性结肠炎的炎症呈连续性分布，非连续性分布的病变极少见。直肠炎型和左半结肠炎型，从阑尾开口至盲肠可见病变，这种非连续病变并不少见。

● 内镜下的特征性所见为阑尾开口至盲肠可见局限性的多发的发红和小糜烂。

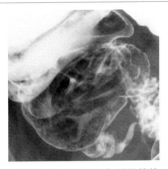

阑尾开口处周围可见钡剂附着差的区域

阿米巴痢疾 amebic colitis

● 阿米巴痢疾的囊虫是经口摄入感染，在下部小肠去囊变成滋养型，在大肠尤其是盲肠中成熟，分裂、增殖。

● 盲肠的发病率最高，直肠没有病变的时候大多数没有自觉症状。

● 所示病例其病变局限在阑尾开口处。

● 因怀疑为Ⅱc型早期结肠癌，所以进行活检，组织学检查发现阿米巴原虫，所以可以确诊。

急性阑尾炎 actue appendicitis

● 主要由于阑尾开口的堵塞，导致其远端出现化脓性炎症，大多数需要急诊手术。

● 内镜下观察仅能观察到阑尾开口，本病的内镜下特征为阑尾开口处的发红、糜烂、脓性分泌物附着、阑尾黏膜外翻、黏膜下肿瘤样隆起等。

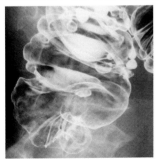

可见多发性憩室以及阑尾开口处周围肠壁的牵拉和束状的黏膜

盲肠周围脓肿 perityphlitic abscess

● 局限于回盲部的脓肿，多数是因为阑尾穿孔引起，其次是因为憩室穿孔。

● 灌肠 X 线造影检查可见盲肠呈现壁外部的压迫像，伸展不良，可见水肿，未见阑尾。

● 典型的内镜下表现为黏膜伸展不良，可见有浓汁流出，大多数情况下也可见黏膜下肿瘤样隆起。

（7）回盲部的炎症

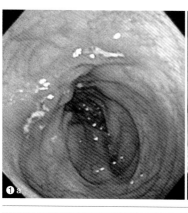
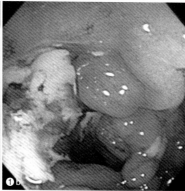

57岁，男性，下腹痛，发热。
- 回盲瓣近旁的升结肠可见多发的不规则溃疡（①a）。
- 回盲瓣肿胀，变形，末端回肠可见白苔（①b）。
- 末端回肠狭窄，内镜无法插入。

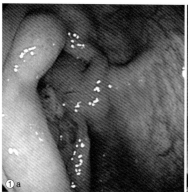
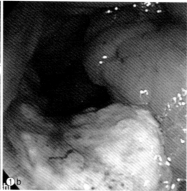

44岁，男性，右下腹痛。
- 可见从盲肠至末端回肠、骑跨于回盲瓣下唇的、大的下凹形溃疡。
- 溃疡底部轻度凹凸不平，覆盖厚白苔。
- 溃疡周围可见堤状隆起。
- 回盲瓣无狭窄。

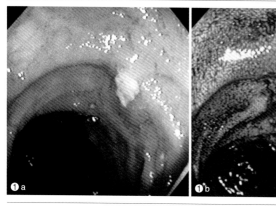

24岁，女性，腹痛。
- 末端回肠可见多发的孤立性小溃疡。
- 溃疡界限清楚，周围轻度隆起，并伴有皱襞集中。
- 溃疡周围黏膜的绒毛排列规整，无炎症性改变。

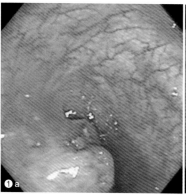
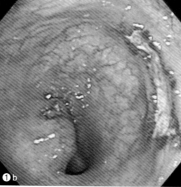

40岁，男性，便潜血阳性。
- 升结肠、盲肠、回盲瓣可见多发的溃疡。
- 溃疡不规则，可见与纵轴相垂直的长溃疡。
- 溃疡的界限清晰，周围的红晕特别明显，溃疡之间的黏膜未见异常。
- 回盲瓣狭窄，内镜无法通过。

克罗恩病 Crohn disease

- 回盲瓣至末端回肠是克罗恩病的好发部位。
- 常导致狭窄，内镜无法通过。
- 肠结核亦好发于该部位，但肠结核的回盲瓣有开大的倾向，有助于二者的鉴别。

应鉴别的疾病　肠结核。

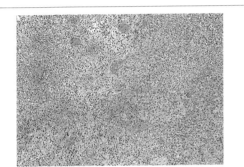

仅有肉芽组织，无特异性所见

单纯性溃疡 simple ulcer

- 单纯性溃疡原因不明，好发于回盲部，呈穿凿样溃疡，病理组织学检查呈非特异性炎症表现。
- 内镜下表现为圆形或椭圆形的深溃疡，并伴有皱襞集中、皱襞棍棒状肥大、中断等特征性所见。
- 如果病变累及回盲瓣，皱襞集中明显，则肠管的伸展性受限。
- 与肠型贝赫切特病的鉴别诊断方面，目前尚存在问题。

应鉴别的疾病　结肠癌。

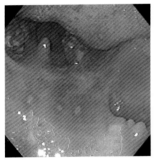

口腔黏膜可见 3 个小口疮样病变

肠型贝赫切特病 intestinal Behcet disease

- 贝赫切特病以口腔黏膜的再发性口疮样溃疡、皮肤症状、眼症状、外阴部溃疡为四大主证，属原因不明的难治性疾病。肠型贝赫切特病很少同时具备四个主证，不全者多见。
- 典型病例镜下在回盲瓣近旁可见较深的穿凿样溃疡。
- 肠型贝赫切特病的溃疡有多发倾向，呈边缘清晰的椭圆形，好发于肠系膜附着缘的对侧。
- 回肠至结肠可见多发的口疮样溃疡，有时可见纵行溃疡。

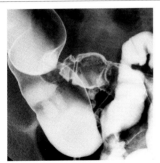

灌肠 X 线造影检查在末端回肠可见环环狭窄

肠结核 intestinal tuberculosis

- 肠结核与克罗恩病一样，都好发于回盲部。
- 肠结核的溃疡以环形排列为特征，与克罗恩病的纵行溃疡或者纵形排列的溃疡不同。
- 如果溃疡发生于回盲瓣，肠结核时回盲瓣开大，克罗恩病则大多数伴有狭窄。
- 同时升结肠大多可见短缩，在灌肠 X 线造影检查时容易观察到。

应鉴别的疾病　克罗恩病。

（7）回盲部的炎症

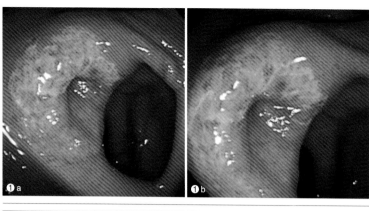

32 岁，男性，腹泻，发热，便血。
● 回盲瓣上唇可见浅的较大溃疡。
● 白苔比较薄，边缘略不整。
● 结肠的其他部位可见水肿。

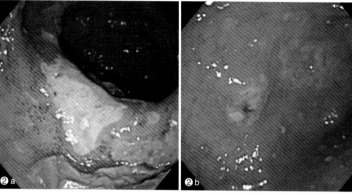

58 岁，女性，血性腹泻。
● 回盲瓣上唇可见直径大约 10mm 边缘较清晰的溃疡（②a）。
● 溃疡的周围可见轻度的红晕。
● 末端回肠可见小的椭圆形糜烂（②b）。
● 该病例从直肠到横结肠可见大范围的发红、糜烂。

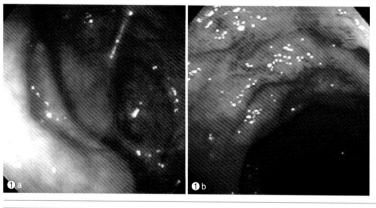

43 岁，男性，腹痛，腹泻，便血。
● 回盲瓣轻度发红、肿大，未见糜烂、溃疡等（①a）。
● 末端回肠的一侧可见淋巴滤泡增生、轻度糜烂、发红（①b）。

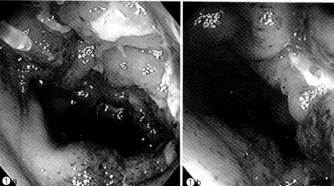

35 岁，男性，腹痛，水样腹泻。
● 末端回肠可见多发的、伴有发红的小隆起，并且可见多处不规则糜烂。
● 糜烂界限清晰。
● 也可见黏膜下出血。
● 肠道的伸展性差。

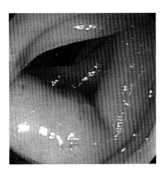

升结肠明显肿胀

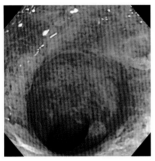

直肠至降结肠可见连续性、弥漫性的炎症改变

弯曲杆菌肠炎 campylobacter enterocolitis

- 本病的主要病变从直肠开始，呈弥漫性地向口侧结肠侵袭，以直肠和乙状结肠的炎症最重。
- 回盲瓣上有浅的、界限比较清晰的溃疡，是内镜下比较有特征的病变，可见于半数以上的病例。
- 相对于结肠，其他部位的病变通常在 2 周以内消失，回盲瓣上的溃疡愈合大约需要 1 个月的时间。
- 有时体检进行结肠镜检查时发现回盲瓣上的溃疡，通过详细采集病史，从而发现弯曲杆菌肠炎。
- 但是同样的所见在沙门氏菌肠炎中也可见到，并不是弯曲杆菌肠炎的特异性改变。

鉴别诊断的要点　便培养。

应鉴别的疾病　溃疡性结肠炎。

弧菌性肠炎 vibrio enterocolitis

- 是因为进食海产品而导致的副溶血性弧菌感染引起的急性肠炎。最多见于夏季所发生的食物中毒，无组织侵袭性，因为耐热性溶血毒素的作用而出现腹泻。
- 罹患部位主要在小肠至升结肠。
- 有腹泻、便血、发热、腹痛等症状，平均 3 日可以恢复。
- 内镜下可见回盲瓣肿大、发红、糜烂以及末端回肠的发红、糜烂。

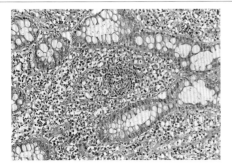

可见以单核细胞为主的炎性细胞浸润

耶尔森菌性肠炎 yersinia enterocolitis

- 由小肠耶尔森氏菌及佳结合耶尔森氏菌感染引起的肠炎，其特征是末端回肠的淋巴集结和孤立淋巴小结的炎症。
- 内镜下可见右半结肠至末端回肠的多发性口疮样病变。

鉴别诊断的要点　便培养，血清耶尔森菌抗体效价。

（7）回盲部的炎症

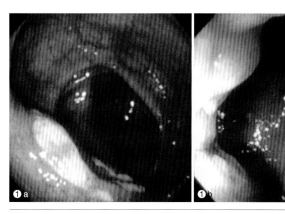

59 岁，男性，腹痛，便血，发热。
● 回盲瓣上可见多发的、较薄的白苔（① a）。
● 于末端回肠也可见糜烂（① b）。
● 其他部位看不到病变。

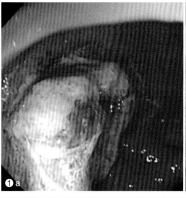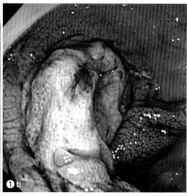

58 岁，男性，腹泻，便血。
基础疾病：AIDS。
● 回盲瓣上可见全周性的较大溃疡。
● 溃疡边缘清晰。
● 另外在升结肠上可见 2 个小溃疡。

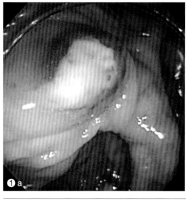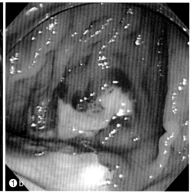

50 岁，男性，发热，全身乏力。
● 盲肠上可见 3 处不规则溃疡。
● 所有溃疡都伴有较厚的白苔，红晕非常明显。
● 溃疡底部看不到自然出血，但是可见点状发红。
● 结肠的其他部位以及末端回肠看不到病变。

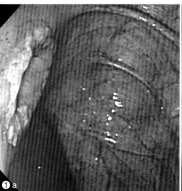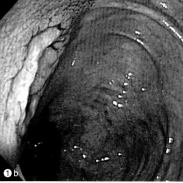

93 岁，女性，便潜血阳性。
基础疾病：骨质疏松症。
● 回盲瓣上可见全周性的溃疡。
● 喷洒色素后可见溃疡的边缘非常清晰。
● 回盲瓣轻度开大，包括末端回肠的其他部位看不到病变。

非伤寒性沙门菌的分类

Salmonella enterica
Subspecies enterica
Subspecies salamae
Subspecies arizonae
Subspecies diarizonae
Subspecies houtenae
Subspecies indica
Salmonella bongori

沙门氏菌肠炎 salmonella enterocolitis

● 由非伤寒性沙门氏菌感染引起的急性肠炎。
● 血清型有 2500 种以上，可分类为 1 属 2 菌种 6 亚型，Salmonella Enteritidis，S.Typhimurium 包含在 Subspecies enterica。
● 内镜所见以水肿、发红、糜烂为主，很少见到弥漫性炎症所见。
● 病变发生于乙状结肠以上的部位，直肠上的炎症性所见较少。
● 末端回肠也可经常发现病变。

鉴别诊断的要点　便培养。

巨细胞病毒性肠炎 cytomegalovirus colitis

● 可见于 AIDS 和免疫功能不全的患者，血管内皮细胞的感染、缺血，导致溃疡的形成。
● 好发于回盲部，不伴白苔的穿凿样溃疡为其特征性病变。
● 所示病例回盲瓣全部被界限清晰的溃疡所占据。
● 但是巨细胞病毒性肠炎的病变可见于全结肠，可有口疮样病变、圆形溃疡、地图状溃疡、纵行溃疡、环周性溃疡等各种各样的改变。

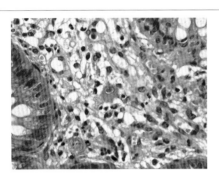

升结肠的小溃疡

阿米巴痢疾 amebic colitis

● 痢疾阿米巴的囊包经口摄入后，可于结肠，特别是盲肠发育成熟，并分裂·增殖。
● 阿米巴痢疾的好发部位为直肠和盲肠，像本例这样的直肠上没有病变，病变只局限于盲肠上的情况并不少见。
● 本例患者以发热、全身乏力为主诉就诊，由于发现了肝脓肿，所以进行了结肠内镜检查。

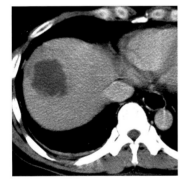

肝脓肿的 CT 造影像

非甾体类消炎药性肠炎

non-steroidal anti-inflammatory drug induced enterocolitis

● 所示病例并无特别的症状，通过内镜检查于回盲瓣可见全周性的、界限清晰的溃疡。
● 由于骨质疏松，经常使用 NSAIDs 药物。
● 非甾体类消炎药性肠炎可大致分为肠炎型和溃疡型，溃疡型好发于回盲部。
● 回盲瓣上形成 discrete ulcer 的情况并不少见。

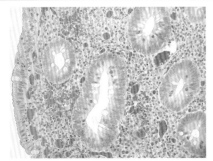

通过活检可以发现黏膜固有层的炎症细胞的浸润和出血，没有特异性变化

(8) 吻合部的炎症

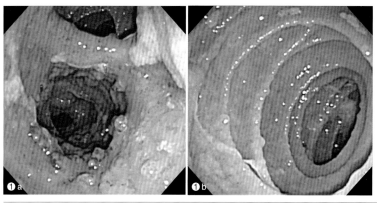

24 岁，女性，血便。
诊断为溃疡性结肠炎，并施行回肠肛管吻合术。

● 图中位于下方的回肠盲端内可见多发的炎性息肉和糜烂，可见黏液附着（① a）。

● 图中位于上方的、与口侧相连的小肠侧可见黏膜面正常。

● 回肠盲端内炎性息肉的周围黏膜未见溃疡，炎性息肉上可见发红（① b）。

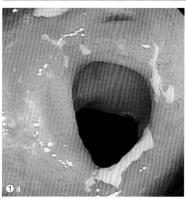
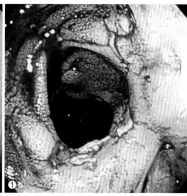

24 岁，女性。
因克罗恩病行回肠部分切除术后第 6 个月。

● 回肠吻合部可见多发的、有白苔的较小溃疡。

● 溃疡于肠腔内呈环形排列。

● 吻合口略狭窄。

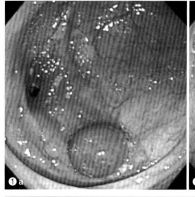
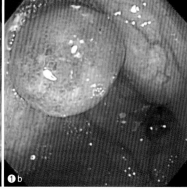

37 岁，女性。
因克罗恩病行回盲部切除术后第 5 年。

● 吻合部的小肠侧可见狭窄和多发的不规则溃疡。

● 结肠侧可见大小约为 1cm、发红的亚蒂性息肉。

● 息肉的表面呈正常黏膜的形态。

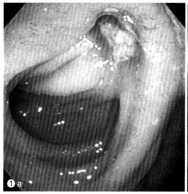
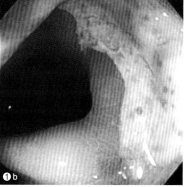

25 岁，男性，腹痛。
因单纯性溃疡行回盲部切除术。

● 吻合部的口侧回肠可见溃疡。

● 溃疡约环 1/4 周，椭圆形，界限清晰。

● 溃疡底部可见较厚的白苔。

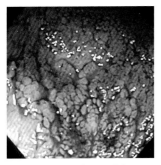

回肠绒毛肿大，变形，发红

回肠盲端炎 ileal pouchitis

- 大肠全切并回肠肛管吻合术后于回肠盲端发生的非特异性炎症。
- 根据厚生劳动省诊断标准，轻度病变表现为颗粒状黏膜，轻度发红，中度病变表现为糜烂，小溃疡，易出血性，脓性黏液，重度病变表现为大范围的溃疡，多发性溃疡，弥漫性发红明显，显著的自然出血。

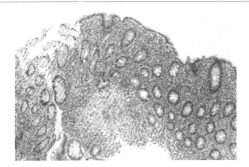

活检组织所见：非干酪性肉芽肿

克罗恩病术后吻合部溃疡 stomal ulcer

- 克罗恩病手术后，吻合部周边很容易出现再发性病变。
- 最初表现为口疮样的病变，接下来发生愈合，最终形成带状溃疡。
- 即使原来的病变为纵行溃疡的病例，再发病变为纵行溃疡的也较少见。

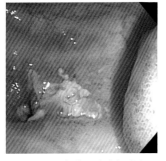

5 年后相同的部位：吻合部狭窄更加明显，息肉的形状没有发生变化

克罗恩病吻合部发生的炎性肉芽肿

granulation after ileocolectomy

- 吻合部附近结肠侧可见隆起性病变，根据表面结构考虑为被覆正常黏膜的黏膜下病变。
- 通过活检证实为轻度的炎性细胞浸润的肉芽组织。
- 即使经过长期的观察，隆起也没有增大的趋势。
- 对这种病变不需要治疗。

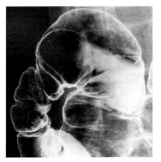

灌肠 X 线造影检查于吻合部的回肠侧可见不规则龛影

单纯性溃疡术后再发 recurrence ulcer

- 单纯性溃疡的原因不明，是好发于回盲部的椭圆形穿凿样深溃疡，病理学显示非特异性的炎症像。
- 图示病例为术后回结肠吻合部的再发性病变。
- 与初发病变相同，表现为椭圆形，界限清晰。
- 即使是单纯性溃疡也与克罗恩病相同，术后反复发作。

（1）寄生虫

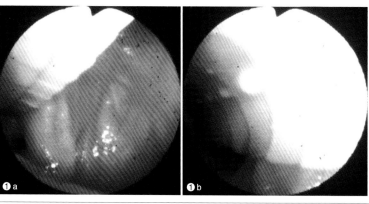

41 岁，男性，水样腹泻，排泄物可见虫体。
● 通过小肠镜检查，于空肠至回肠可见白色细长的寄生虫。
● 虫体呈多节样。

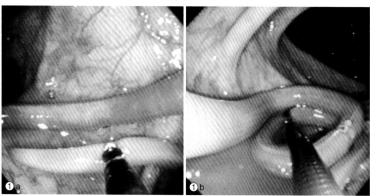

74 岁，女性，无症状。
● 横结肠可见白色表面光滑的带状结构物。
● 内镜的灯光照射后会发生剧烈的运动。
● 结肠黏膜未见异常。

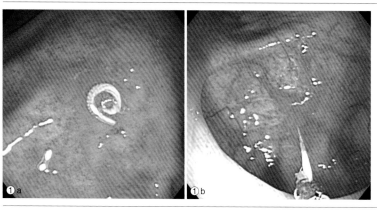

77 岁，女性，便潜血阳性。
● 盲肠可见白色的旋涡状的线状结构物。
● 盲肠未见发红、糜烂、水肿等。
● 用钳子牵拉线状物，发现其逐渐变细的一端已经刺入黏膜。

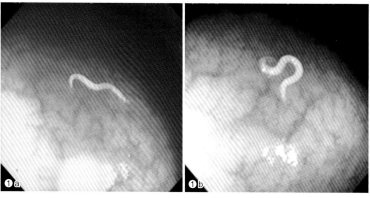

39 岁，男性，无症状。
● 乙状结肠可见长度为 1cm、白色的线状结构物。
● 使用内镜灯光进行照射时开始运动，并逐渐远去。

绦虫病 tapeworm

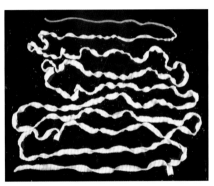

驱虫后回收的寄生虫

- 头部小，并且有很多的体节，考虑为广节裂头绦虫。
- 第一中间宿主为水蚤，在日本第二中间宿主主要为鳟鱼、鲑鱼，生吃这些鱼会造成感染。
- 症状表现为腹泻、腹痛、腹胀、体重减少、头晕、排便时排出虫体等。
- 本例驱虫后，排出长为 70cm 的虫体。

蛔虫病 ascariasis

- 单独感染只寄生于小肠，表现为轻度的腹痛、腹泻、食欲不振、食欲亢进等。
- 蛔虫喜钻入小孔，误入胆管、胰管、阑尾等是导致急腹症的原因。
- 人蛔虫的寄生部位为上段小肠，当虫体存在于结肠时，是寿命终结时自然排出，或者通过使用药物使其强制性排出的阶段。
- 通常肠管黏膜未见异常。

鞭虫症 trichuriasis

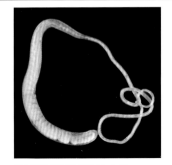

使用钳子取出的鞭虫虫体

- 通过土壤传播的寄生虫病。
- 寄生虫个数较多的情况下会导致慢性腹泻、腹部绞痛发作、贫血、生长障碍等，在日本寄生虫个数较少，大多数病例表现为无症状。
- 较少数情况下可能因为盲肠的炎症性肿块、急性阑尾炎等行开腹手术。
- 感染部位位于盲肠、升结肠的情况较多。
- 虫体刺入部位的黏膜可见不同程度的发红、水肿。

蛲虫病 enterobiasis

- 蛲虫在日本是寄生频率最高的寄生虫。
- 症状以肛门周围瘙痒感为主。
- 蛲虫为白色的细虫，雄虫为 2 ~ 3mm，雌虫为 8 ~ 13mm，内镜下发现的虫体大多数为雌虫。
- 蛲虫侵入组织内并引起黏膜损伤的情况基本上没有。
- 有报道称回肠末端和直肠可见糜烂和小溃疡。

（2）肠套叠·肠扭转

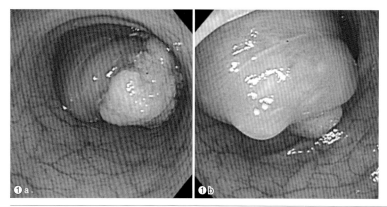

66 岁，女性，便秘，下腹痛。
● 乙状结肠可见较大的隆起，其顶部可见无蒂性息肉，周围的隆起为正常的黏膜，略见光泽。
● 增加肠腔内气体量，则隆起就会被压向远处并消失，肠套叠可被纠正。

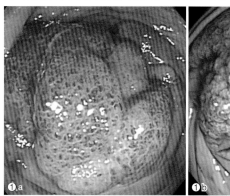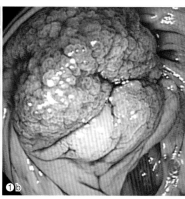

45 岁，男性，右下腹痛。
● 回盲瓣可见突出的、发红的隆起。
● 表面光滑。
● 喷洒色素可见绒毛，证明为小肠黏膜。

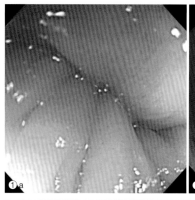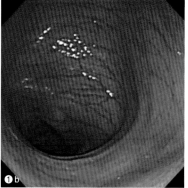

78 岁，女性，腹胀，腹痛。
● 乙状结肠的管腔扭转变狭窄，增加给气量无法使其展开。
● 如果继续进镜，上述状态持续，内镜送入数厘米，突然到达扩张的肠管。

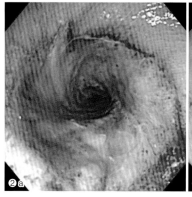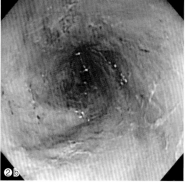

80 岁，女性，腹胀，腹痛。
● 乙状结肠的肠管由于扭转无法展开的部位，如果将内镜插入的话，可见全周性的溃疡。
● 溃疡边缘伴有明显的发红，溃疡底部为淡紫色。
● 溃疡部分由于扭转也无法展开。

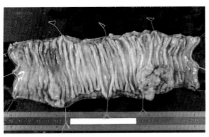

息肉为 45mm，为 M 癌。其肛侧可见 18mm 大的 SM 癌

肠套叠 intussusception

- 图示的病例是由于乙状结肠早期癌造成的肠套叠。
- 在成人中发生结肠型肠套叠最主要的原因为癌，此外还有息肉、脂肪瘤、恶性淋巴瘤、GIST 等。
- 通过腹部超声和 CT 可见套叠部位的 target sign 征。
- 灌肠 X 线造影检查可见蟹爪样的特征性表现。
- 大多数情况下，在内镜下于肿瘤基底部可见呈水肿状态的正常黏膜。

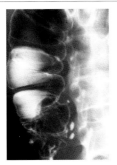

灌肠像：回盲部可见肿块影，其周围可见憩室

回盲瓣脱垂 prolapse of ileocecal valve

- 由于回盲瓣的肿大造成回盲部痛和相应部位的压痛称为回盲瓣综合征（ileocecal valve syndrome）。
- 其原因各种各样，如回盲瓣的水肿、回盲瓣的脂肪增生、回肠黏膜疝、回盲瓣的肿瘤和炎症等。
- 回盲瓣的 lipohyperplasia 可见黏膜下脂肪沉积，与脂肪瘤不同，无包膜。
- 图示的病例为由于蠕动亢进造成的回盲瓣脱垂，也可见脂肪增生，是原因还是结果目前尚不清楚。

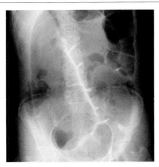

腹部单纯 X 线检查可见高度扩张的乙状结肠，呈现所谓的"咖啡豆征"

乙状结肠扭转症 volvulus of the sigmoid colon

- 乙状结肠扭转症一般好发于高龄者，大多数是因为以乙状结肠过长症为基础疾病而发病。
- 腹部单纯 X 线检查呈著名的"咖啡豆征"。
- 结肠镜检查可见距离肛门 20 ~ 30cm 的口侧肠管扭转闭塞，缓慢插入内镜可见突然扩张开的肠管。通过充分的吸气，通常可使肠扭转纠正。
- ①的病例较容易纠正，但是复发的几率很高。
- 扭转较重或者长时间无法解除的情况则会伴有缺血性的变化，导致肠管坏死。
- 如②的病例所示，缺血性改变严重，形成环周性溃疡的情况，强行插入内镜是非常危险的。

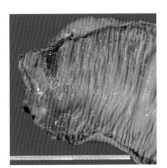

切除标本中可见界限比较清晰的环形溃疡

鉴别诊断的要点　bird's beak sign。

(3) 瘘

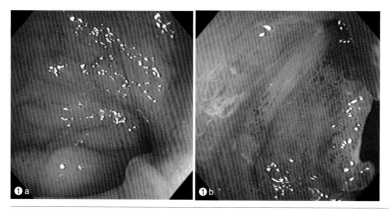

24 岁，男性，腹泻。
- ① a 可于回肠末端看到孔洞。附近的黏膜可见伴随皱襞集中的纵行溃疡瘢痕。
- ② b 可于乙状结肠看到孔洞，周围黏膜可见发红。

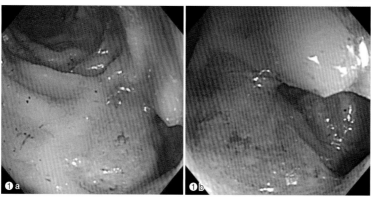

69 岁，女性，腹泻。
- 乙状结肠可见直径为 10mm 左右的孔洞，并且孔洞与其他的管腔相连。
- 与之相连的黏膜呈绒毛状。
- 黏膜平缓移行，未见溃疡。

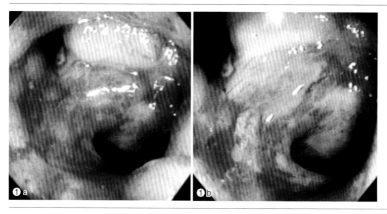

47 岁，女性，不规则出血。
- 直肠 Rb 可见管腔狭小，黏膜面可见血液附着。
- 与原来的管腔（左上）不同，可以观察到腔，并且其表面覆盖着白色的黏膜。

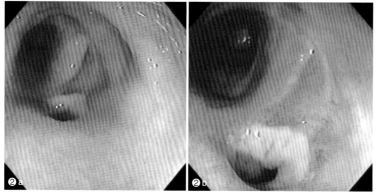

69 岁，女性，排尿带气。
- 直肠 Rb 至 Ra 管腔伸展不良，无血管透见，可见多发的瘢痕。
- 可见直径约 5mm 的深溃疡，并与其他的管腔相延续。

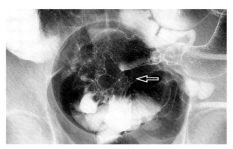

灌肠造影：通过乙状结肠上的瘘造影剂可以到达小肠

克罗恩病 Crohn disease

- 目前认为克罗恩病的瘘是由裂沟进展而来。
- 与附近的脏器相互穿通的称为内瘘，与腹壁或者皮肤相通的称为外瘘。
- 形成内瘘时，肠管基本上都出现狭窄，并伴有纵行溃疡和铺路石征。
- 大多数瘘开放一侧的肠管伸展不良，但是程度较轻。

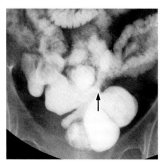

通过小肠X线造影可见造影剂从回肠经过瘘至乙状结肠的图像

肠型贝赫切特病 intestinal Behcet disease

- 贝赫切特病是以口疮黏膜的复发性口疮、皮肤病变、眼病变、外阴部溃疡等4个病变为主要特征的全身性疾病。
- 作为其特殊的类型，以消化道病变为临床主要症状的称为肠型贝赫切特病。
- 肠型贝赫切特病容易形成深溃疡，出现穿孔和穿通。
- 图示的病例中直肠与回肠之间形成瘘，但可能是因为是瘘形成后经过时间较长的原因，结肠黏膜与回肠黏膜相互移行，未见溃疡。

放射性肠炎 radiation colitis

- 作为放射线照射治疗后的晚期损伤，接受照射的区域呈现一致性的黏膜发红、毛细血管扩张、易出血性、溃疡、狭窄、瘘等各种各样的改变。
- 与邻近的周围脏器如膀胱或者阴道形成瘘。
- 瘘较大时可以直接通过内镜观察到膀胱或者阴道呈现白色的黏膜。
- ①为与阴道形成瘘的病例；②为与膀胱形成瘘的病例。

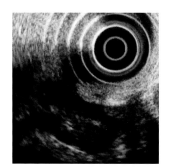

通过EUS可见与膀胱交通的瘘

（4）异物

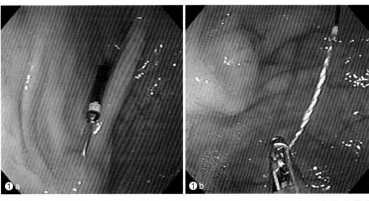

48 岁，男性，无症状，在齿科进行治疗时误食齿科用具（铰刀）。其后通过腹部 X 线检查进行追踪随诊，由于不再向下移动，第 12 天来诊。

- 盲肠壁上可见刺入的铰刀。
- 刺入部位出现肉芽样的隆起。
- 使用活检钳子将其拔出。

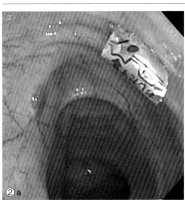
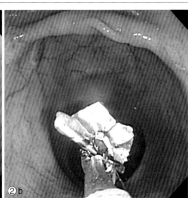

80 岁，女性，血便，没有误服的记忆。

- 于升结肠可见 PTP。
- 通过钳子取出。

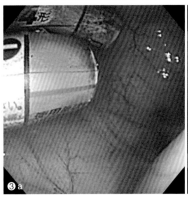
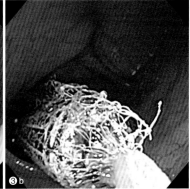

46 岁，男性，腹痛，在其他医院治疗中。腹痛，通过腹部单纯 X 线检查可见 2 个干电池，观察了 4 周依然无法将其排泄出，而来诊。

- 于降结肠可见 2 个干电池。
- 通过回收网一个一个地取出。

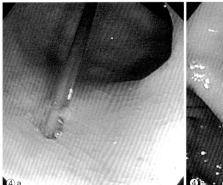
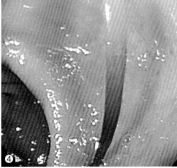

69 岁，男性，左侧腹痛。

- 于降结肠可以发现刺入的鱼骨。
- 鱼骨变为褐色。
- 刺入部位无水肿和发红。

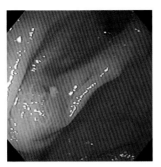

将异物拔去后刺入部位未见特别的变化

异物 foreign body

● 消化道异物指的是原本不属于消化道的东西滞留于消化道内的状态，分为经口进入和经肛门进入。

● 体内形成的结石和寄生虫也被作为异物处理。

● 经口进入的异物中，80%~90% 可以通过自然排泄排出体外，10%~20% 需要通过内镜取出，约 1% 的异物需要通过外科手术。

● 异物的部位大多数位于食管，其次胃较多，大肠和小肠中较少见。

● 由于部位不同选择的治疗也不同，发生于食管的全部为内镜适应证，胃内的适应证为尖锐的异物、纽扣电池等，小肠和大肠一般随诊观察。

● 较钝的异物如果没有症状可以随诊观察，但是纽扣电池需要尽早取出。由于纽扣电池含有碱性溶液，位于食管和胃时可通过内镜取出。进入肠内时可以使用缓泻的药物，在考虑进行外科治疗的同时观察病情的变化。

● 尖锐的异物原则上应该尽早取出。如果进入肠内，可以在考虑外科手术治疗的同时，慎重地随诊观察。

● 因误服而滞留的大肠异物有：假牙、缝衣针、树枝、鱼刺、口腔科用具等，前端锐利比肠管直径长的情况较多。

● 病变部位多位于乙状结肠、回盲部、横结肠。

● 作为其治疗方法，外科治疗的情况较多，内镜治疗的情况较少。

● 对于不引起腹膜炎的大肠异物，应该积极进行内镜下治疗。

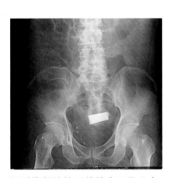

通过腹部单纯 X 线检查可见 2 个干电池

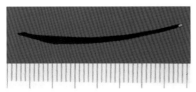

通过异物钳子安全地拔去鱼骨。回收的鱼骨长为 38mm

323

下消化道内镜诊断及治疗的必要事项

表 1 结肠癌的病期分类（TNM）

原发性肿瘤（T）

TX：不能处理的原位癌

T0：无证据的原位肿瘤

Tis：原位癌：侵及表皮内或者侵及黏膜固有层

T1：肿瘤侵及黏膜下层

T2：肿瘤侵及固有肌层

T3：肿瘤通过黏膜固有层侵及浆膜下层或者结肠周围或者结肠周围的组织

T4：肿瘤直接侵袭其他器官或者结构或 / 和侵袭壁层腹膜

局部淋巴结（N）

NX：淋巴结不能被处理

N0：没有转移到淋巴结

N1：转移至 1 ~ 3 淋巴结

N2：转移至 4 或者更远的淋巴结

远处转移（M）

MX：远处转移不能被处理

M0：没有发生远隔转移

M1：远隔转移

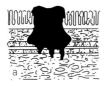 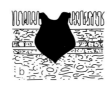 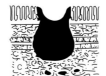

图 1　结肠癌的浸润深度（Dukes 分类）

a：肿瘤局限于肠壁内

b：肿瘤浸润贯穿肠壁，没有淋巴结转移

c：发生淋巴结转移

	H0，M0，P0			H1，H2，H3，M1，P1，P2，P3
	N0	N1	N1，N2	M1（淋巴结）
M	0			
SM MP	I	Ⅲa	Ⅲb	Ⅳ
SS，A，SE，SI，AI	Ⅱ			

图 2　结肠癌的进展期（stage）分类（结肠癌研究协会）

根据肠壁浸润深度（M–AI）、淋巴结转移（N0–N3）、肝转移（H0–H3）、腹膜转移（P0–P3）、远处转移（M0–M1）等分为 stage0~stage Ⅳ。

表 2　溃疡性结肠炎诊断标准修订方案

定义

主要累及黏膜，形成糜烂及溃疡的原因不明的弥漫性非特异性炎症。

WHO 的 Council for International Organization of Medical Science（CIOMS）医科学国际组织委员会将其名称和概念定义如下（1973）。

特发性结肠炎 idiopathic proctocolitis

An idiopathic, non-specific inflammatory disorder involving primarily the mucosa and submucosa of the colon, especially the rectum.It appears mainly in adults under the age of 30.But may affect children and adults over tha age of 50.Its a etiology remains unknown, but immunopathological mechanisms and predisposing psychological factors are believed to be involved. It usually produces a bloody diarrhea and various degrees of systemic involvement, liability to malignant degeneration, if of long duration and affecting the entire colon.

（译）主要侵及黏膜及黏膜下层，特别是好发于直肠的特异性、非特异性的炎症性疾病。多见于 30 岁以下的成人，也可见于小孩和 50 岁以上的患者。原因不明，考虑与免疫病理学机制和心理学的因素有关。通常表现为血性腹泻和各种程度的全身症状。病程较长，而且侵及全结肠的话，有恶性化的倾向。

诊断过程

有慢性的黏液血便，怀疑本病时，在询问有无放射线照射史、抗生素服用史、海外渡航史的同时，行细菌学和寄生虫学检查，排除感染性肠炎。接下来通过直肠或者乙状结肠的内镜检查所见发现肠道病变。同时取活检。此时大多数情况下已经能够确定诊断了，必要时行灌肠 X 线检查和全结肠内镜检查等，检查肠道病变的性状和程度、患病范围等，同时排除其他疾病。

诊断标准

除了下面的 a）外，满足 b）中的一个项目，以及 c）项目，如果能够排除下面所列的疾病的话，就可以确诊。

a）临床症状：持续性或者反复性的黏液血便或者血便，或者既往有黏液血便或者血便的病史。

b）：①内镜检查：i）黏膜弥漫性受累，血管透见像消失，呈粗糙或者细颗粒状。并且易出血（接触性出血），有黏液脓血性的分泌物附着。ii）可见多发性的糜烂、溃疡或者假息肉。②灌肠 X 线检查：i）粗糙或者细颗粒状的黏膜表面的弥漫性变化。ii）多发性的糜烂，溃疡。iii）可见伪息肉，其他结肠带消失（铅管征），肠管的狭小·短缩。

c）活检组织学检查：活动期可见黏膜全层的弥漫性炎性细胞浸润，隐窝脓肿，重度的杯细胞减少。缓解期可见腺体的排列异常（蛇行，分支），残存萎缩。上述变化可从直肠蔓延至口侧。

即使 b）c）的检查不充分，或者无法施行，通过手术切除或者活检，如果可以从肉眼或者组织学上确认本病的特征，能够除外下列疾病的话，就可以确诊。

应该除外的疾病为：细菌性痢疾，阿米巴痢疾，沙门氏菌肠炎，弯曲杆菌肠炎，肠结核等感染性肠炎。其他包括克罗恩病，放射性肠炎，药物性结肠炎，淋巴滤泡增殖症，缺血性结肠炎，肠型贝赫切特病等。

注 1）偶有患者没有注意到血便的情况，或者注意到血便后马上来院就诊的情况（病史很短），应引起注意。

注 2）所见的程度较轻无法进行诊断时，应该将其作为"疑诊"处理，以后症状复发时可以获得明确所见时可确诊为本病。

病态（病型·病期·重症度）的分类

A. 病变扩张的病型分类

　　全结肠炎 total colitis

　　左侧结肠炎 left-sided colitis

　　直肠炎 proctitis

　　右侧或者局限性结肠炎 right-sided or segmental colitis

注 3）直肠炎，满足前述的诊断标准，但是内镜检查于直乙交界（Rs）的口侧可见正常黏膜。

注 4）左侧结肠炎的病变范围没有超过横结肠中部。

注 5）右侧或者局限性结肠炎，与克罗恩病和肠结核的鉴别诊断非常困难，诊断有时需要通过随诊观察或者手术切除、尸检的结果。

B. 病期的分类

　　活动期 active stage

　　缓解期 remission stage

注 6）活动期表现为主诉血便，内镜下可见血管透见像消失，易出血，糜烂或者溃疡等的状态。

注 7）缓解期表现为血便消失，内镜下活动期的所见消失，血管透见恢复的状态。

C. 临床重症度的分类

　　轻度 mild

　　中度 moderate

　　重度 severe

表 2（续）　　　　　　　　　　　　　　　　　　　　　　　　　　　　　*续表*

	重度	中度	轻度
1）排便次数	6 次以上	重度和轻度的中间	4 次以下
2）血便	(+++)		(+) ~ (−)
3）发热	37.5℃以上		(−)
4）脉速	90/min 以上		(−)
5）贫血	Hb10g/dl 以下		(−)
6）红细胞沉降率	30mm/h 以上		正常

炎症	内镜所见
轻度	血管透见像消失 黏膜细颗粒状 发红，小黄点
中度	黏膜粗糙，糜烂，小溃疡 易出血（接触性出血） 黏液脓血性分泌物的附着 其他的活动性炎症所见
重度	大范围的溃疡 明显的自然出血

注 8）轻度的 3)，4)，5) 的 (−) 表示为没有到达 37.5℃的发热，脉搏没有高于 90/min，没有 Hb10g/d 以下的贫血。

注 9）重度是指除了 1) 和 2) 以外，作为全身症状的 3) 或者 4)，应该满足其中之一，并且满足 6 项中的 4 项以上。轻症为 6 项全部满足。

注 10）上述的重度和轻度之间为中度。

注 11）在重度中，症状特别剧烈的称为急重症，根据发病经过，分为急性急重症型和再发急重症型。
急重症的诊断标准为全部满足以下 5 项的：
①满足重度的标准。
②持续 15 次 / 天以上的血性腹泻。
③ 38℃以上持续性的高热。
④ 10000/mm³ 以上的白细胞增多。
⑤较剧烈的腹痛。

D. 根据活动期内镜下所见进行分类
　　轻度 mild
　　中度 moderate
　　重度 severe

注 12）根据内镜所检查的范围内病变最严重的部位进行诊断。内镜检查前可以不进行肠道准备，尽早实施内镜检查，并不一定需要观察全结肠。

E. 根据临床经过进行的分类
　　再燃缓解型 relapse-remitting type
　　慢性持续型 chronic continuous type
　　急性重症型（急性电击型）acute fulminating type
　　初次发作型 one attack only

注 13）慢性持续型是指距离初次发作 6 个月以上的处于活动期的病例。

注 14）急性重症型是以极严重的症状发病，伴随中毒性巨结肠症、穿孔、败血症等并发症的情况较多，预后极差。

注 15）初次发作型是指仅发作 1 次的病例，但是将来会再发，成为再燃缓解型的可能性较大。

F. 根据病变肉眼所见的病型分类
　　假息肉型
　　萎缩性结肠炎型

难治性溃疡性结肠炎的定义
　　经过严格的内科治疗后，满足下面的任何条件：
①慢性持续型。
②再发后持续 6 个月以上的活动期。
③频繁反复发作。

表 3　克罗恩病诊断标准（修订版）

I. 概念

本病的原因不明，主要见于成年人，由水肿、纤维（肌）症或者伴溃疡的肉芽肿性炎症病变构成，可发生于消化道的任何部位。有时消化道以外（尤其是皮肤）也可见转移性病变。以前认为好发于回肠末端（回肠末端炎），实际上可发生于口腔至肛门的消化道的任何部位。临床表现取决于病变的部位和范围。可出现发热、营养障碍、贫血、关节炎、虹膜炎、肝损害等全身性并发症。

II. 主要事项

1. 好发年龄：15～30 岁。

2. 病变部位：大多数位于小肠、结肠，或者两者均可见纵行溃疡和铺路石征等病变。

3. 临床症状：常见腹痛、腹泻、体重下降、发热、肛门病变等症状。有时以类似于阑尾炎的症状、肠梗阻、肠穿孔、大出血等发病。或者缺乏腹部症状，有时以肛门病变和发热（不明原因发热）的症状而发病。

4. 临床症状

　A 消化道病变

　1）肠病变　a. 纵行溃疡[注1]

　　　　　　b. 铺路石征[注2]

　　　　　　c. 肠管的狭小、狭窄

　　　　　　d. 非连续性或者局限性病变（所谓的 skip lesion）

　　　　　　e. 内瘘（肠 - 肠瘘，肠 - 膀胱瘘，直肠 - 阴瘘等）

　　　　　　f. 外瘘（肠 - 皮肤瘘）

　　　　　　g. 不规则溃疡

　　　　　　h. 多发口疮样病变[注3]

　2）肛门病变　a. 难治性痔瘘

　　　　　　　b. 肛门周围脓肿

　　　　　　　c. 肛裂

　　　　　　　d. 溃疡

　　　　　　　e. 肛门皮赘（skip tag）等

　3）胃十二指肠病变　a. 多发口疮样病变

　　　　　　　　　　b. 溃疡

　　　　　　　　　　c. 狭窄

　　　　　　　　　　d. 铺路石征等

　B. 消化道外病变

　1）血液：贫血，低蛋白血症等。

　2）关节：肠性关节炎，强直性脊柱炎等

　3）皮肤：口腔内口疮，结节性红斑，坏死性脓皮症，多形渗出性红斑等

　4）眼：虹膜炎，葡萄膜炎等

　5）营养代谢：生长障碍，微量元素缺乏，维生素缺乏（维生素 B_{12}，叶酸等），淀粉样变等

　6）恶性肿瘤：肠癌等

　7）其他：原发性硬化性胆管炎

5. 病理学所见

　A. 切除标本肉眼所见

　　1）纵行溃疡[注1]

　　2）铺路石征[注2]

　B. 切除标本组织学所见

　　1）非干酪性类上皮细胞肉芽肿（也可见于局部淋巴结）[注4]

　　2）全层性炎症[注5]

　　3）裂沟

　　4）溃疡

　C. 活检组织学所见

非干酪性类上皮细胞肉芽肿[注4]

注 1）肠管的长轴方向可见长 4～5cm 以上的活动期溃疡，大多数于其近旁可见炎性息肉和铺路石征。

　　　缺血性结肠炎也可见纵行溃疡，但是很少伴有炎性息肉病和铺路石征。

　　　溃疡性结肠炎也可见纵行溃疡，其周围黏膜呈溃疡性结肠炎的特征性改变。

注 2）纵行溃疡和其周围的小溃疡之间可见大小不等的密集的黏膜隆起，即所谓的密集的炎性息肉病。缺血性结肠炎中，肉眼标本上可见水肿和残留的黏膜岛呈现类似铺路石征表现，其高度较低，明显发红。

注 3）本病中可见纵行排列的病变。

注 4）非干酪性类上皮细胞肉芽肿也可见于肠结核。

注 5）主要为淋巴细胞构成的集簇，可见于消化道管壁的全层。

III. 诊断标准

1. 主要所见

　A. 纵行溃疡

　B. 铺路石征

　C. 非干酪性类上皮细胞肉芽肿

2. 次要所见

　a. 纵行排列的不规则溃疡或者口疮样病变

　b. 上消化道和下消化道均可见不规则溃疡及口疮样病变

确诊病例：1. 主要所见的 A 或者 B[注6][注7]

　　　　　2. 主要所见的 C 和任何一个次要所见

疑诊病例：1. 次要所见中的任何一个[注8]

　　　　　2. 仅有主要所见的 C[注9]

　　　　　3. 主要所见的 A 或者 B，但是无法与缺血性结肠炎、溃疡性结肠炎相鉴别

注 6）A. 只有纵行溃疡的情况下，有必要除外缺血性结肠炎和溃疡性结肠炎。

注 7）B. 只有铺路石征的情况下，有必要除外缺血性结肠炎。

注 8）只有次要所见 b 的情况下，同样病变需持续 3 个月以上。

注 9）有必要除外肠结核等含有肉芽肿的炎症性疾病

IV. 病型分类

本病的病型根据纵行溃疡、铺路石征或者狭窄存在部位的不同进行分类（例：小肠型，小肠结肠型，结肠型，直肠型，胃·十二指肠型等）。缺乏这些所见时称为特殊型。

特殊型包括多发口疮样病变型和盲肠阑尾局限型等。

表 4 克罗恩病的活动指数（IOIBD 的评价方法）

1）腹痛

2）每日 6 次以上的腹泻，或者黏液血便

3）肛门部病变

4）瘘

5）其他并发症

6）腹部肿块

7）体重下降

8）38℃以上的发热

9）腹部压痛

10）10g/dl 以下的血红蛋白

各个项目的得分为 1 分。2 分以上：活动性

表 5 克罗恩病的活动指数（CDAI 的评价方法）

X_1	过去一周内软便或者腹泻的次数	$X_2 = y_1$
X_2	过去一周内腹痛	$X_5 = y_2$
	0= 无腹痛，1= 轻度，2= 中度，3= 重度	
X_3	过去一周内主观的一般状态	$X_7 = y_3$
	0= 良好，1= 轻度不良，2= 不良，3= 重症，4= 急重症	
X_4	患者现在有以下各项的数量	$X_{20} = y_4$
	1）关节炎 / 关节痛	
	2）虹膜炎 / 葡萄膜炎	
	3）结节性红斑 / 坏死性脓皮病 / 口疮样口腔炎	
	4）肛裂、痔瘘或者肛门周围脓肿	
	5）其他的瘘	
	6）过去一周内 100° F（37.5℃）以上的发热	
X_5	服用针对腹泻的 lomotil（Lopemin）或者阿片类药物	$X_{30} = y_5$
	0= 不服用，1= 服用	
X_6	腹部肿块	$X_{10} = y_6$
	0= 无，2= 怀疑，5= 确实存在	
X_7	血（Ht）	$X_6 = y_7$
	男（47–Ht），女（42–Ht）	
X_8	体重：标准体重：	100X（1– 体重 / 标准体重）=y_8

$$CDAI = \sum_{i=1}^{B} = y_i$$

CDAI150 以下：非活动期；450 以上：极重症。

表 6　贝赫切特病的活动期分类

1. 活动期

　　可见葡萄膜炎、皮下血栓性静脉炎、结节性红斑样皮疹、外阴部溃疡(除外与女性的月经周期有关的改变)、关节炎症状、肠管溃疡、进行性中枢神经病变、进行性血管病变、附睾炎中的一种或者几种，查体所见(包括眼科的诊查所见)或化验及其他检查所见(血清 CRP，脑脊液所见，肠管内镜所见等)提示炎症明显的改变。针对口腔内口疮样溃疡，皮肤·外阴部溃疡以及眼部症状，分别根据下述内容进行评分，2 分以上的都称为活动期贝赫切特病。

2. 非活动期

　　与活动期的定义不符的。

(注 1) 活动期时有必要增加一般药物治疗的剂量，更换药物或者追加其他的药物。

(注 2) 在只有口腔黏膜溃疡、毛囊炎样皮疹的症状的情况下，由于判定活动期非常困难，需要结合其他症状或者既往病史，谨慎地进行判断。

(注 3) 像葡萄膜炎那种症状发作较明显的情况，活动期与发作的时间一致，一般持续时间为 2 周以内。超过 2 周以上，仍可看到明显的炎症表现的，也考虑为活动期。

(注 4) 即使是非活动期也有突发转为活动期的可能性，有必要引起注意。

(注 5) 在非活动期，活动指数为 0 持续 1 年以上的情况下应考虑其为缓解期。

3. 活动指数

(1) 口腔内口疮性溃疡

　　Score0：无

　　Score1：最近 4 周内症状存在未满 2 周。

　　Score2：最近 4 周内症状存在满 2 周以上。

　　Score3：最近 4 周内基本上症状持续存在。

(2) 皮肤 (结节性红斑样皮疹)·外阴部溃疡

　　Score0：无

　　Score1：最近 4 周内症状存在未满 2 周。

　　Score2：最近 4 周内症状存在满 2 周以上。

　　Score3：最近 4 周内基本上持续存在。

(3) 眼部症状 (葡萄膜炎)

　　Score0：无

　　Score1：最近 4 周内有 1 次眼部症状的发作 (包括数日内连续的对侧眼的炎症)

　　Score2：最近 4 周内发作 2 次。

　　Score3：最近 4 周内发作 3 次。

(4) 其他症状：

　　①关节炎症状：关节痛、肿胀的有无，步行困难，出现变形等。

　　②消化道病变：急性·慢性腹痛，便血或者潜血反应。

　　③附睾炎：疼痛，肿胀的有无。

　　④血管病变：心主动脉病变，中血管闭塞，小血管闭塞，血栓性静脉炎等。

　　⑤中枢神经病变：头痛，头晕，四肢麻痹，精神症状等。

　　⑥与其他症状合并。

表 7　贝赫切特病的严重程度分级标准

Stage	内容
Ⅰ	可见眼部症状以外的主症状（口腔黏膜的口疮样溃疡，皮肤症状，外阴部溃疡）
Ⅱ	Stage Ⅰ的症状中加入作为眼部症状的虹膜睫状体炎
	Stage Ⅰ的症状中增加关节炎和附睾炎
Ⅲ	可见脉络膜炎
Ⅳ	有失明的可能性，有导致失明的脉络膜炎或者其他的眼部并发症
	活动性，或者有严重的后遗症的特殊病型（肠管贝赫切特病，血管贝赫切特病，神经贝赫切特病）
Ⅴ	对生命预后有危险的特殊病型贝赫切特病
	中度以上的、认知能力下降的进行性神经贝赫切特病
Ⅵ	死亡（a. 由于贝赫切特病的症状导致的；b. 由并发症引起，应记录原因

注 1　针对 StageⅠ・Ⅱ，活动期的病变持续未达到 1 年以上，判定为缓解期，不满足判定标准的则不是稳定期。

注 2　所谓的失明是指两眼的视力总和在 0.12 以下，或者两眼的视野均在 10° 以内。

注 3　葡萄膜炎、皮下血栓性静脉炎、结节性红斑样皮疹、外阴部溃疡（除外与女性的月经周期有关的改变）、关节炎症状、肠管溃疡、进行性中枢神经病变、进行性血管病变、附睾炎中的一种或者几种，查体所见（包括眼部的检查）或者化验及其他检查所见（血清 CRP，血清补体效价，脑脊液所见，肠管内镜所见等）等提示炎症非常明显。